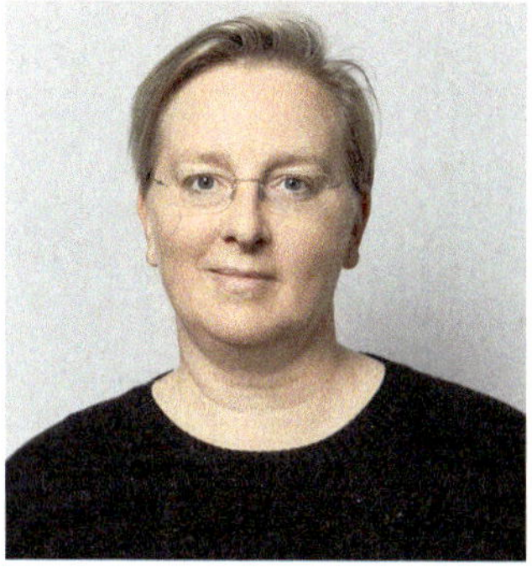

KIRSTEN BERTRAND
Redakteurin GEO*EPOCHE*

Liebe Leserin, lieber Leser

Wer Ende des 19. Jahrhunderts in eine Apotheke ging, um ein Hustenmittel für seinen Kinder zu erwerben, dem empfahl der freundliche Herr hinter der Ladentheke womöglich das jüngste Wundermittel aus dem Hause Bayer: Heroin, als Pulver, Saft oder Sirup. Denkbar, dass er gegen Blähungen oder Rückenschmerzen noch etwas Besseres aus dem Regal zog: Kokain.

Wer in den 1920er Jahren dieselben Mittel haben wollte, stand vor einer gänzlich anderen Situation: Plötzlich war er ein Krimineller, der freie Verkauf verboten. Wer ohne die Substanzen nicht mehr leben konnte oder wollte, musste sie sich oft auf anderem Weg besorgen – und der führte in vielen Fällen direkt auf den Schwarzmarkt. Es ist ein Muster, das sich im 19. und 20. Jahrhundert mehrfach wiederholt: Neu entdeckte Substanzen werden als Allheilmittel propagiert, begeistern Fachleute wie Laien, nicht zuletzt wegen ihrer berauschenden Wirkung, zeitigen dann ungewollte Risiken und Nebenwirkungen – und werden in Bausch und Bogen verdammt.

Dabei ist die Neugier und Lust auf Entgrenzung und Bewusstseinserweiterung wohl so alt wie die Menschheit selbst. Natürlich vorkommende Substanzen etwa in bestimmten Pilzen, Blättern oder Kakteen versetzten schon vor Tausenden Jahren Schamanen und Priester in halluzinatorische Zustände, in denen sie eine besondere Nähe zu übernatürlichen Kräften oder göttlichen Wesen verspürten. Bier war womöglich ein sehr früher Anreiz, der Jäger und Sammler dazu inspirierte, sesshaft zu werden, um mehr und besseres Getreide anbauen zu können, aus dem der Trunk gebraut wurde. Davon handelt die Geschichte von Anja Fries (Seite 24).

Doch wo der Rausch oder seine Folgen zu heftig wurden, wo sie zu gesellschaftlichen Verwerfungen führten, wo sich Regierende gestört oder gar bedroht fühlten, begannen oft Probleme ungeahnten Ausmaßes. Im 17. Jahrhundert etwa zogen zahlreiche Herrscher von England bis Persien gegen das Tabakrauchen zu Felde – vergeblich (Seite 40). Und auch als die Bevölkerung in London im 18. Jahrhundert einer Art kollektivem Alkoholrausch verfiel (Seite 44), suchten die Stadtoberen verzweifelt nach wirksamen Gegenmaßnahmen.

Andererseits schreckten Machthaber auch nicht davor zurück, Drogen strategisch zu ihrem vermeintlichen Vorteil einzusetzen: Aufgeputscht mit Methamphetamin, zogen Soldaten der deutschen Wehrmacht 1940 gegen Frankreich, marschierten und kämpften tagelang. Darüber spricht mein Kollege Manuel Opitz mit dem Buchautor Norman Ohler (Seite 84).

Heute ist das illegale Drogengeschäft weltweit einer der größten Wirtschaftszweige überhaupt, ständig kommen neue Substanzen auf den Markt. Wie können Regierungen diese Entwicklung in den Griff bekommen? Die Historikerin Helena Barop, mit der ich mich über die Geschichte der Drogenverbote unterhalten habe, sagt: Verbote gründen auf moralisch fragwürdigen und mitunter sogar rassistischen Konzepten, sie setzen an den falschen Stellen an – und sie haben noch nie funktioniert. Aber es gibt neue Strategien, die Hoffnung machen.

Herzlich, Ihre

Kirsten Bertrand

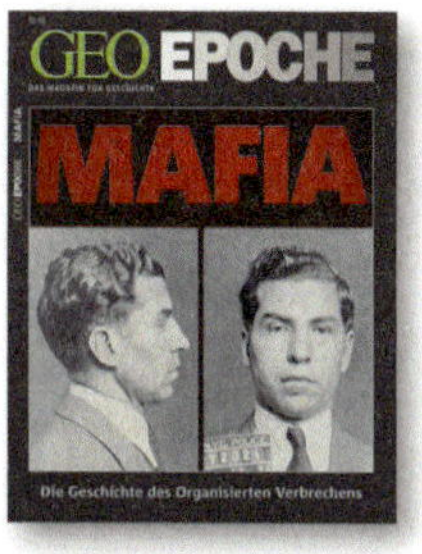

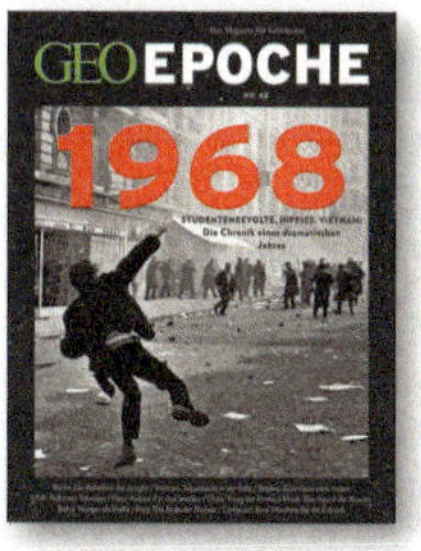

ÜBER DAS oft auf Drogenhandel fußende organisierte Verbrechen sowie die rauschgeschwängerte Protestkultur der 68er lesen Sie auch in GEO*EPOCHE* Nr. 48 und 88

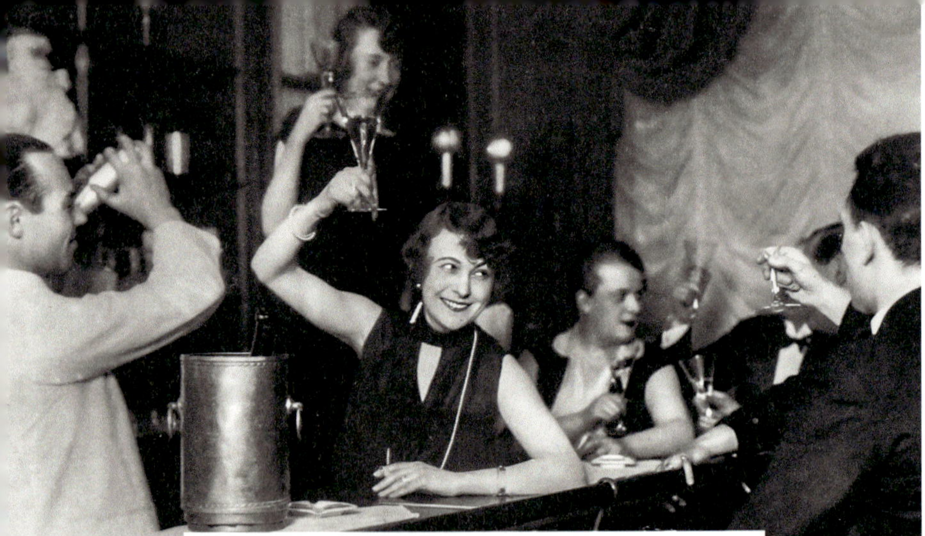

DER REIZ DES RAUSCHES
Genuss, Enthemmung, Sucht: Zu Beginn des 20. Jahrhunderts haben Drogen weltweit einen festen Platz in allen Gesellschaftsschichten. **SEITE 6**

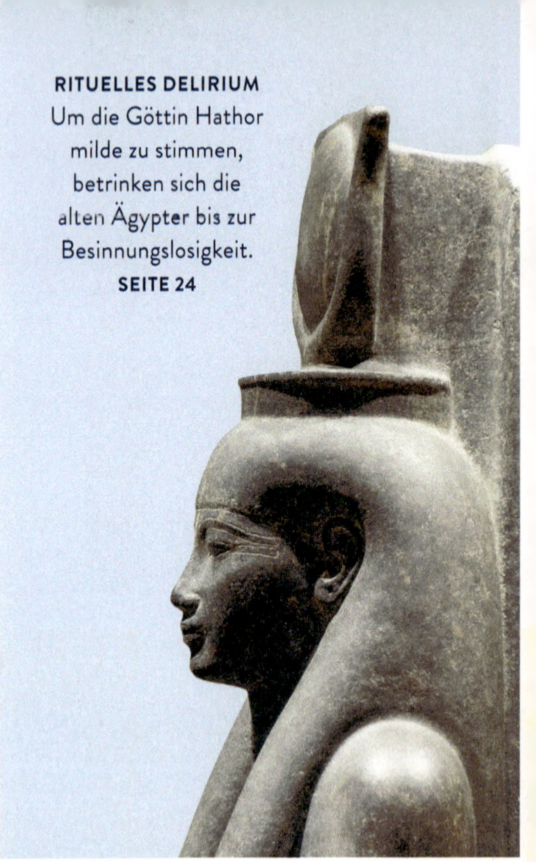

RITUELLES DELIRIUM
Um die Göttin Hathor milde zu stimmen, betrinken sich die alten Ägypter bis zur Besinnungslosigkeit.
SEITE 24

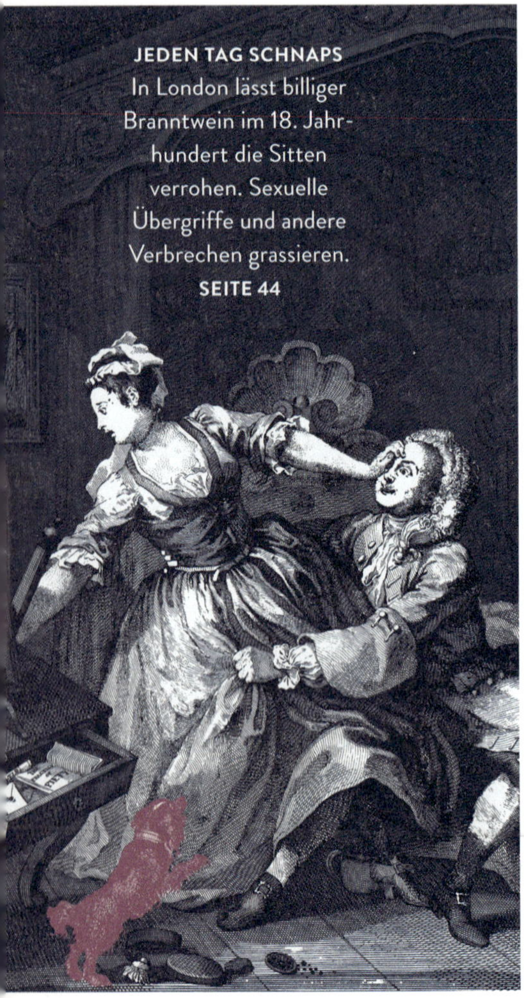

JEDEN TAG SCHNAPS
In London lässt billiger Branntwein im 18. Jahrhundert die Sitten verrohen. Sexuelle Übergriffe und andere Verbrechen grassieren.
SEITE 44

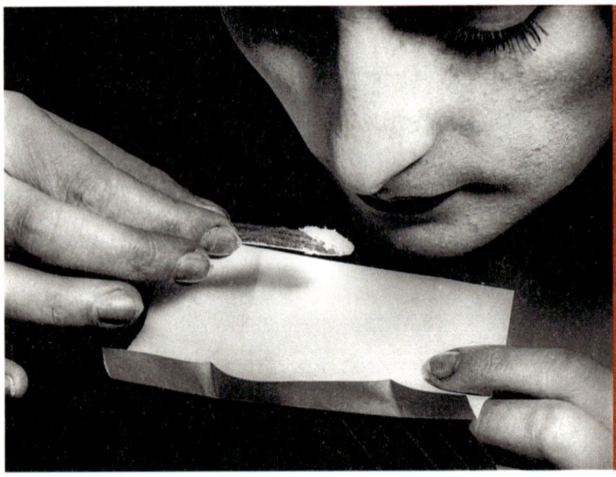

DAS PULVER DER BOHEME
Nach anfänglicher Begeisterung gerät Kokain um 1920 in Verruf – bleibt aber in manchen Kreisen en vogue.
SEITE 64

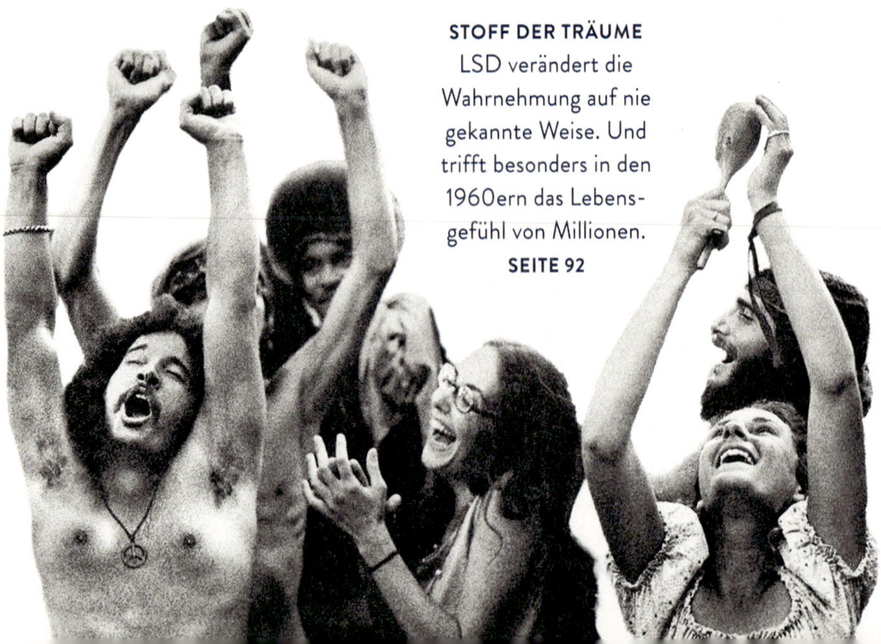

STOFF DER TRÄUME
LSD verändert die Wahrnehmung auf nie gekannte Weise. Und trifft besonders in den 1960ern das Lebensgefühl von Millionen.
SEITE 92

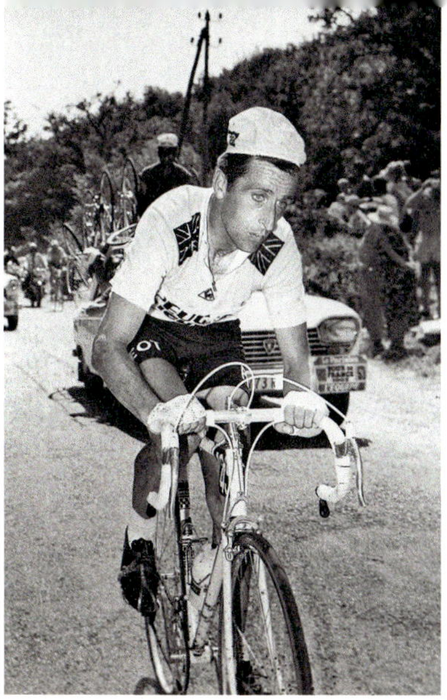

SPRITZEN, SCHLUCKEN, WEITERRADELN
Der Brite Tom Simpson dopt, um bei der Tour de France vorn mitzufahren. Bis 1967 auf einer Etappe sein Herz stehen bleibt. **SEITE 112**

Nr. 133

Inhalt

Drogen

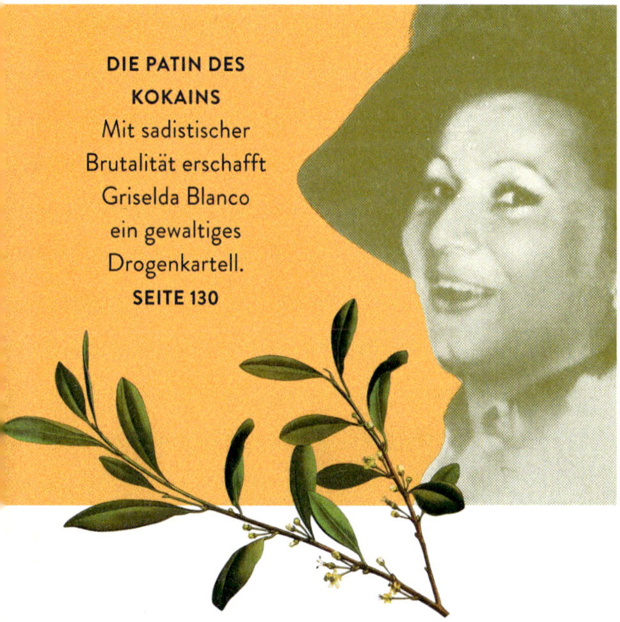

DIE PATIN DES KOKAINS
Mit sadistischer Brutalität erschafft Griselda Blanco ein gewaltiges Drogenkartell. **SEITE 130**

♦ *Die mit diesem Symbol versehenen Beiträge sind links bebildert.*

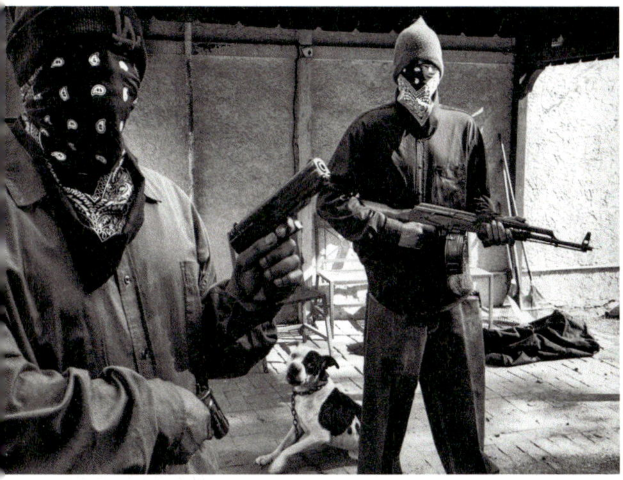

SZENEN EINER SCHATTENWIRTSCHAFT
Seit Jahren verfolgt der Fotograf Sam Faulkner den illegalen Drogenhandel wie den Kampf dagegen – und macht erschütternde Aufnahmen. **SEITE 134**

Sie erreichen die GEO*EPOCHE*-Redaktion online auf Instagram, Facebook oder unter *www.geo.de/epoche*

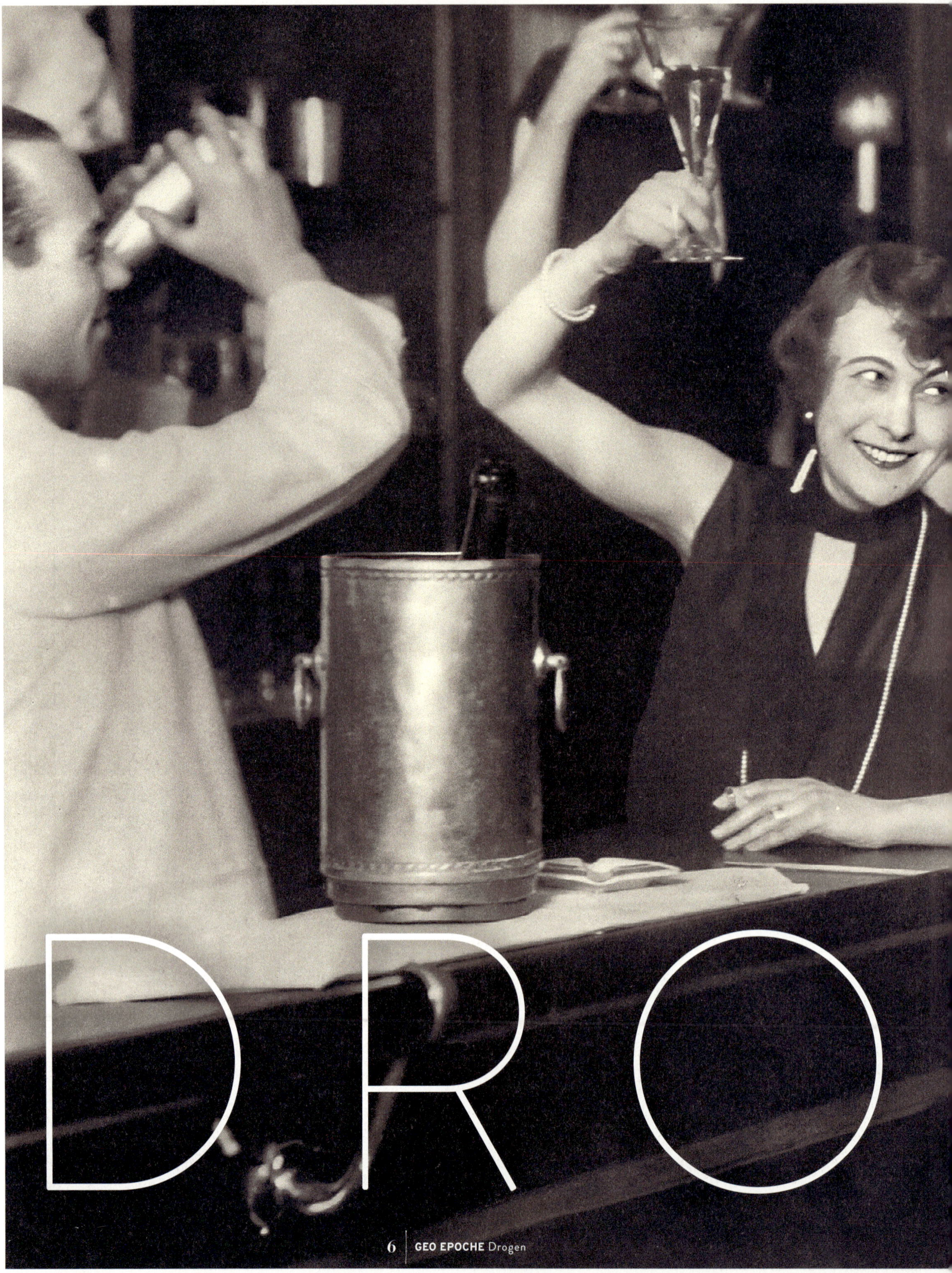

D R O

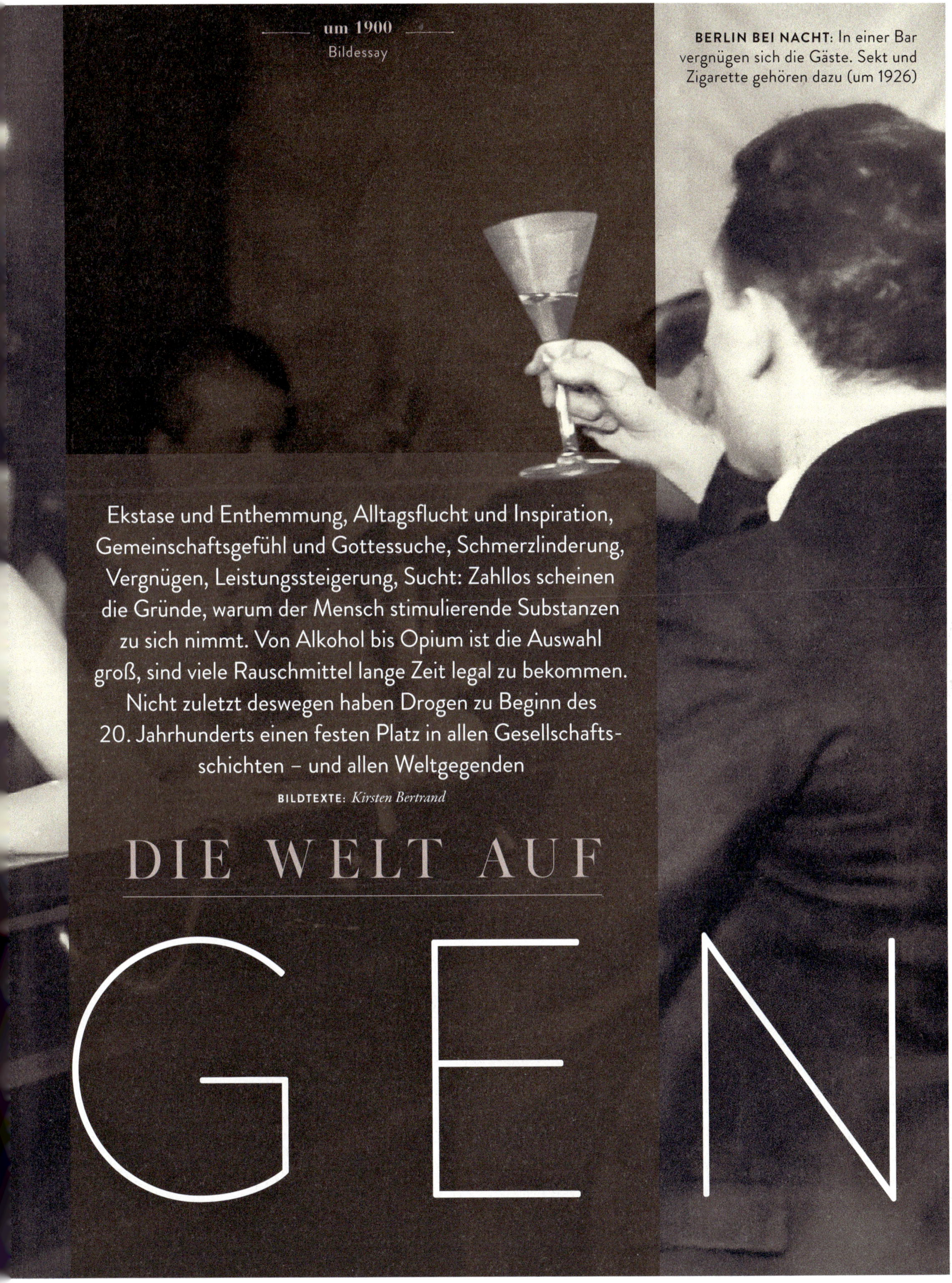

BERLIN BEI NACHT: In einer Bar vergnügen sich die Gäste. Sekt und Zigarette gehören dazu (um 1926)

Ekstase und Enthemmung, Alltagsflucht und Inspiration, Gemeinschaftsgefühl und Gottessuche, Schmerzlinderung, Vergnügen, Leistungssteigerung, Sucht: Zahllos scheinen die Gründe, warum der Mensch stimulierende Substanzen zu sich nimmt. Von Alkohol bis Opium ist die Auswahl groß, sind viele Rauschmittel lange Zeit legal zu bekommen. Nicht zuletzt deswegen haben Drogen zu Beginn des 20. Jahrhunderts einen festen Platz in allen Gesellschaftsschichten – und allen Weltgegenden

BILDTEXTE: *Kirsten Bertrand*

DIE WELT AUF

GEN

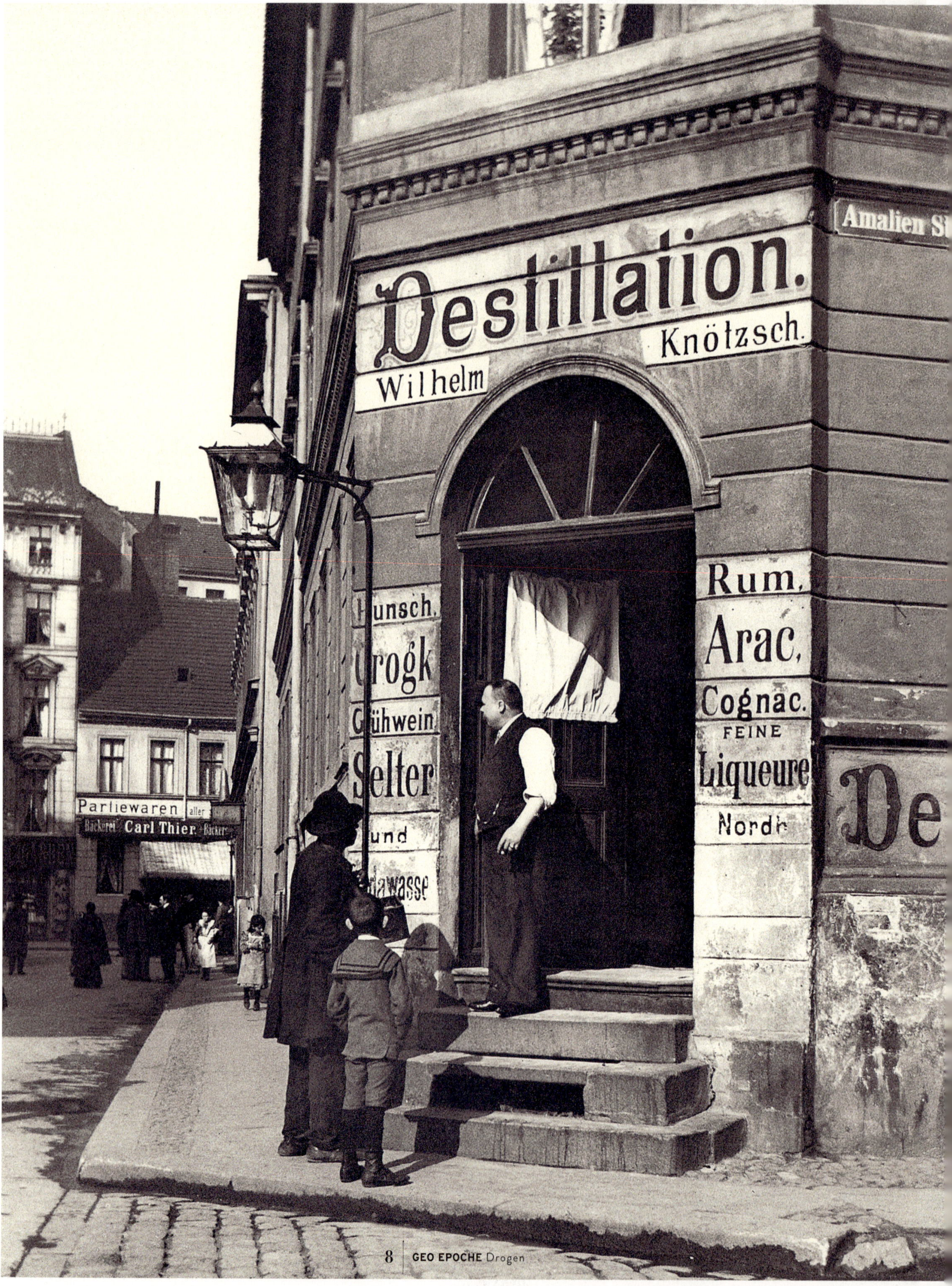
Destillation.
Wilhelm
Knötzsch.
Rum,
Arac,
Cognac.
FEINE
Liqueure
Selter
und
Partiewaren aller
Carl Thier

ALKOHOL

DER GEIST AUS DER FLASCHE

Kein anderes Rauschmittel genießt in der westlichen Welt eine so hohe Akzeptanz wie Alkohol: Bier, Wein, Schnaps gelten als gesellschaftlicher Kitt, prägen Feste, Riten, Traditionen. Obwohl die Klagen über Abhängigkeit und Missbrauch im 19. Jahrhundert wachsen, trinken die Deutschen gern und viel: 1885 pro Kopf schätzungsweise zwölf Liter reinen Alkohol

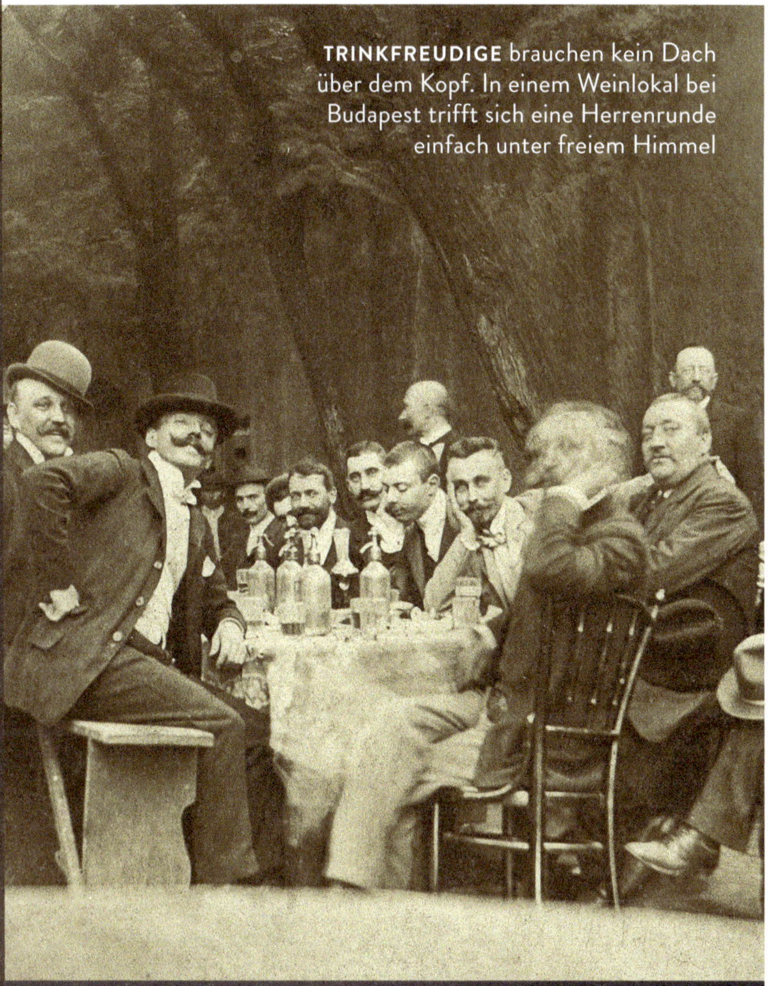

TRINKFREUDIGE brauchen kein Dach über dem Kopf. In einem Weinlokal bei Budapest trifft sich eine Herrenrunde einfach unter freiem Himmel

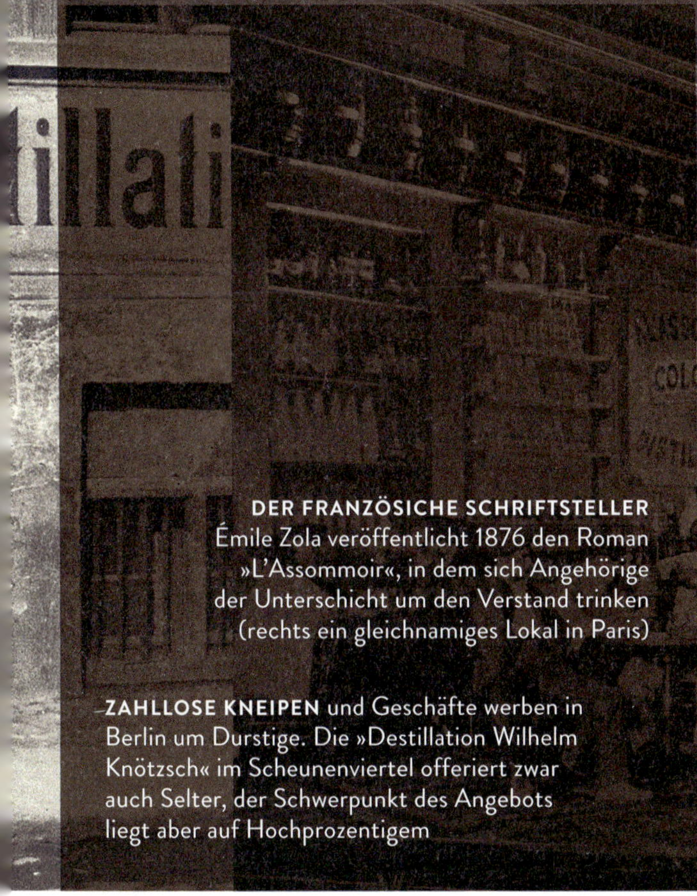

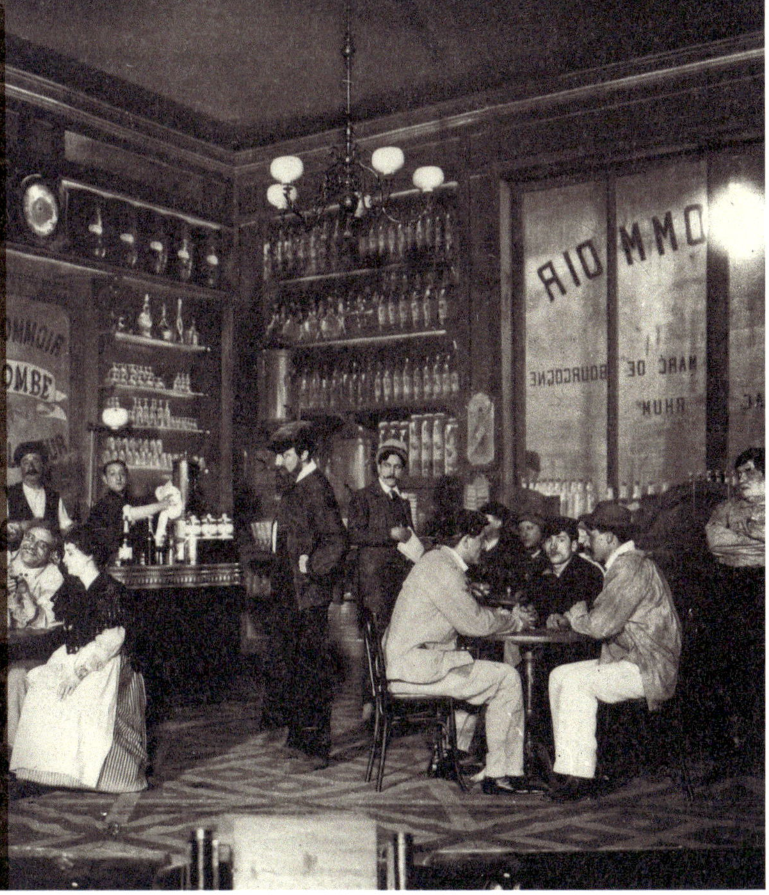

DER FRANZÖSICHE SCHRIFTSTELLER Émile Zola veröffentlicht 1876 den Roman »L'Assommoir«, in dem sich Angehörige der Unterschicht um den Verstand trinken (rechts ein gleichnamiges Lokal in Paris)

ZAHLLOSE KNEIPEN und Geschäfte werben in Berlin um Durstige. Die »Destillation Wilhelm Knötzsch« im Scheunenviertel offeriert zwar auch Selter, der Schwerpunkt des Angebots liegt aber auf Hochprozentigem

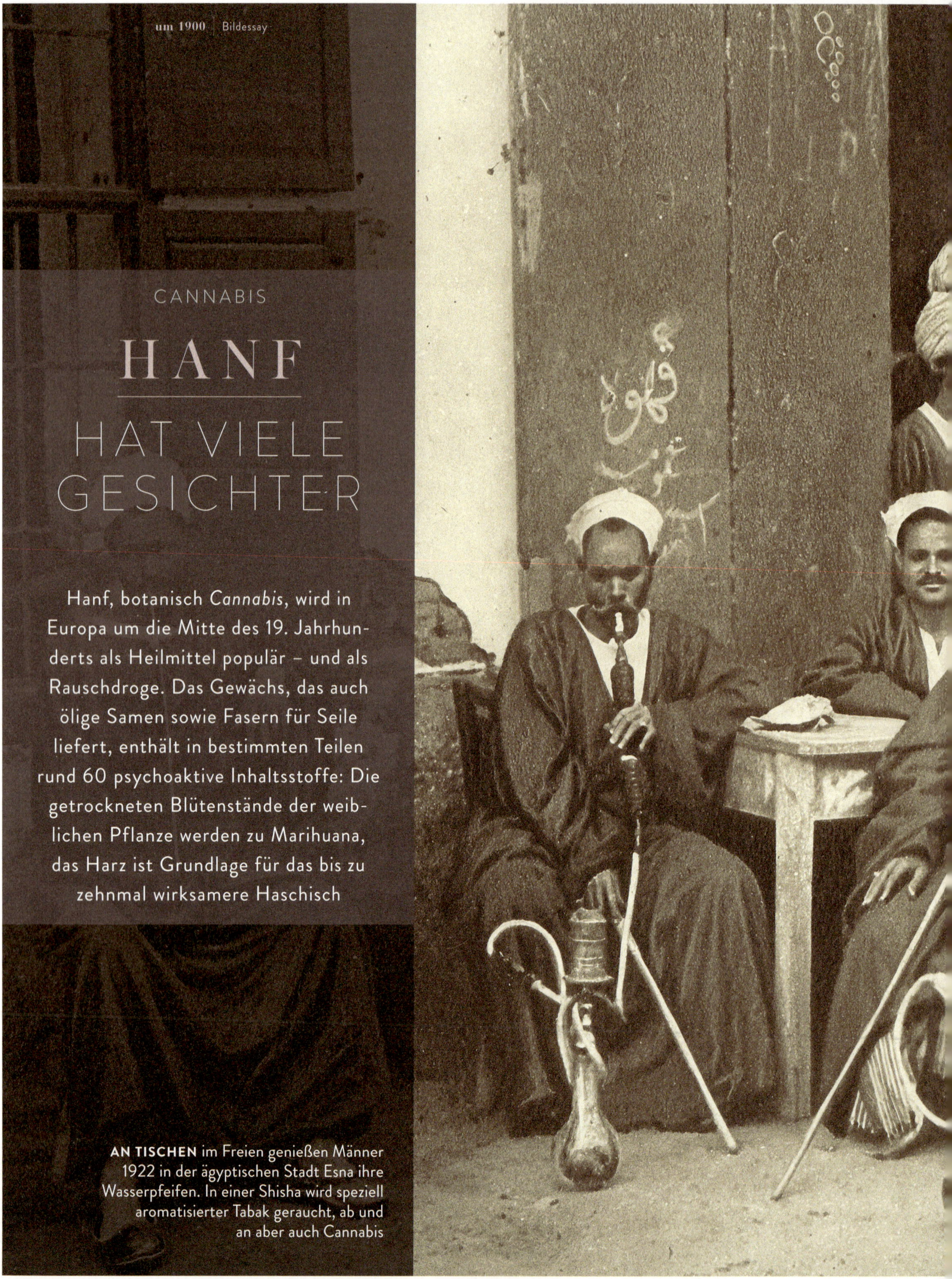

CANNABIS

HANF

HAT VIELE GESICHTER

Hanf, botanisch *Cannabis*, wird in Europa um die Mitte des 19. Jahrhunderts als Heilmittel populär – und als Rauschdroge. Das Gewächs, das auch ölige Samen sowie Fasern für Seile liefert, enthält in bestimmten Teilen rund 60 psychoaktive Inhaltsstoffe: Die getrockneten Blütenstände der weiblichen Pflanze werden zu Marihuana, das Harz ist Grundlage für das bis zu zehnmal wirksamere Haschisch

AN TISCHEN im Freien genießen Männer 1922 in der ägyptischen Stadt Esna ihre Wasserpfeifen. In einer Shisha wird speziell aromatisierter Tabak geraucht, ab und an aber auch Cannabis

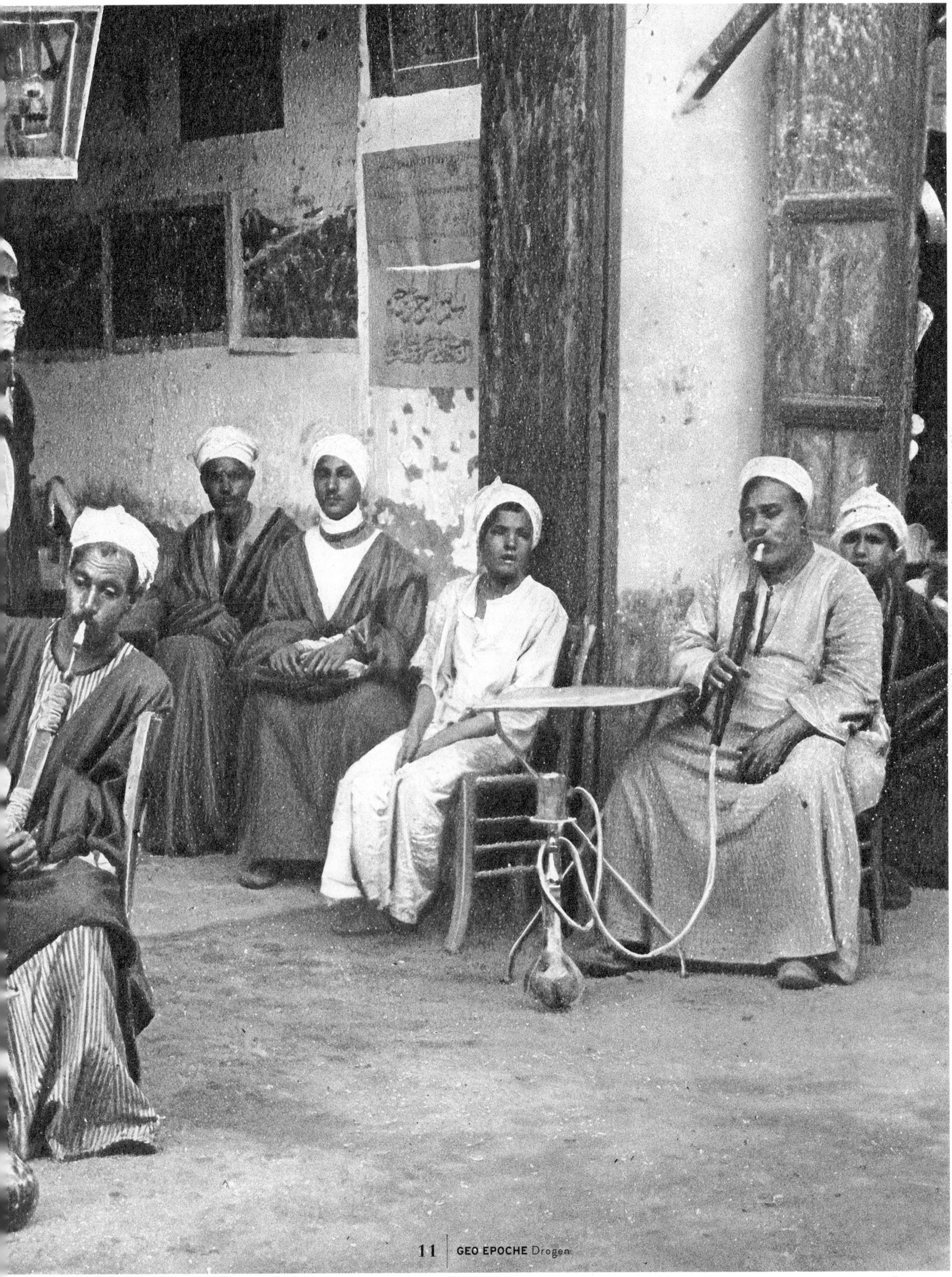

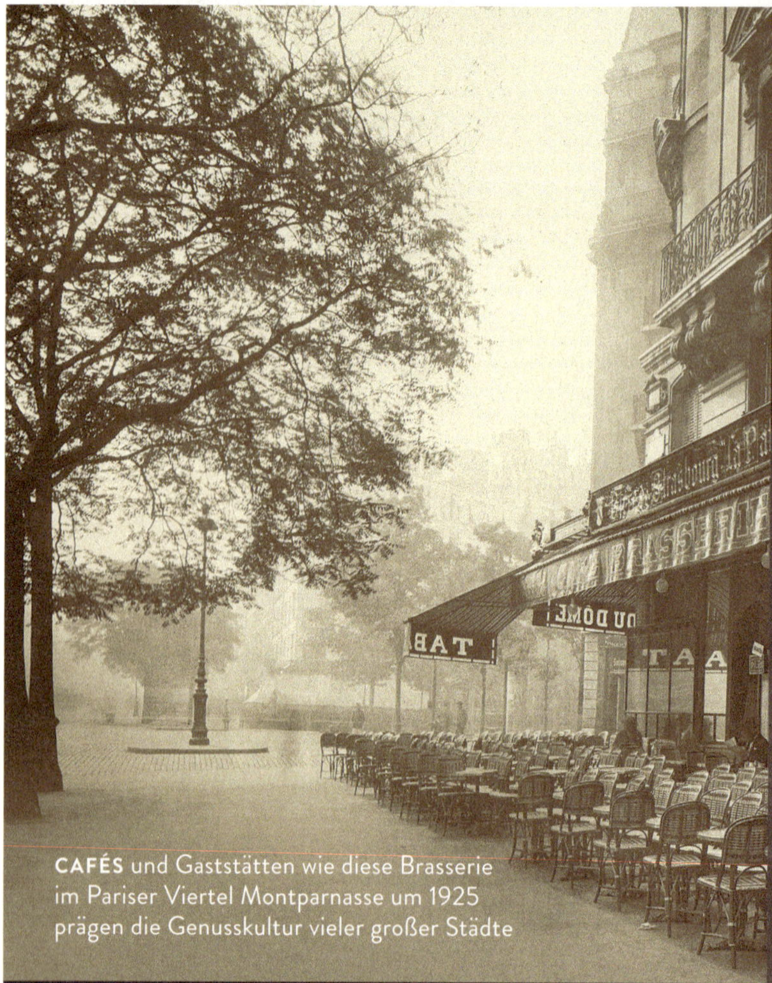

CAFÉS und Gaststätten wie diese Brasserie im Pariser Viertel Montparnasse um 1925 prägen die Genusskultur vieler großer Städte

KAFFEE

DER SCHUB

AUS DER BOHNE

Bereits im 9. Jahrhundert kennen persische Gelehrte ein Elixier aus den Samen des Kaffeestrauchs, dessen Heimat in Afrika liegt. Der Koffeintrank avanciert in Europa zum meistgenutzten Aufputschmittel überhaupt: ein Muntermacher, der subjektiv leistungssteigernd wirkt, in hohen Dosen jedoch zu Zittern und Nervosität führen kann

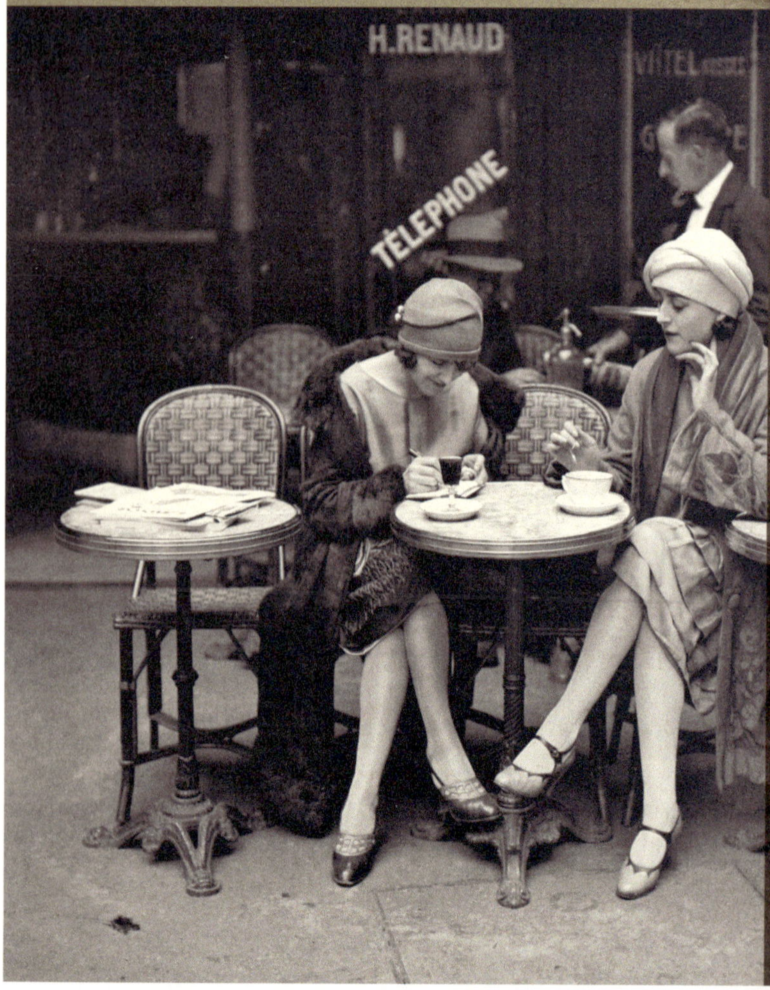

FÜR FRAUEN bieten Cafés eine willkommene Gelegenheit, ohne männliche Begleitung auszugehen – und damit ein Zeichen zu setzen gegen die Konventionen ihrer Zeit (Paris, um 1925)

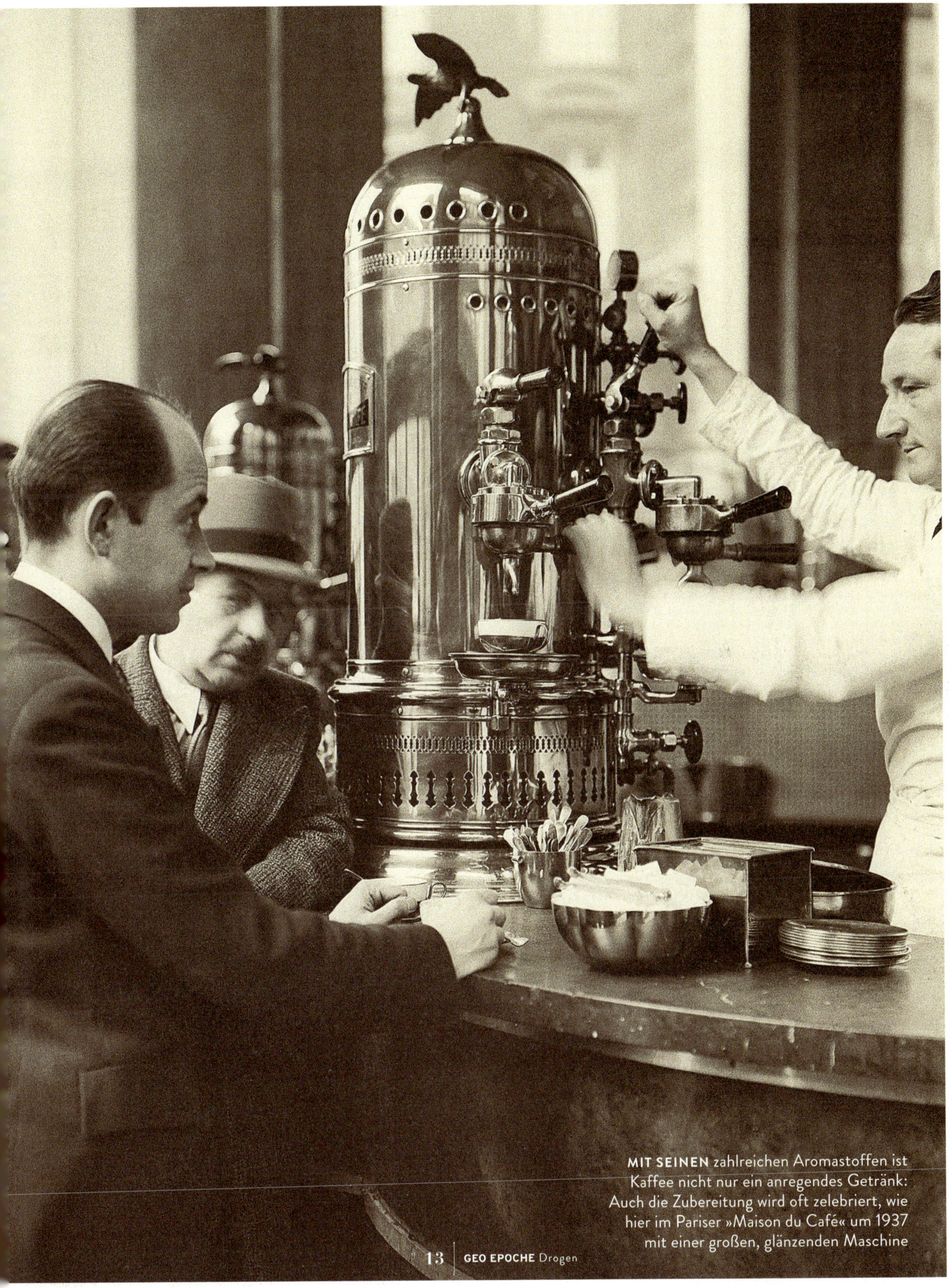

MIT SEINEN zahlreichen Aromastoffen ist Kaffee nicht nur ein anregendes Getränk: Auch die Zubereitung wird oft zelebriert, wie hier im Pariser »Maison du Café« um 1937 mit einer großen, glänzenden Maschine

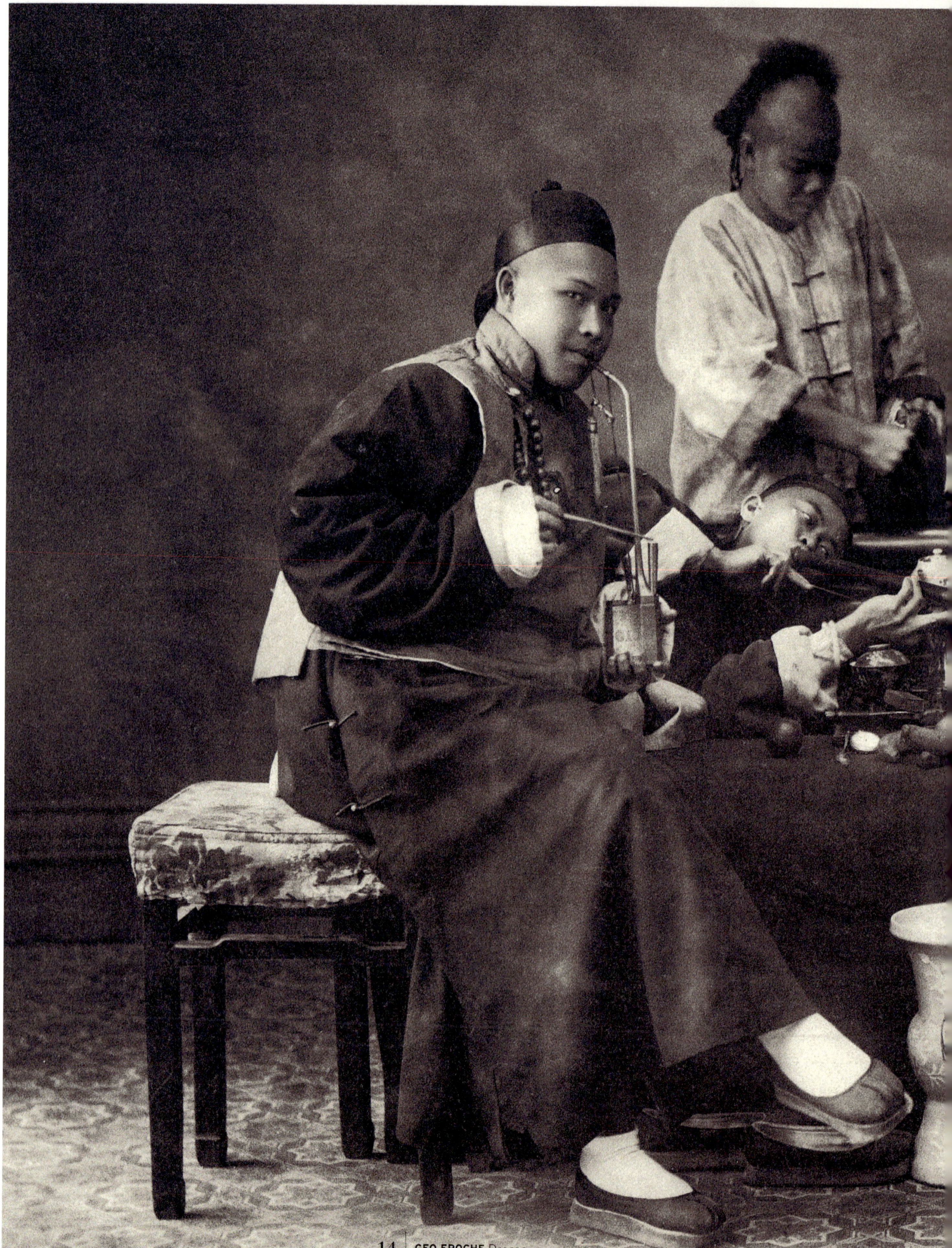

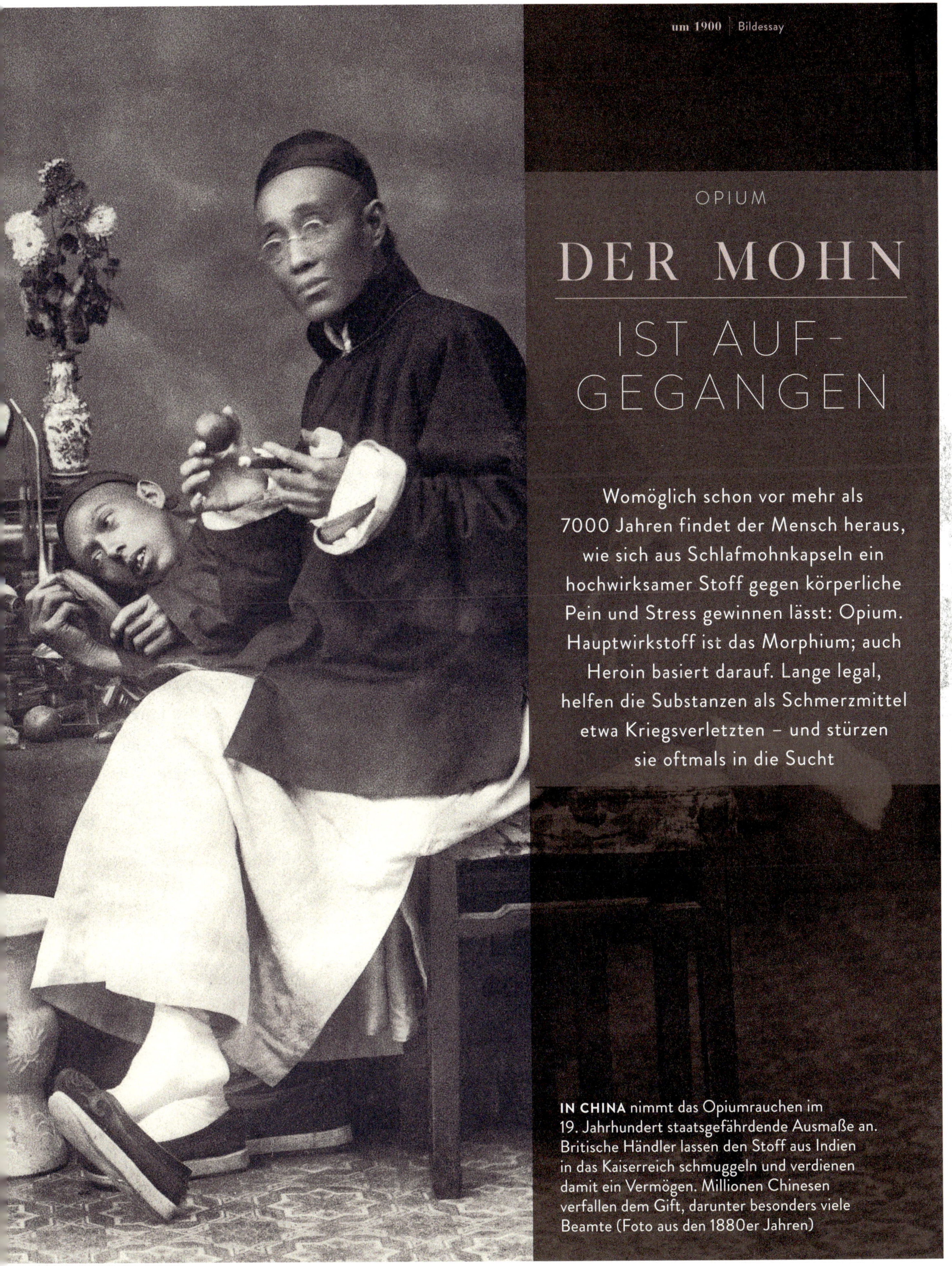

OPIUM

DER MOHN IST AUF-GEGANGEN

Womöglich schon vor mehr als 7000 Jahren findet der Mensch heraus, wie sich aus Schlafmohnkapseln ein hochwirksamer Stoff gegen körperliche Pein und Stress gewinnen lässt: Opium. Hauptwirkstoff ist das Morphium; auch Heroin basiert darauf. Lange legal, helfen die Substanzen als Schmerzmittel etwa Kriegsverletzten – und stürzen sie oftmals in die Sucht

IN CHINA nimmt das Opiumrauchen im 19. Jahrhundert staatsgefährdende Ausmaße an. Britische Händler lassen den Stoff aus Indien in das Kaiserreich schmuggeln und verdienen damit ein Vermögen. Millionen Chinesen verfallen dem Gift, darunter besonders viele Beamte (Foto aus den 1880er Jahren)

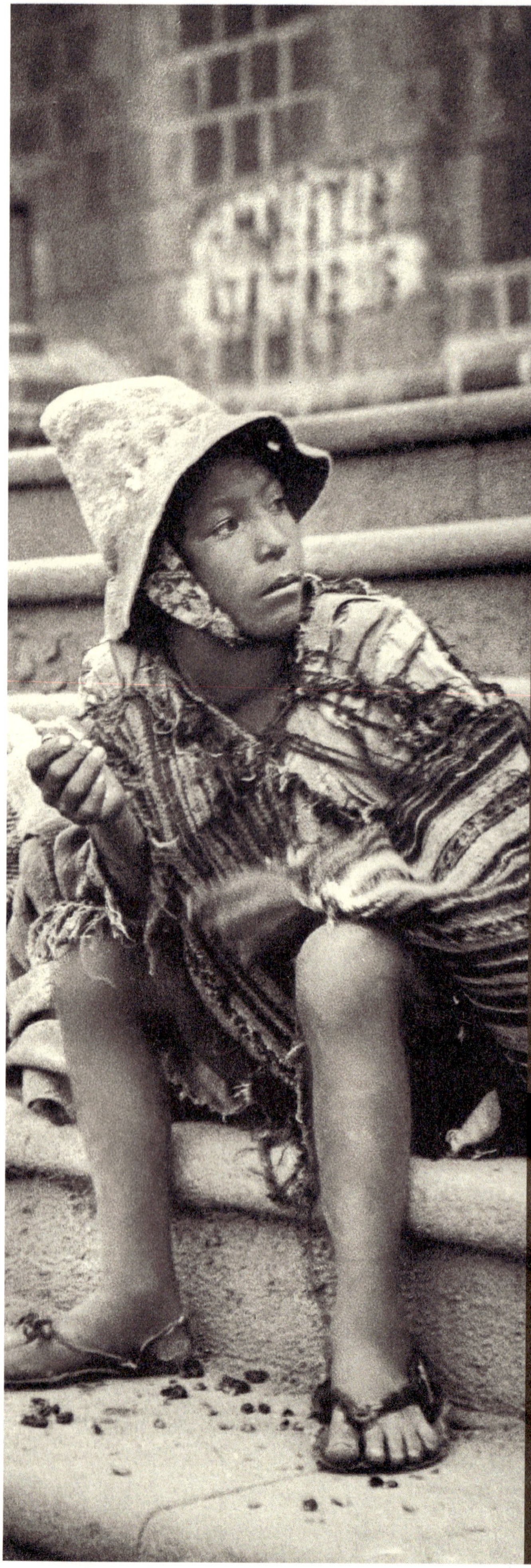

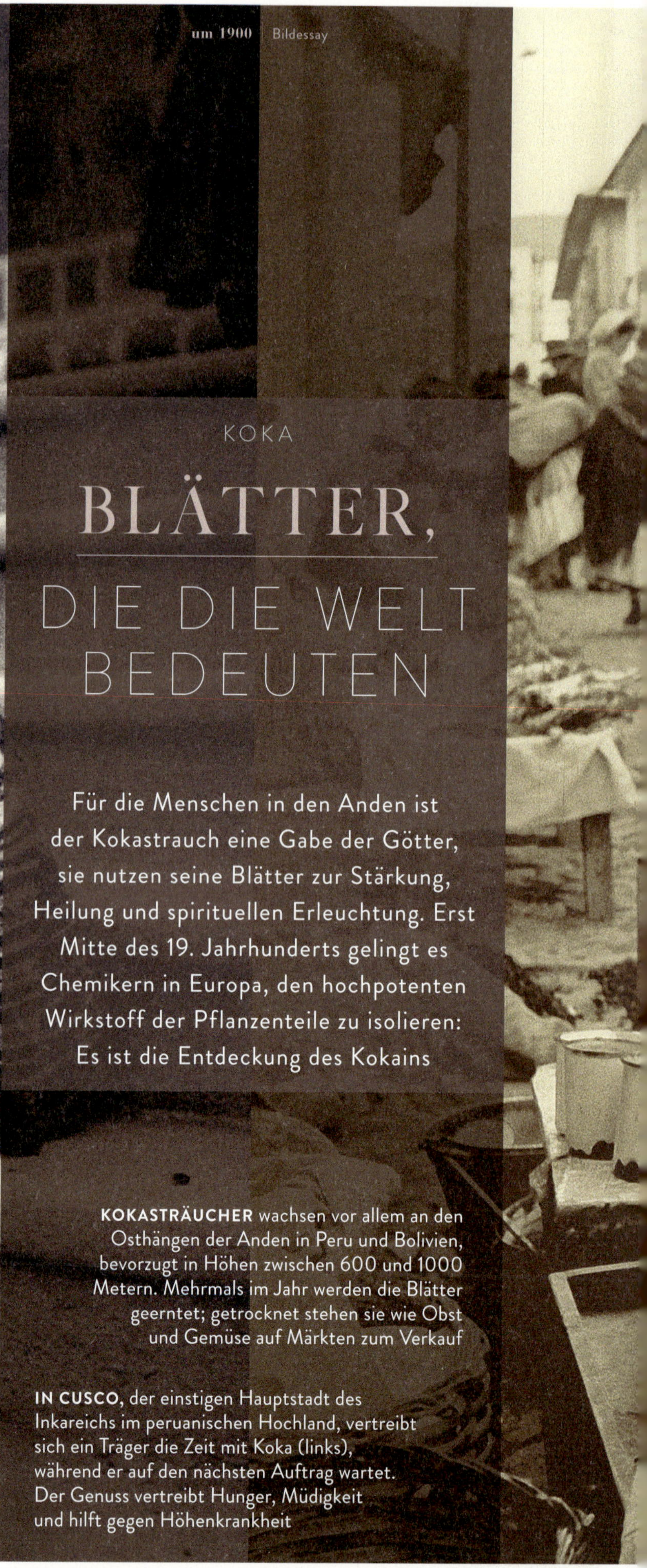

KOKA

BLÄTTER, DIE DIE WELT BEDEUTEN

Für die Menschen in den Anden ist der Kokastrauch eine Gabe der Götter, sie nutzen seine Blätter zur Stärkung, Heilung und spirituellen Erleuchtung. Erst Mitte des 19. Jahrhunderts gelingt es Chemikern in Europa, den hochpotenten Wirkstoff der Pflanzenteile zu isolieren: Es ist die Entdeckung des Kokains

KOKASTRÄUCHER wachsen vor allem an den Osthängen der Anden in Peru und Bolivien, bevorzugt in Höhen zwischen 600 und 1000 Metern. Mehrmals im Jahr werden die Blätter geerntet; getrocknet stehen sie wie Obst und Gemüse auf Märkten zum Verkauf

IN CUSCO, der einstigen Hauptstadt des Inkareichs im peruanischen Hochland, vertreibt sich ein Träger die Zeit mit Koka (links), während er auf den nächsten Auftrag wartet. Der Genuss vertreibt Hunger, Müdigkeit und hilft gegen Höhenkrankheit

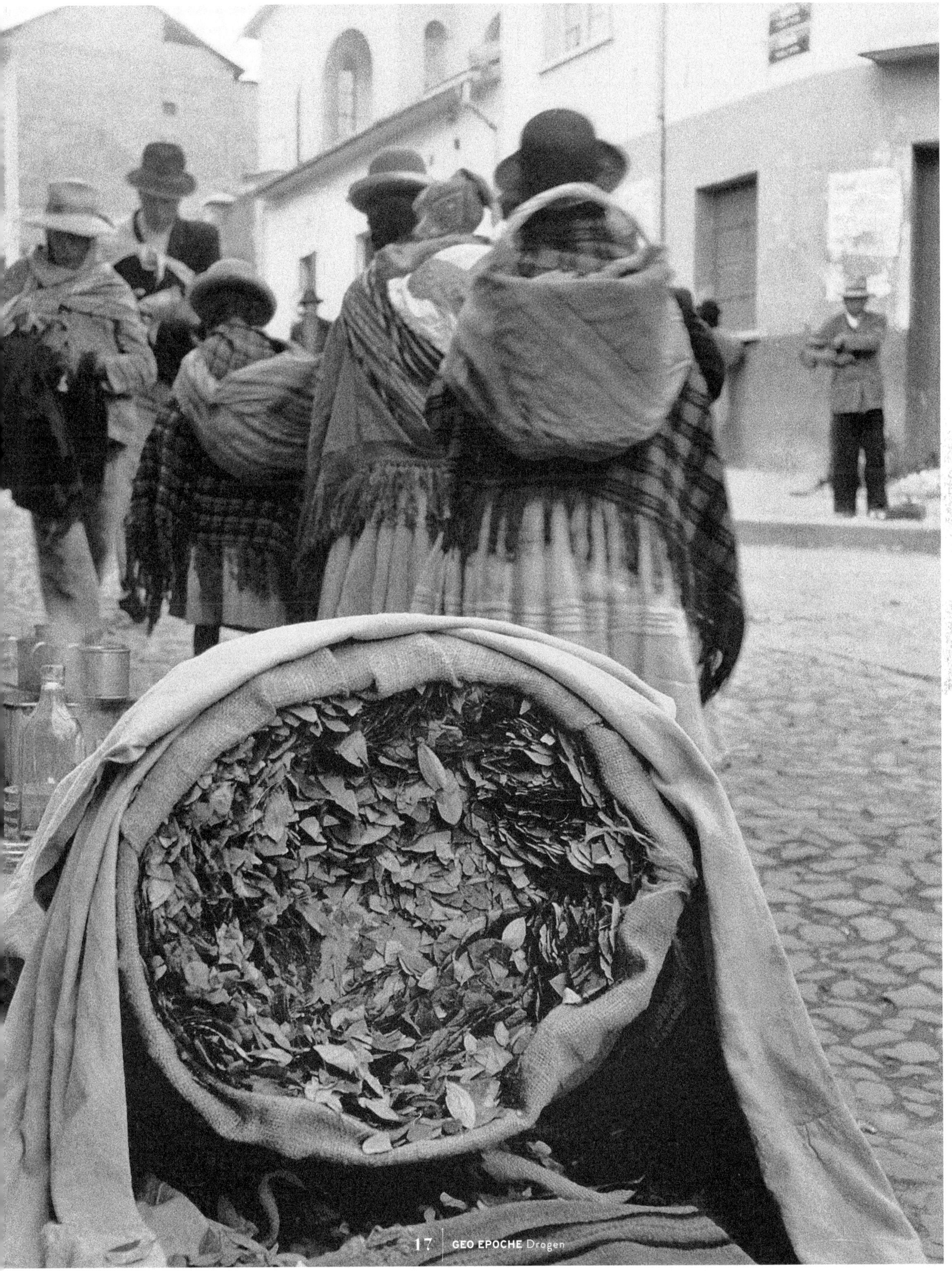

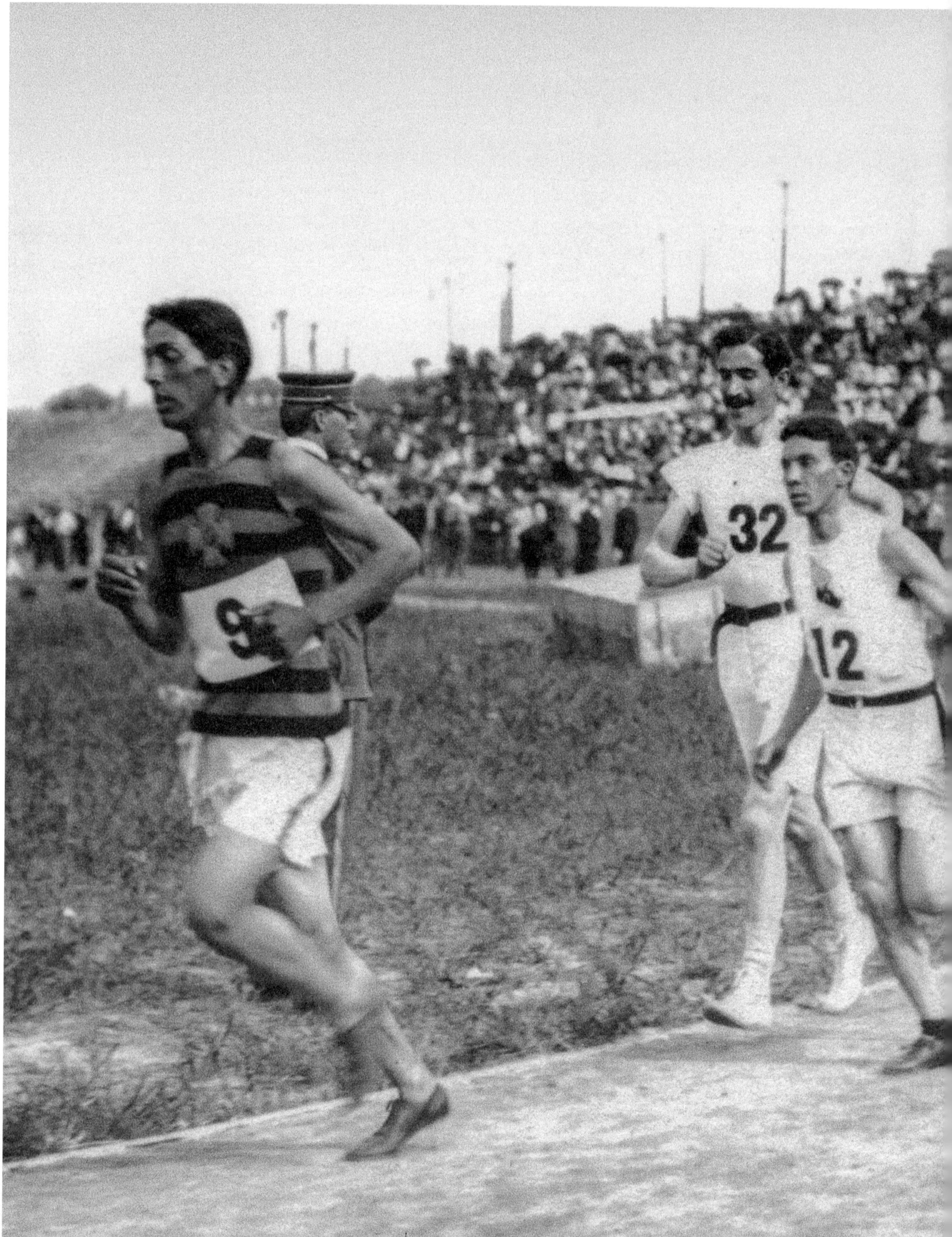
9
32
12

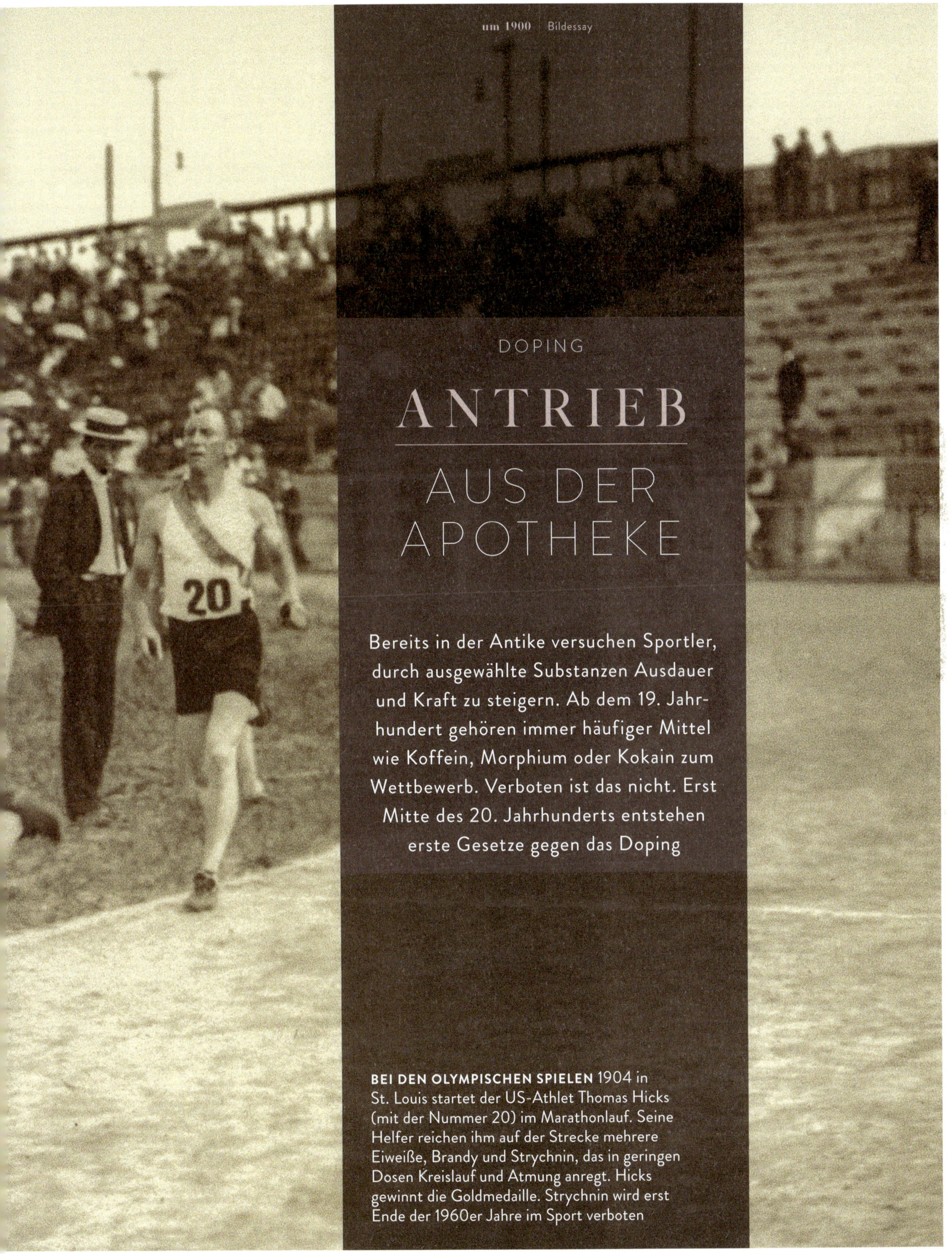

DOPING

ANTRIEB AUS DER APOTHEKE

Bereits in der Antike versuchen Sportler, durch ausgewählte Substanzen Ausdauer und Kraft zu steigern. Ab dem 19. Jahrhundert gehören immer häufiger Mittel wie Koffein, Morphium oder Kokain zum Wettbewerb. Verboten ist das nicht. Erst Mitte des 20. Jahrhunderts entstehen erste Gesetze gegen das Doping

BEI DEN OLYMPISCHEN SPIELEN 1904 in St. Louis startet der US-Athlet Thomas Hicks (mit der Nummer 20) im Marathonlauf. Seine Helfer reichen ihm auf der Strecke mehrere Eiweiße, Brandy und Strychnin, das in geringen Dosen Kreislauf und Atmung anregt. Hicks gewinnt die Goldmedaille. Strychnin wird erst Ende der 1960er Jahre im Sport verboten

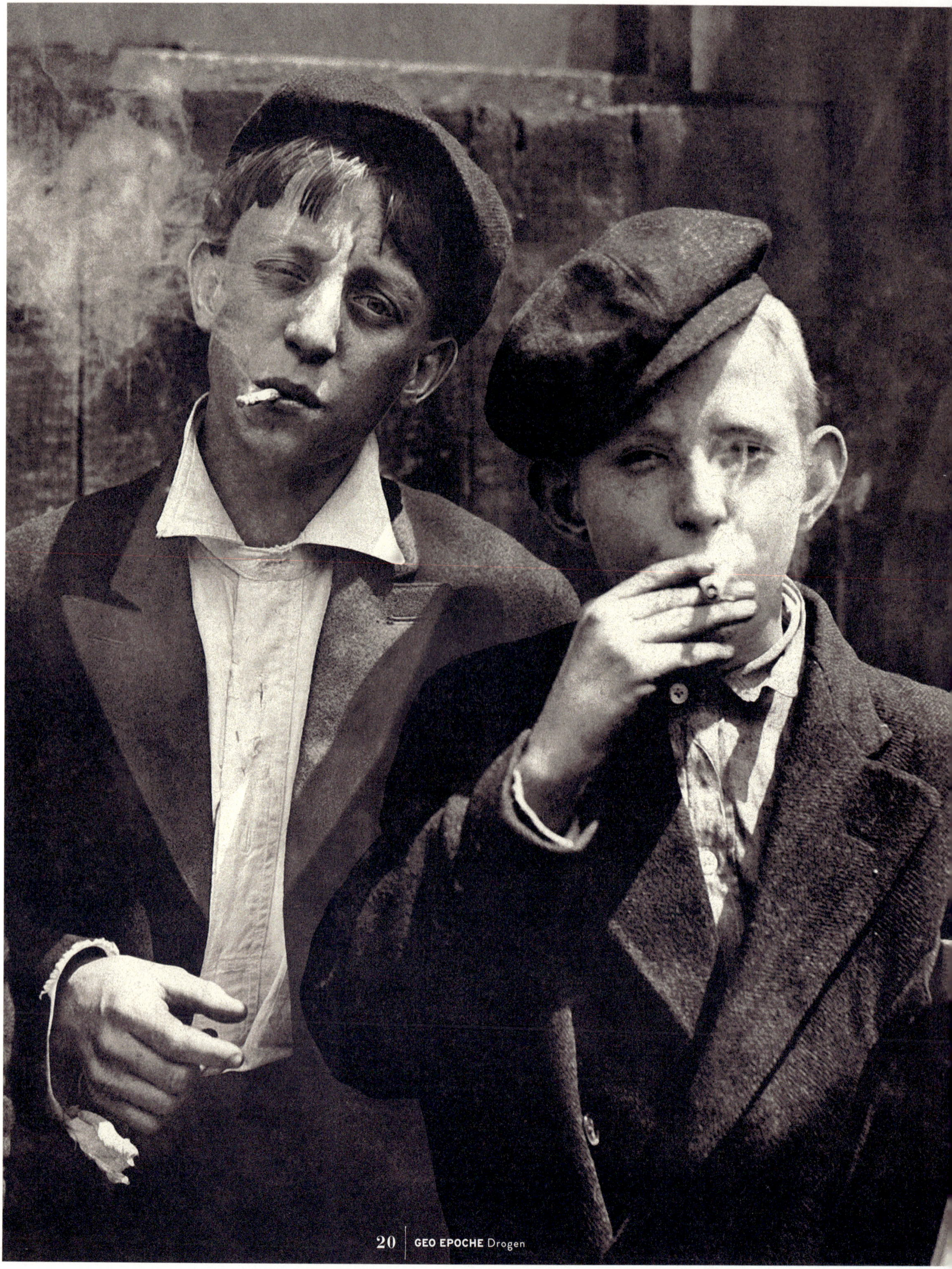

FRAUEN sortieren 1916 in einer Londoner Zigarettenfabrik Tabakblätter. Rauchwaren gelten nicht nur damals als kriegswichtig

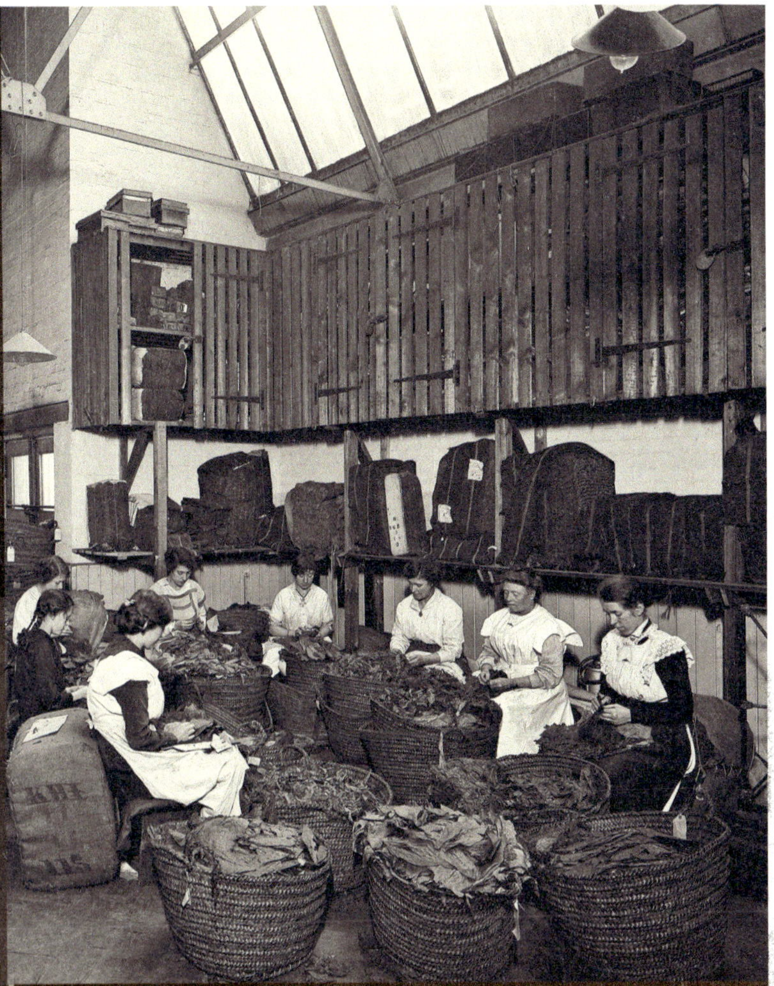

TABAK

IM DUNSTE DES NIKOTINS

Nachdem im 16. Jahrhundert die Spanier den Tabak aus Amerika nach Europa gebracht haben, wird er dort bald überall geschnupft und geraucht. Ab Mitte des 19. Jahrhunderts kommen Zigaretten in Mode, die deutlich billiger sind als etwa Zigarren. Die erste deutsche Zigarettenfabrik eröffnet 1862 in Dresden

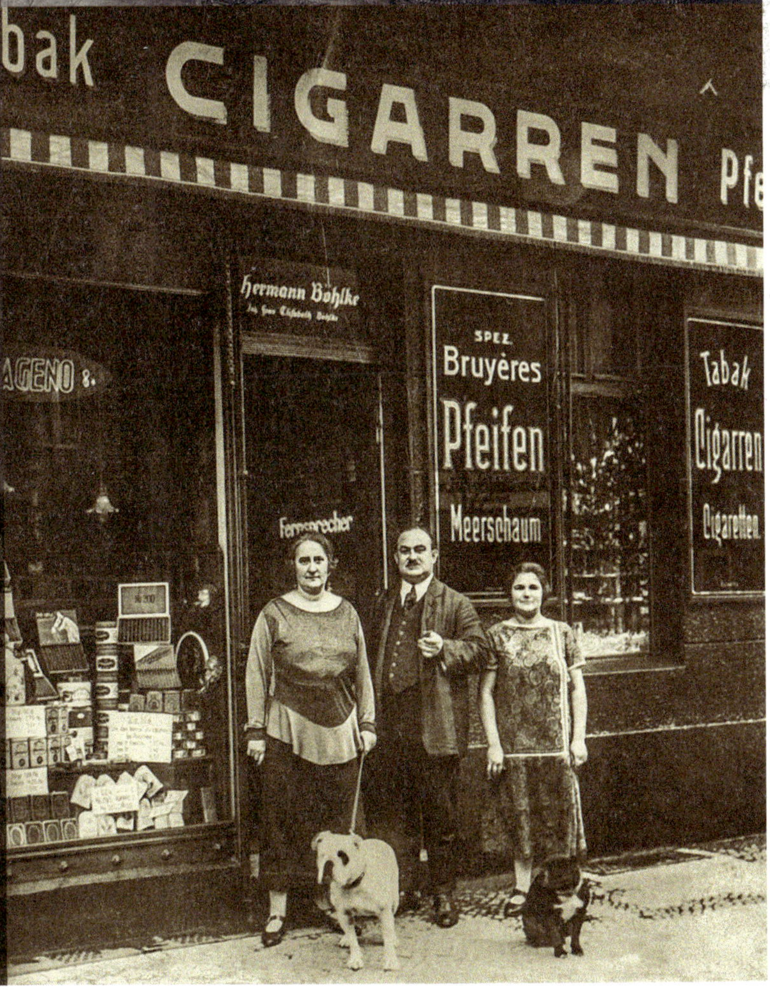

IM FRÜHEN 20. JAHRHUNDERT zählt Deutschland zu den größten Tabakimporteuren weltweit. Der Großteil aller Männer, aber auch viele Frauen rauchen, über 600 000 Tabakwarenhändler bieten ihre Waren an (rechts in Berlin um 1923)

ZEITUNGSJUNGEN posieren 1910 in den Straßen von St. Louis. Kinderarbeit ist in den USA weit verbreitet, Minderjährige verdingen sich für einen Hungerlohn. Die Zigarette gehört auch für viele Acht- oder Zehnjährige immer dazu

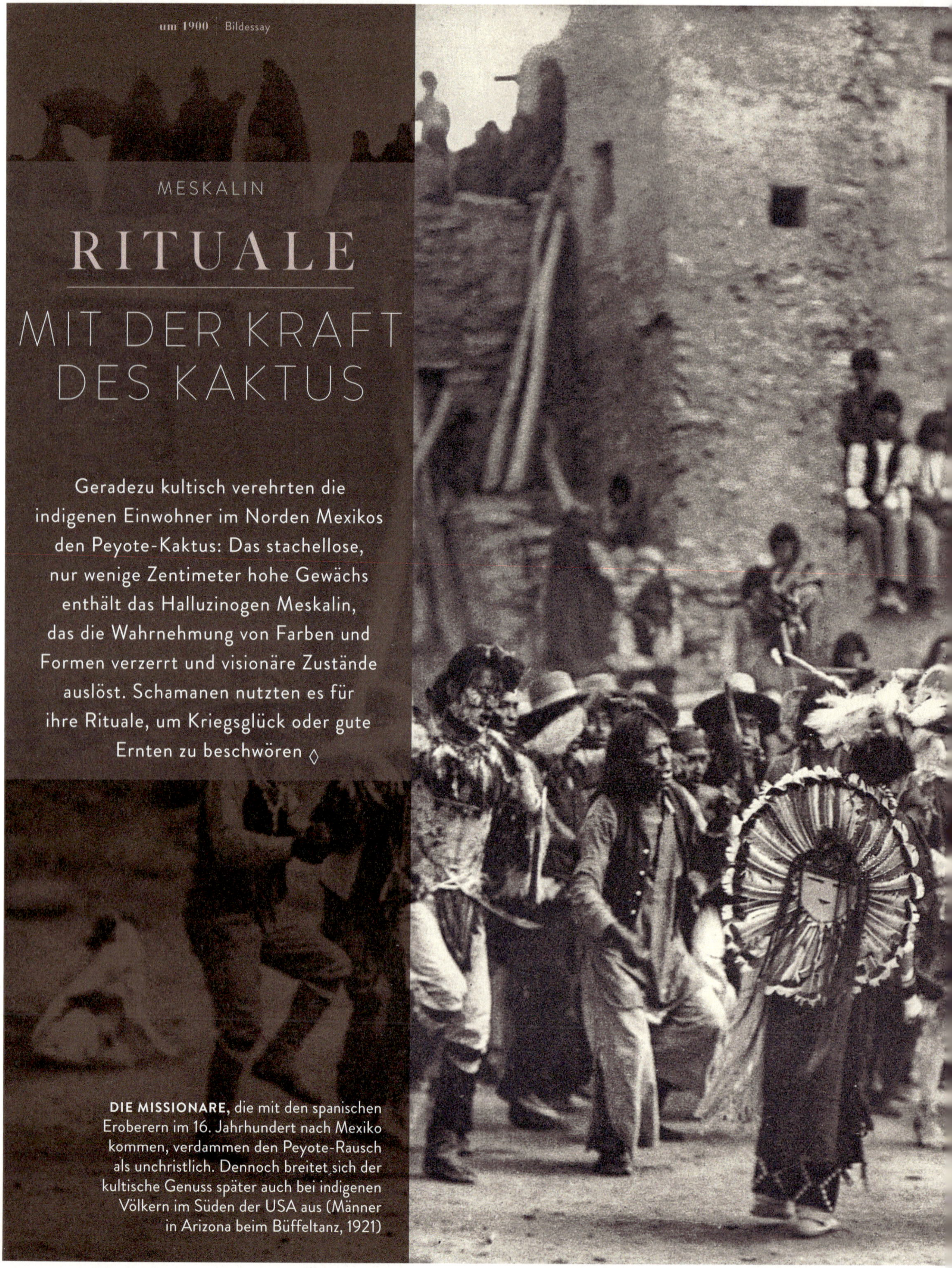

MESKALIN

RITUALE

MIT DER KRAFT DES KAKTUS

Geradezu kultisch verehrten die indigenen Einwohner im Norden Mexikos den Peyote-Kaktus: Das stachellose, nur wenige Zentimeter hohe Gewächs enthält das Halluzinogen Meskalin, das die Wahrnehmung von Farben und Formen verzerrt und visionäre Zustände auslöst. Schamanen nutzten es für ihre Rituale, um Kriegsglück oder gute Ernten zu beschwören ◊

DIE MISSIONARE, die mit den spanischen Eroberern im 16. Jahrhundert nach Mexiko kommen, verdammen den Peyote-Rausch als unchristlich. Dennoch breitet sich der kultische Genuss später auch bei indigenen Völkern im Süden der USA aus (Männer in Arizona beim Büffeltanz, 1921)

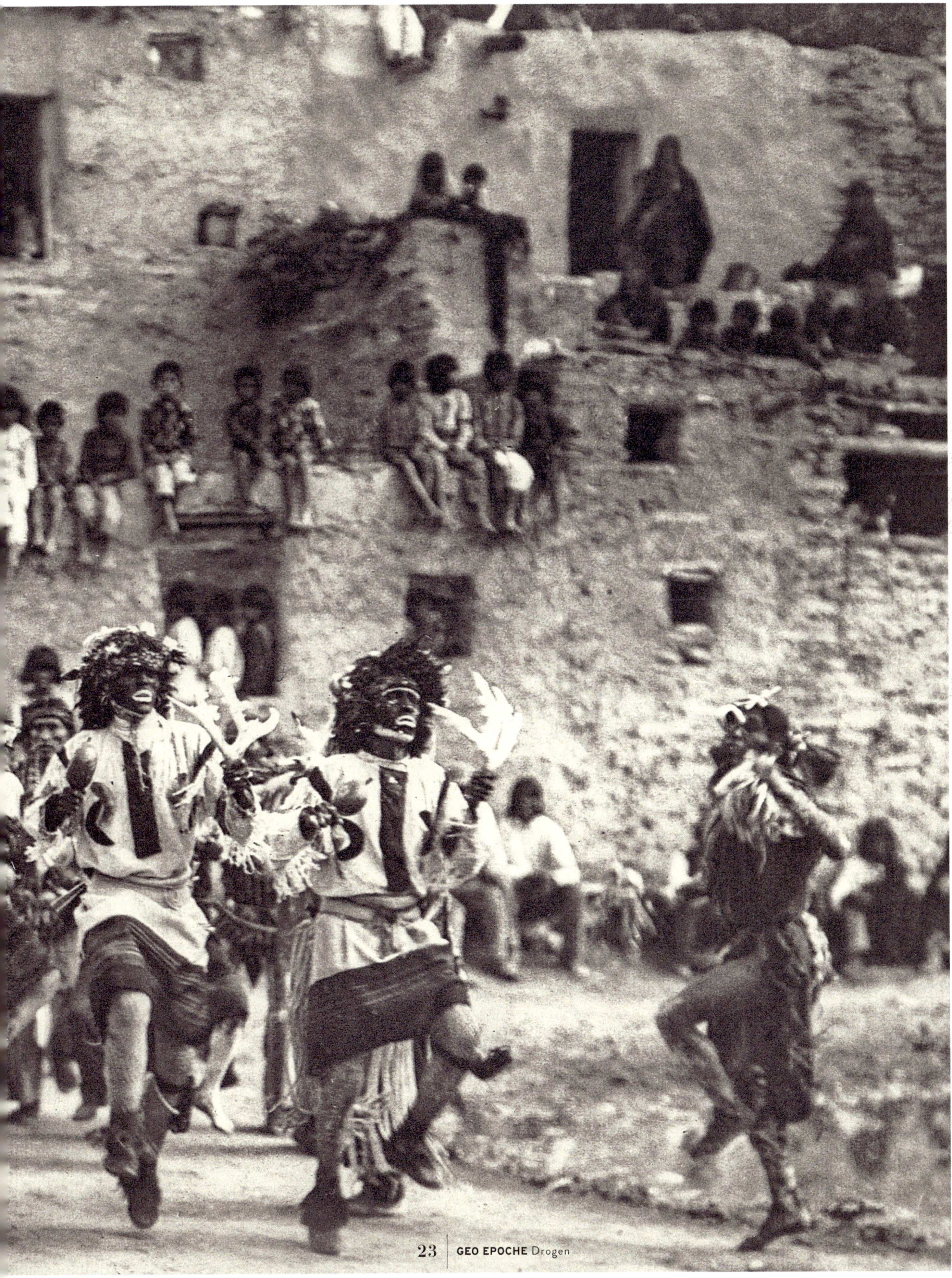

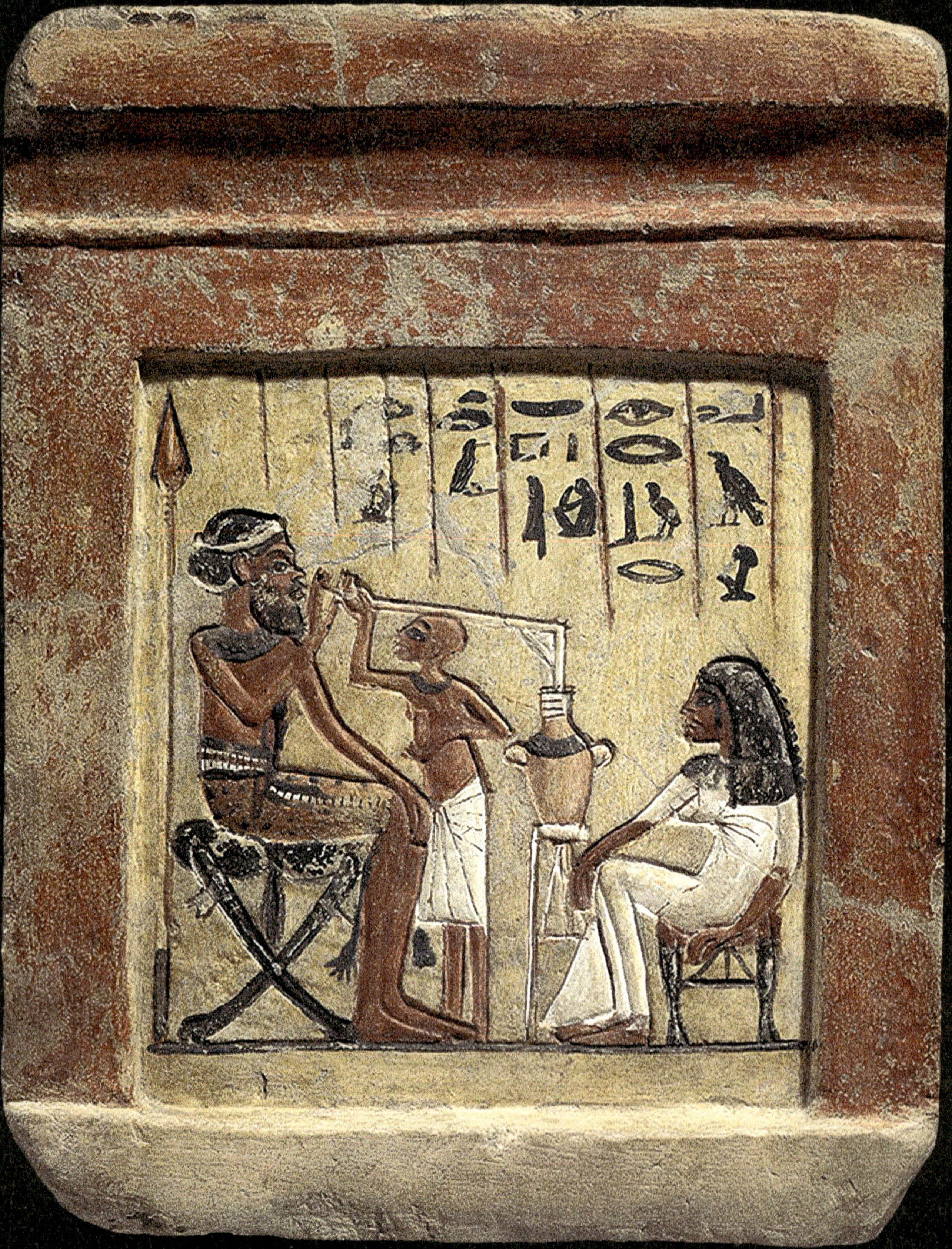

Turbulent geht es zu beim nächtlichen Fest der Trunkenheit an den Gestaden des Nil. Zu Ehren der Hathor laben sich Männer und Frauen bis zum Vollrausch an Bier oder Wein. Spätestens seit 3500 v. Chr. gehört Bier zu den Grundnahrungsmitteln im alten Ägypten. Erfunden wurde der Getreidetrank aber deutlich früher: in einer Zeit, da noch kein Mensch sesshaft war auf Erden

AM ANFANG WAR DAS BIER

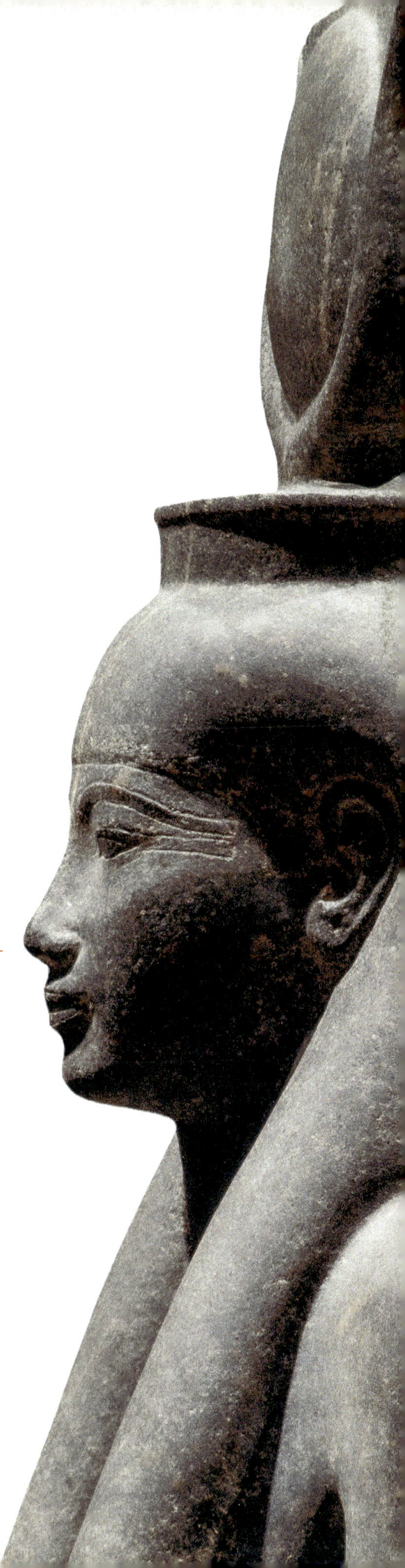

DURCH EIN ROHR TRINKT ein syrischer Söldner in ägyptischen Diensten aus einer Amphore (links sein Gedenkstein, Ägypten, um 1340 v. Chr.). Alkohol ist allgegenwärtig am Nil: Mit Brot und Bier bezahlen die Mächtigen ihre Untergebenen und Arbeiter, Trinkgelage stimmen Hathor – rechts eine Statue der Göttin – milde

TEXT: *Anja Fries*

Die Göttin ist zornig. Ihr Vater hat ihre Wut angefacht, hat seiner Tochter befohlen, die Menschen auszulöschen, die sich gegen ihn, den alternden Sonnengott Re, in einer Rebellion erhoben haben. Die Ordnung der Welt, ja des Universums, ist in Gefahr. Wie eine hungrige Löwin droht Hathor über die Aufständischen zu kommen. Erst im letzten Moment hat Re ein Einsehen mit seinen Geschöpfen. Doch seine Tochter ist bereits auf dem Weg. Und so besinnt er sich auf eine List. Noch in der Nacht lässt er Bier mit rotem Ocker färben und den Rauschtrank über die Erde ausgießen, als ob das Land über und über mit Blut bedeckt sei – und die Menschheit bereits dahingeschlachtet.

„Da war das Fruchtland drei Handbreit hoch überflutet durch die Macht des Gottes. Die Göttin ging los am frühen Morgen und fand dies überschwemmt. Ihr Gesicht wurde davon heiter, und sie trank – das war angenehm für ihr Herz! Berauscht kam sie an und konnte die Menschen nicht erkennen“, heißt es im Mythos. Zur Erinnerung daran verfügt Re, dass fortan zu den Jahresfesten seiner Tochter von allen Menschen ein solcher „Schlaftrunk“ zuzubereiten sei.

Vor allem die vielgestaltige Hathor wird zur Göttin, „für die man sich betrinkt“, wie eines ihrer zahlreichen Attribute lautet. Und die Ägypter, Männer wie Frauen, betrinken sich. Ausgiebig. Immer wieder. Bis zum Erbrechen. Um mit den Toten in deren Grabstätten in Kontakt zu treten, um höheren Mächten nahe zu sein. Auch beim Fest der zornigen Göttin, die zum Jahresbeginn mit der Nilschwemme aus der Fremde heimkehrt nach Ägypten und dort besänftigt wird. Verlässlich und jedes Jahr wieder. So wie die Fluten des Nil, die stets aufs Neue Schichten nährstoffreichen Schlamms anspülen, dem das Pharaonenreich die Fruchtbarkeit seiner Felder verdankt.

Fackeln erhellen die Nacht zum Fest der Trunkenheit. Junge Frauen mit Girlanden und bekränzte Mädchen frohlocken, Schriftkundige rezitieren heilige Texte, Musikantinnen und Musikanten lassen Rasseln und Tamburine erklin-

ES GIBT VIELE VARIANTEN, alkoholische Getränke herzustellen. Hier presst ein Arbeiter vermutlich Getreideteiglinge mit Wasser durch ein Sieb in einen Bottich (links). Durch Gärung entsteht aus der Flüssigkeit ein einfaches Bier (Detail einer hölzernen Figurengruppe aus dem Grab des Meketre, Ägypten, um 1980 v. Chr.)

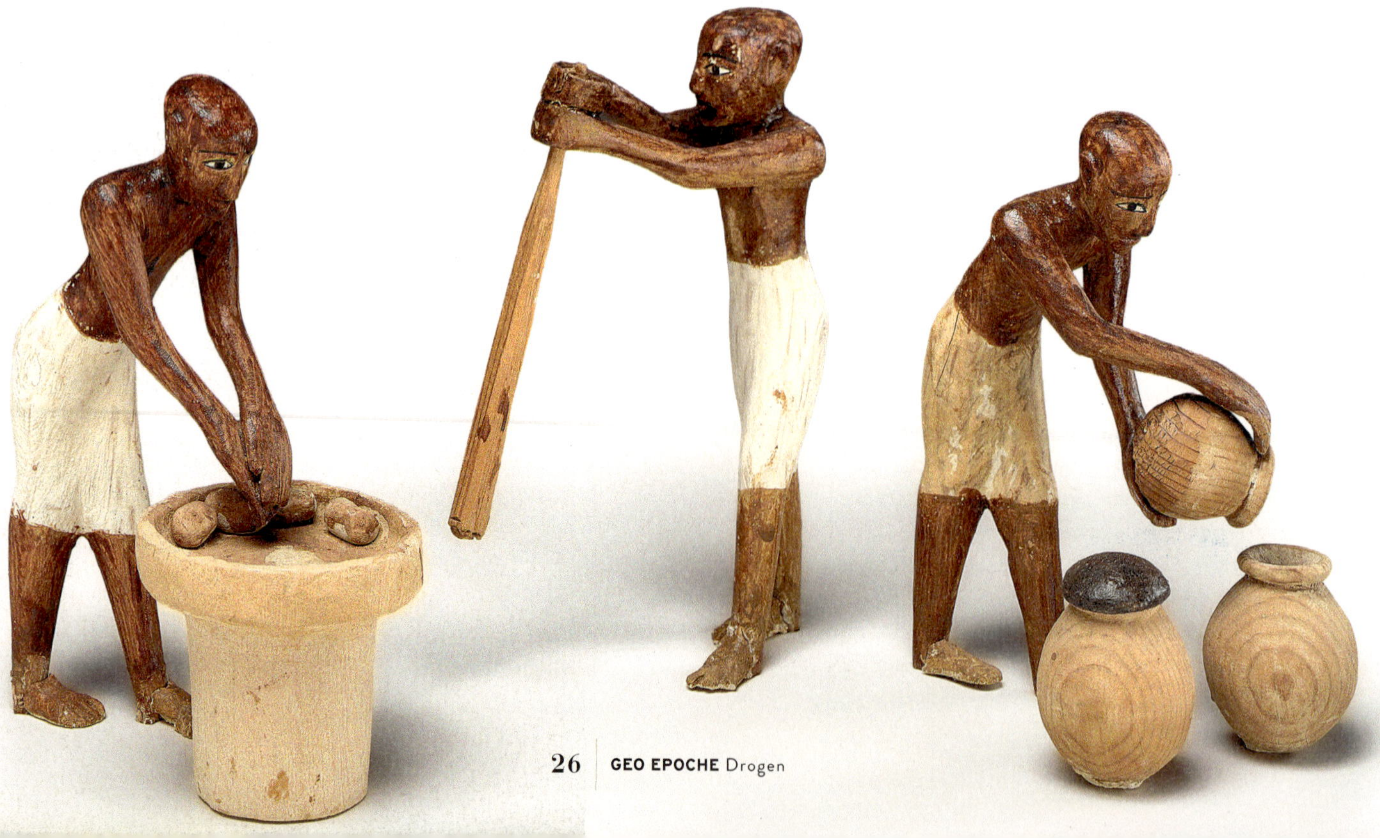

gen, Harfen, Lauten, Leiern. Bier und Wein fließen ohne Maß die Kehlen hinunter, lösen Grenzen auf, bringen die Versammelten dazu, alle Schranken fallen zu lassen, zuweilen auch die zwischen den Geschlechtern. „Lasst ihn trinken, lasst ihn essen, lasst ihn Sex haben", heißt es in einem Text.

Und während Schale um Schale, Krug um Krug geleert wird, wachen einige Eingeweihte über das Ritual und all jene, die bald im Rausch vereint in das Reich der Träume gleiten. Doch nur, um die Schlafenden bei Sonnenaufgang unsanft mit Trommeln aufzuwecken, damit diese in ihrer Mitte als Erstes die des Nachts herbeigebrachte Statue der Göttin schauen können. Und sich eins fühlen mit ihr und dem geordneten Lauf der Welt, dessen Erhalt für jeden Ägypter und jede Ägypterin das Maß aller Dinge ist, im diesseitigen Leben wie in dem danach.

Dabei ist das aus vergorenem Getreide und Wasser hergestellte Bier für die Menschen am Nil kein Getränk allein für den Kult an den Göttern. Es ist ein Grundnahrungsmittel, neben Brot sogar das wichtigste überhaupt. Keine Opferformel, die in der Vorstellung der Ägypter die Versorgung der Verstorbenen im Jenseits mit Speis und Trank sicherstellt, die nicht um Brot und Bier bittet für die Toten. Mit beidem bezahlen die Mächtigen am Nil seit jeher ihre Arbeiter.

In Hierakonpolis, einer der ältesten bekannten Städte des Pharaonenlandes, sind schon um 3500 v. Chr. Bierbrauer in geradezu industriellem Maßstab am Werk. Die kleinste der dort bisher entdeckten Brauereien hat eine Produktionskapazität von mehr als 1000 Litern – am Tag. Und das alte Ägypten ist kein Einzelfall. Auch die Sumerer im Zweistromland brauen Bier – überhaupt stellen die meisten Getreide verarbeitenden Kulturen Alkohol her, in Afrika südlich der Sahara etwa aus Hirse, in China und Japan nutzen die Menschen Reis als Basis, in Nord- und Südamerika den Mais.

Die Geschichte des Biers reicht aber noch viel weiter zurück als nur einige Jahrtausende. Sie beginnt in jener Zeit, da die ersten Menschen aufhören, reine Jäger und Sammler zu sein. In einer Ära des Übergangs zum Bauerntum, in der der gemeinsame Genuss von berauschenden Getränken einen Prozess befördert, wenn nicht sogar maßgeblich antreibt, den die Wissenschaft „Neolithische Revolution" nennt. Und an dessen Ende nicht weniger steht als die Grundfesten unserer heutigen, von Arbeitsteilung, Städten und ungebremstem Wachstum geprägten Zivilisation.

Das Verlangen des Menschen, der Realität zu entfliehen, ist wohl mindestens so alt wie der *Homo sapiens* selbst. Bestimmte Pilze, Pflanzenteile und vergorene Früchte

DIE KRAFT DES KORNS

GANZ GLEICH, welche Art Bier gebraut werden soll, die Grundlage ist fast immer Getreide. Lässt man es keimen, entwickelt sich aus der Stärke des Korns Malzzucker. Zerkleinert man das gekeimte Getreide und versetzt es mit Wasser und Hefe, verarbeiten die Hefepilze den Malzzucker zu Alkohol und Kohlendioxid (Grabbeigabe, Ägypten, ohne Datierung)

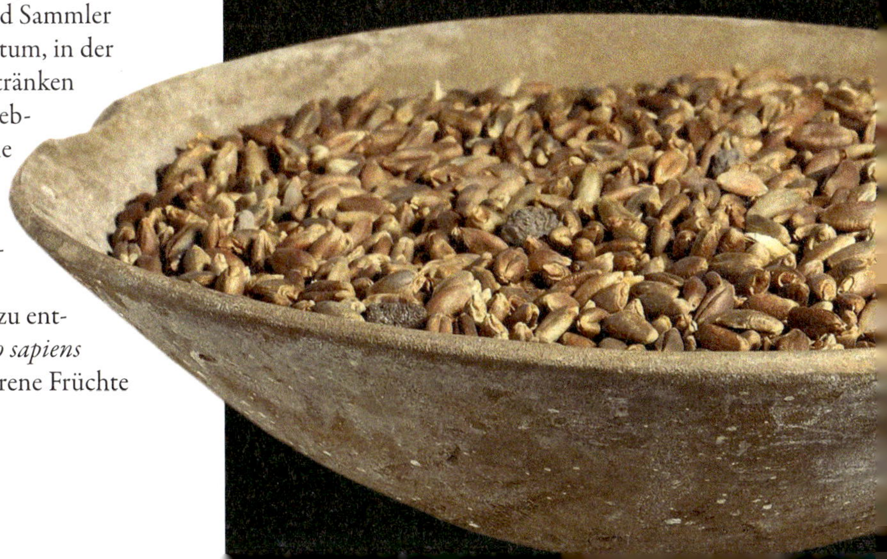

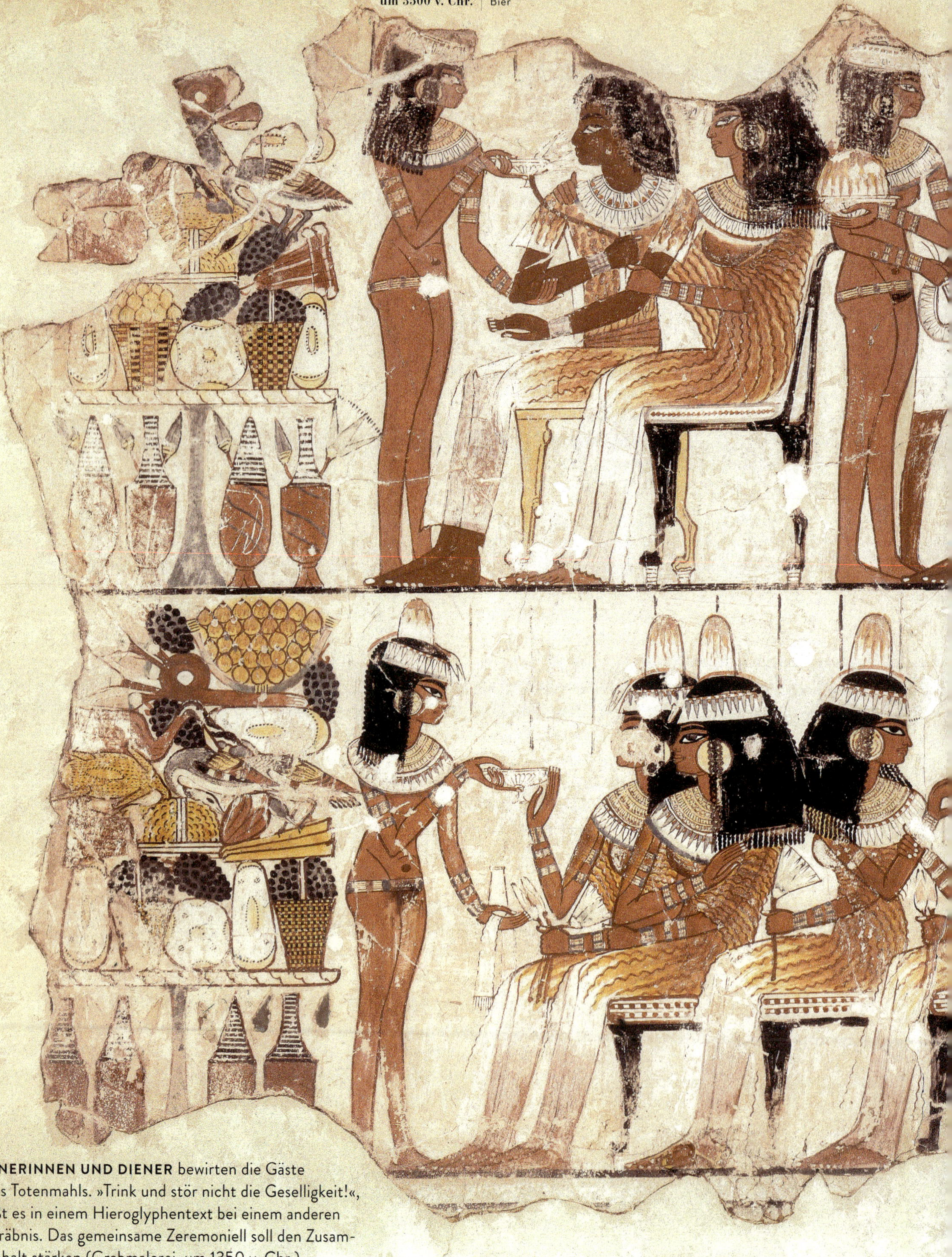

DIENERINNEN UND DIENER bewirten die Gäste eines Totenmahls. »Trink und stör nicht die Geselligkeit!«, heißt es in einem Hieroglyphentext bei einem anderen Begräbnis. Das gemeinsame Zeremoniell soll den Zusammenhalt stärken (Grabmalerei, um 1350 v. Chr.)

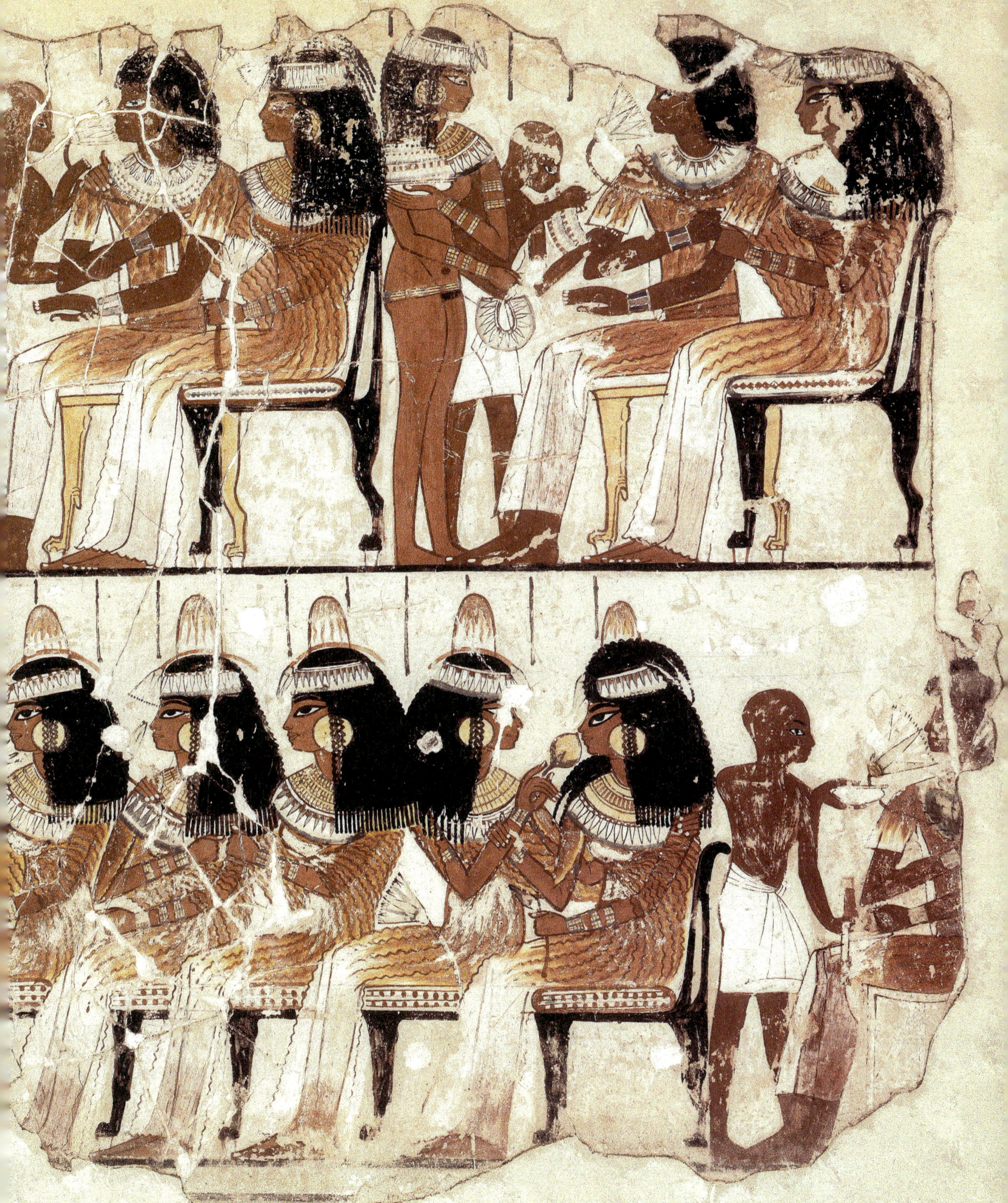

AUCH SOLDATEN und Offiziere werden in Ägypten mit Brot und Bier versorgt und entlohnt. Im Feldlager des Generals und späteren Pharao Haremhab sind vor allem runde Brotlaibe aufgestapelt (Grabrelief, um 1330 v. Chr.)

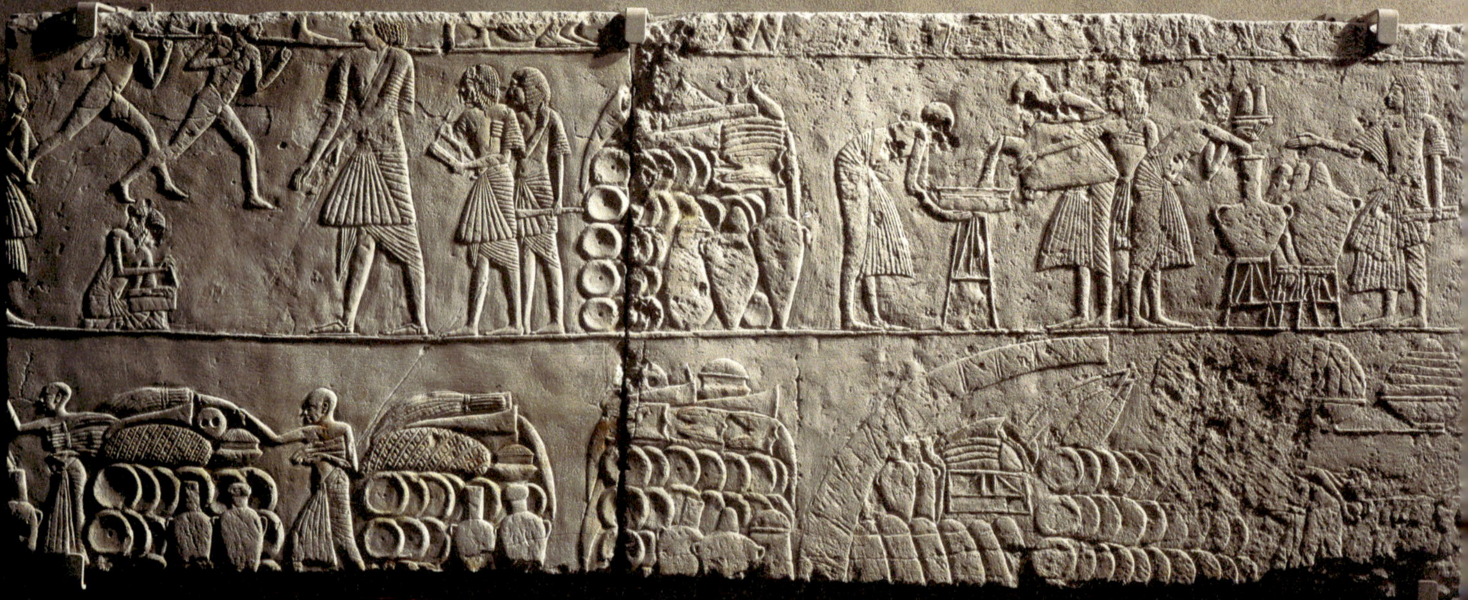

SPEIS UND TRANK

IM ALTEN Mesopotamien gelten Brot und Bier als Ausweis der Zivilisation schlechthin. Im Gilgamesch-Epos macht erst der Genuss der beiden Getreideprodukte aus dem wilden Naturwesen Enkidu einen Menschen (Keilschrifttafel mit Fragment des Textes, Assyrisches Reich, 7. Jh. v. Chr.)

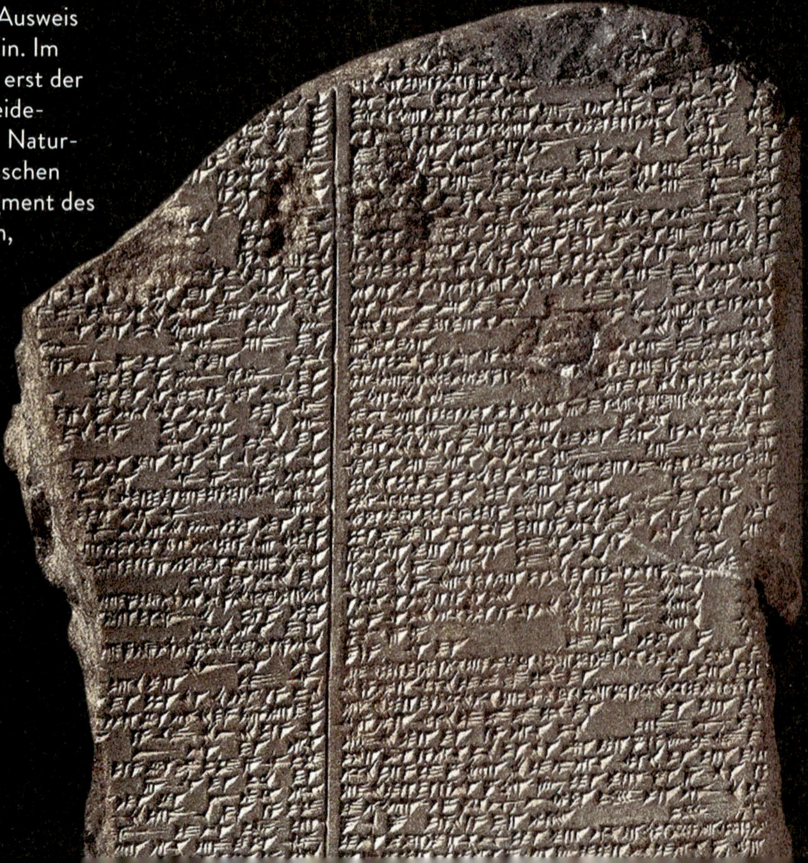

haben schon unsere frühen Vorfahren in Verzückung versetzt, haben Schmerzen und Leid gelindert, dem Geist die Tür zu anderen Sphären geöffnet.

Dabei ist Alkohol, genauer Ethanol, ein natürliches Produkt, das bei der Zersetzung von zucker- oder stärkehaltigen Früchten beziehungsweise Samen durch Hefepilze entsteht. Nicht jedes Lebewesen verträgt den Stoff, der die Sinne trübt. Nur wenn Menge und Qualität stimmen, versetzt er etwa die Angehörigen der Gattung *Homo* in angenehme Bewusstseinszustände, die das Dasein erträglicher machen.

Wann und wo Menschen zum ersten Mal bewusst ein alkoholisches Getränk hergestellt haben, liegt im Dunkel der Historie verborgen. Dass es sich dabei um Bier gehandelt hat, scheint nach der derzeitigen Faktenlage aber recht wahrscheinlich. Und auch dass es erst einer Reihe von Zufällen und Versuchen bedurft hat, bis man das erste bierähnliche Getränk genießen konnte.

Irgendwann wohl hat also ein Mensch aus einer Gruppe von steinzeitlichen Jägern und Sammlern feuchtes Wildgetreide gekostet, aus dem bereits der erste kleine Spross herausgewachsen war, und überrascht bemerkt, dass es süßer schmeckt als das volle, trockene Korn. (Durch das Keimen werden Enzyme aktiviert, die die im Samen enthaltene Stärke in Malzzucker umwandeln.) Aus dieser Erfahrung könnte er oder sie die Idee für eine süße, wässrige Getreidesuppe entwickelt haben. Nicht unwahrscheinlich, dass eine solche Suppe einmal zu lange in der Sonne stehen gelassen worden ist und zu gären begonnen hat. (Schon luftübertragene Hefen können einen Gärprozess in Gang setzen, bei dem aus dem Malzzucker des gekeimten, gequollenen Getreidekorns Alkohol und Kohlendioxid entstehen.) Schließlich hat sich irgendjemand getraut, dieses „verdorbene“ Gemisch zu probieren – und wohl erfreut festgestellt: Es prickelt und macht unbeschwert.

Gut möglich, dass dieser neugierige Mensch diese bahnbrechende Entdeckung in der Region zwischen der Mittelmeerküste und dem Zweistromland von Euphrat und Tigris gemacht hat, wo die Wildformen von Getreidearten wie Weizen und Gerste bestens gedeihen. Es dürfte kein Zufall sein, dass auch die bisher frühesten Indizien für das Brauen (und Backen) aus dieser Weltgegend stammen.

FÜR EIN EINFACHES BIER braucht es nicht viel: geeignetes Getreide, ein Verfahren, um aus der Stärke im Korn Zucker entstehen zu lassen (beispielsweise kontrolliertes Keimen, heute Mälzen genannt), Hefe (in der Luft vorhanden, aber etwa auch in Früchten), Wasser, Gefäße und natürlich das Wissen, in welcher Reihenfolge was zu tun ist. (Hopfen sollte erst im Mittelalter ins Spiel kommen.)

Anhand von Rückständen in Tongefäßen aus den Arbeitersiedlungen von Tell el-Amarna und Deir el-Medineh in Ägypten lässt sich für die Zeit von vor rund 3400 Jahren folgender Herstellungsprozess rekonstruieren: Die Brauer teilen zuerst eine Menge Getreide, meistens Emmer oder Gerste, in zwei Hälften. Einen Part weichen sie in kaltem Wasser ein, damit er keimt, den anderen bringen sie zum Kochen. Anschließend vermischen sie beide Chargen wieder. (Die beim Keimen in dem einen Teil aktivierten Enzyme können so die durch das Kochen im anderen Teil gelöste Stärke in Zucker umwandeln.) Dann gießen sie die nun deutlich süßere Flüssigkeit durch ein Sieb, um gröbere Getreidereste herauszufiltern. Anschließend versetzen sie den Sud mit Hefe und füllen ihn in Gefäße ab. Dort vergärt er unter Luftabschluss zu einem nahrhaften, leicht alkoholischen und keimfreien Getränk.

Doch das ist nur eine von vielen Varianten, wie sich Bier herstellen lässt. Bei einer anderen Rezeptur verwenden die Brauer vermutlich nur kurz angebackene Getreidefladen, die sie zerteilen, mit Wasser versetzen und das Gemisch durch ein Sieb in

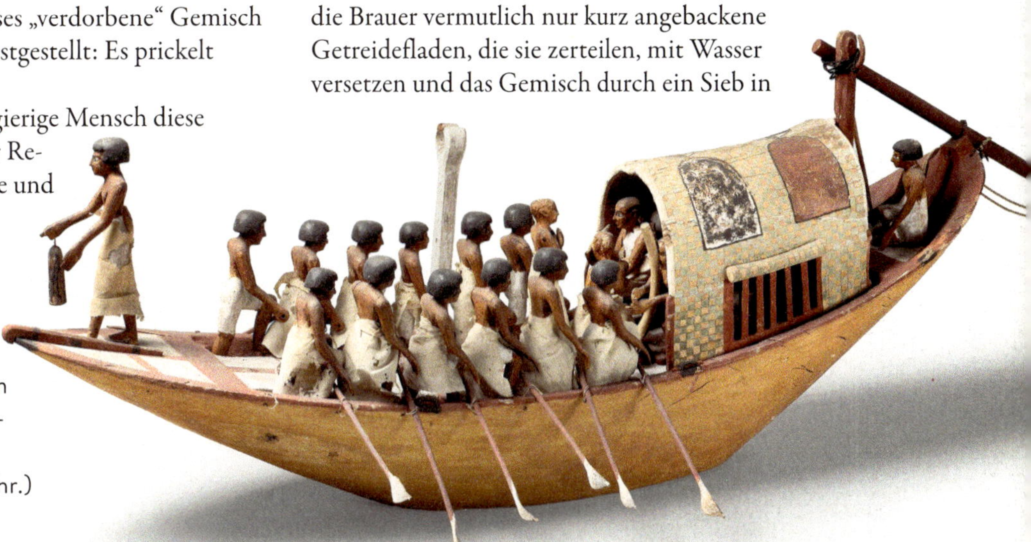

IM SCHATTEN seiner Kajüte reist Meketre ins Jenseits. Das Boot ist eines von 24 Modellen von Schiffen, Werkstätten und Alltagsszenen aus dem Grab des hohen Beamten (Ägypten, um 1980 v. Chr.)

Gärgefäße füllen, wie es zahlreiche altägyptische Darstellungen und auch Beschreibungen aus Mesopotamien nahelegen.

Welche Methode die ersten Brauer und Brauerinnen der Geschichte vor mindestens 13 000 Jahren im Nahen Osten angewendet haben, lässt sich nicht beantworten. Sicher aber ist, dass die Angehörigen der sogenannten Natufien-Kultur die alkoholische Gärung von Getreide kennen. Die Gruppen leben zwar vom Jagen und Sammeln und ziehen noch als Nomaden umher, verweilen allerdings schon länger an Orten, bauen einfache Behausungen, verarbeiten Wildgetreide mit Mahlsteinen, versuchen, es durch Rösten und Trocknen haltbar zu machen, und legen Vorräte an.

Die Rakefet-Höhle unweit des heutigen Haifa in Israel dient einigen von ihnen als Bestattungsplatz. Neben ihren Toten haben sie dort Fleisch und wohl auch Behältnisse mit Bier niedergelegt. Auf Letzteres weisen mehrere Kalksteingefäße hin, an deren Wandungen sich Kalziumoxalat abgelagert hat, das während der Gärung von Getreide entsteht und auch „Bierstein" genannt wird.

Möglich, dass Speisen und Getränke als Opfergaben gedacht gewesen sind für eine Reise ins Jenseits. Oder dass die Gemeinschaft den Abschied von ihren Verstorbenen gefeiert und die Reste des Totenmahls zurückgelassen hat. Denn Feste, insbesondere mit Gästen aus der Ferne, sind für Angehörige von kleinen Nomadengruppen überlebenswichtig. Nur so lässt sich Zusammenhalt stiften und stärken, lassen sich Nachrichten, technische Errungenschaften oder religiöse Vorstellungen austauschen und – vor allem – auch neue Sexualpartner finden.

Forschende aus Altertums- und Naturwissenschaften entdecken immer mehr Hinweise darauf, dass der ersten Sesshaftwerdung des Menschen vor etwa 11 000 Jahren im Nahen Osten ein grundlegender gesellschaftlicher Wandel vorausgegangen ist. Gleiche Werkzeugformen und Symbole finden sich an weit voneinander entfernten Plätzen, Indizien für eine beginnende Vorratshaltung und wiederkehrende, größere Feste mehren sich.

Auch in Göbekli Tepe (im Südosten der heutigen Türkei), wo Jäger und Sammler aus Hunderten T-förmigen Steinpfeilern das bisher älteste bekannte Heiligtum der Geschichte erschaffen haben. Reliefs auf den bis zu sieben Meter hohen Pfeilern zeigen Füchse, Wildschweine, Auerochsen, Gazellen, Schlangen und Skorpione. Manche der monumentalen Steine haben angedeutete Arme und sind als dem Menschen nachempfundene Wesen zu verstehen. In den Abfallschichten, mit denen nicht mehr genutzte Teile der Anlage verfüllt worden sind, treten besonders häufig Knochen von erlegten Tieren auf.

Die Funde aus Göbekli Tepe und etwas jüngeren Stätten ähneln einander so sehr, dass Forschende von einer überregional vernetzten Kultgemeinschaft ausgehen. Mit zentralen Versammlungsplätzen, Werkstätten und anderen

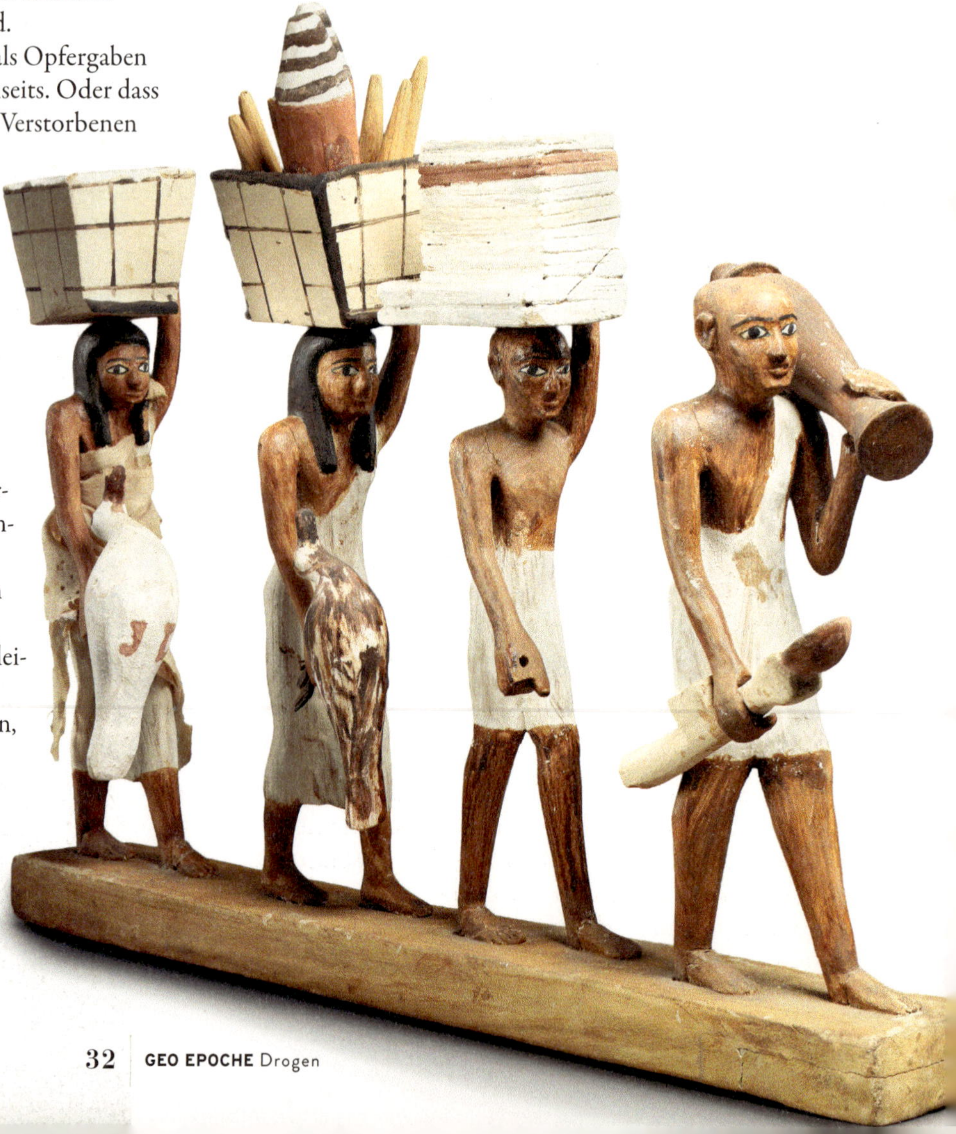

EINE PROZESSION trägt herbei, was Meketre für sein Begräbnis braucht: ein Gefäß für die Wasserspende und Räucherwerk, Leinentücher, Brote, Bier und Geflügel (von rechts nach links)

Einrichtungen zur Versorgung der Anwesenden, lange bevor die ersten Menschen sich irgendwo dauerhaft in Dörfern niedergelassen haben.

Rückstände in mehreren Kalksteinwannen mit einem Fassungsvermögen von bis zu 160 Litern aus Göbekli Tepe beweisen, dass die Erbauer des Heiligtums in ihnen Getreide vergoren haben. In großem Stil. Vermutlich zu Bier. Und: Sie haben gut gegessen, haben Gazellen, Auerochsen und Wildesel geschlachtet, zubereitet und die Knochen am Ende gespalten, um an das Mark zu gelangen. So gewaltig ist die Menge der gefundenen Gebeine, dass man sie kaum anders als die Reste eines wiederkehrenden, rauschenden Festes deuten kann.

Immer wieder also sind wohl Menschen aus nah und fern zu bestimmten Zeiten nach Göbekli Tepe gekommen, um mit vereinten Kräften an dem Heiligtum zu bauen – und sich durch das kollektive Arbeiten und Feiern zu versichern: Wir gehören zusammen, sind vereint im Kult und darüber hinaus.

Feste einer derartigen Größenordnung brauchen aber nicht nur einen Ort und einen Termin, sie müssen vorbereitet werden, setzen neben der Kooperation der Menschen vor allem das Vorhandensein von Vorräten voraus. Sollte die Herstellung von ausreichend Bier zu den nötigen Vorbereitungen gehört haben, dann könnte das Verlangen nach Alkohol und dem gemeinsamen Rausch eine, wenn nicht sogar die treibende Kraft gewesen sein für die Domestizierung der ersten Getreidesorten – und damit schließlich auch für die Sesshaftwerdung des Menschen.

OB SÜSSER BREI, Brot oder berauschendes Bier, der Hunger nach Getreide lässt die Nomaden fortan immer gezielter jene Pflanzen auswählen, deren Samen größer sind und sich schwerer vom Halm lösen als andere, um sie weiter zu kultivieren und reichere Ernten zu erzielen, als sie durch das Sammeln von reinem Wildgetreide möglich sind.

Aber ein Feld bestellt sich nicht von allein. Die frühen Bauern müssen ihre kostbaren Süßgräser gegen Fressfeinde wie Ziegen und Schafe verteidigen, die Halme von Unkraut freihalten. Die Pflanzenzucht zwingt die bisher umherziehenden Familiengruppen, nun dauerhaft an einem Ort zu bleiben. Die ersten Dörfer entstehen.

Gleichzeitig überleben mehr Kinder, nicht zuletzt da sesshafte Frauen häufiger schwanger werden als Jägerinnen

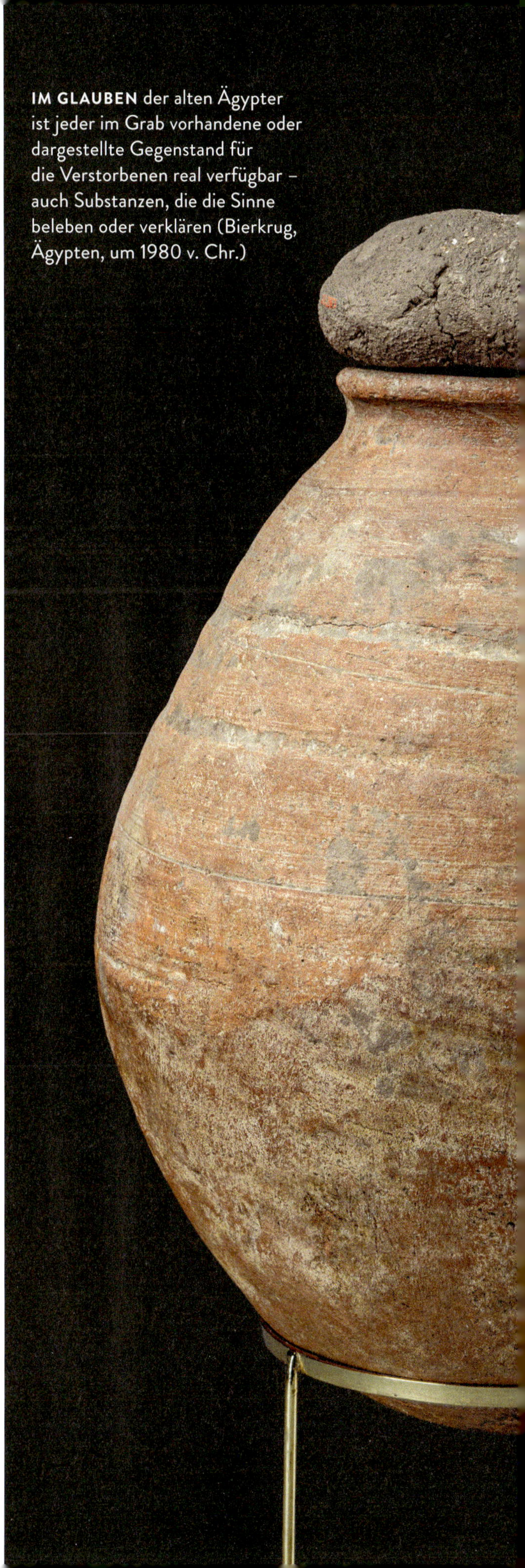

IM GLAUBEN der alten Ägypter ist jeder im Grab vorhandene oder dargestellte Gegenstand für die Verstorbenen real verfügbar – auch Substanzen, die die Sinne beleben oder verklären (Bierkrug, Ägypten, um 1980 v. Chr.)

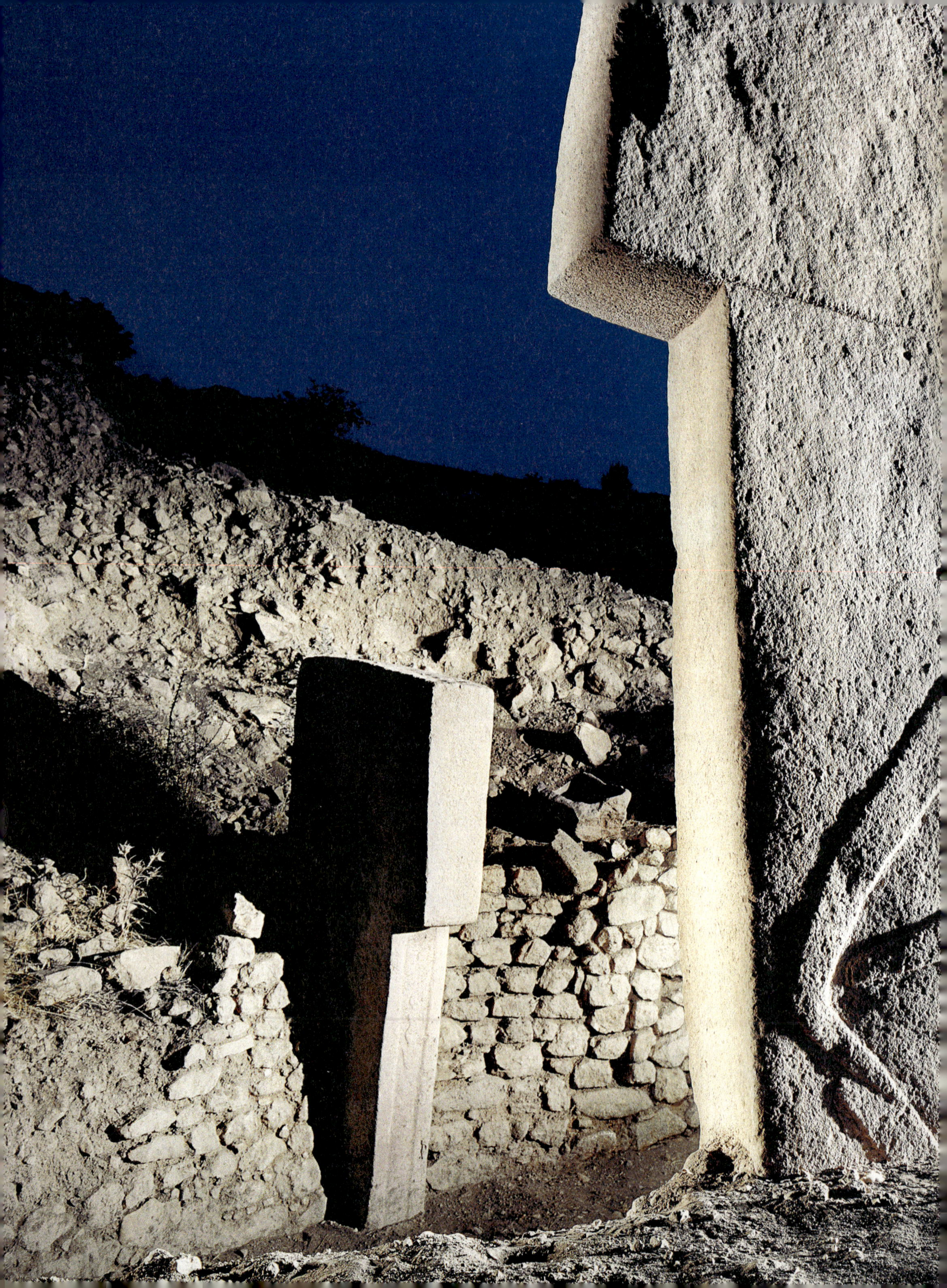

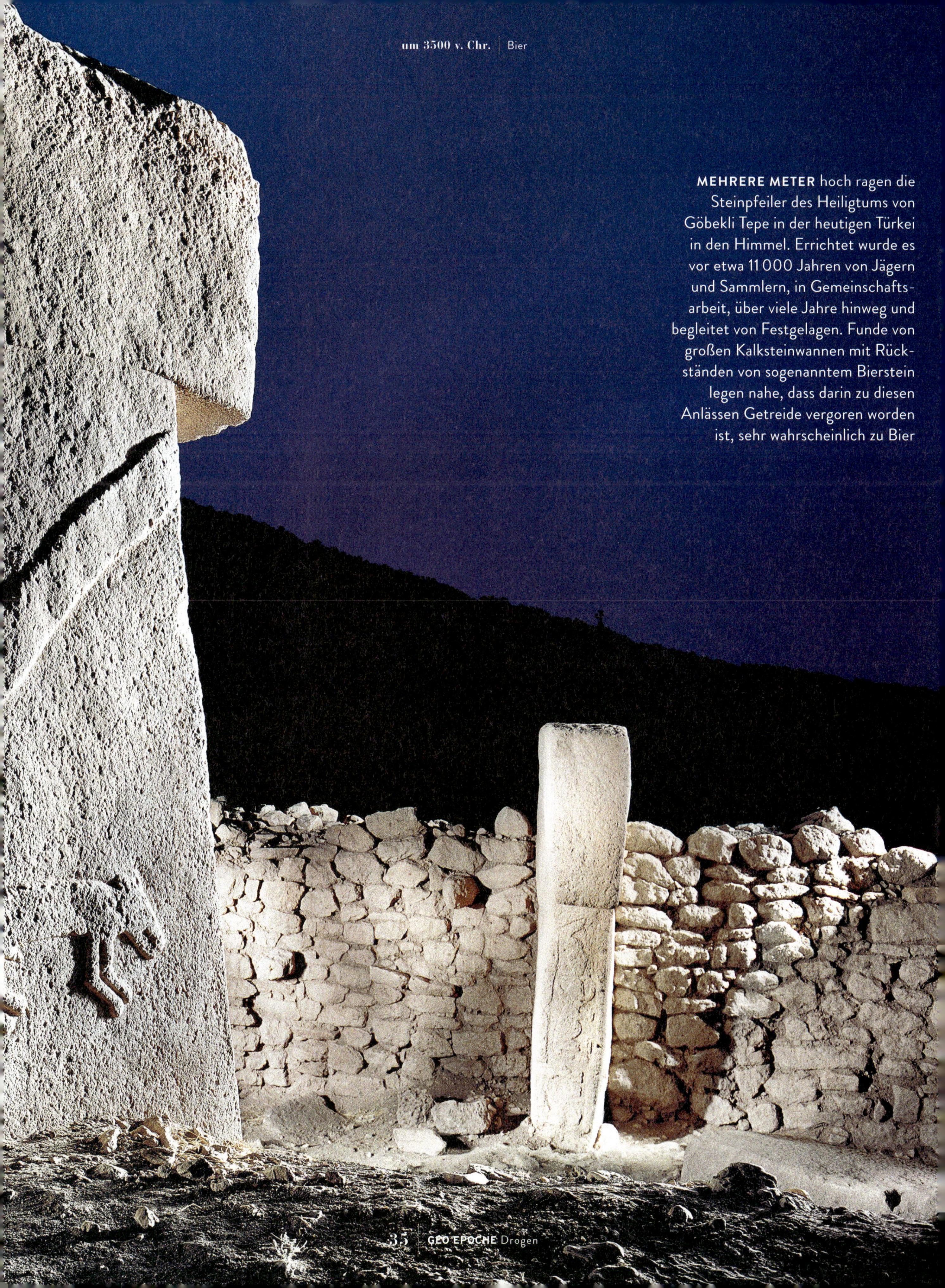

MEHRERE METER hoch ragen die Steinpfeiler des Heiligtums von Göbekli Tepe in der heutigen Türkei in den Himmel. Errichtet wurde es vor etwa 11 000 Jahren von Jägern und Sammlern, in Gemeinschaftsarbeit, über viele Jahre hinweg und begleitet von Festgelagen. Funde von großen Kalksteinwannen mit Rückständen von sogenanntem Bierstein legen nahe, dass darin zu diesen Anlässen Getreide vergoren worden ist, sehr wahrscheinlich zu Bier

MOTOR DES FORTSCHRITTS

SPEISETISCH, Hocker und Amphoren stehen im Zelt für General Haremhab parat. Das Pharaonenreich ist neben Mesopotamien die früheste von Landwirtschaft getragene Hochkultur der Welt (Grabrelief, um 1330 v. Chr.)

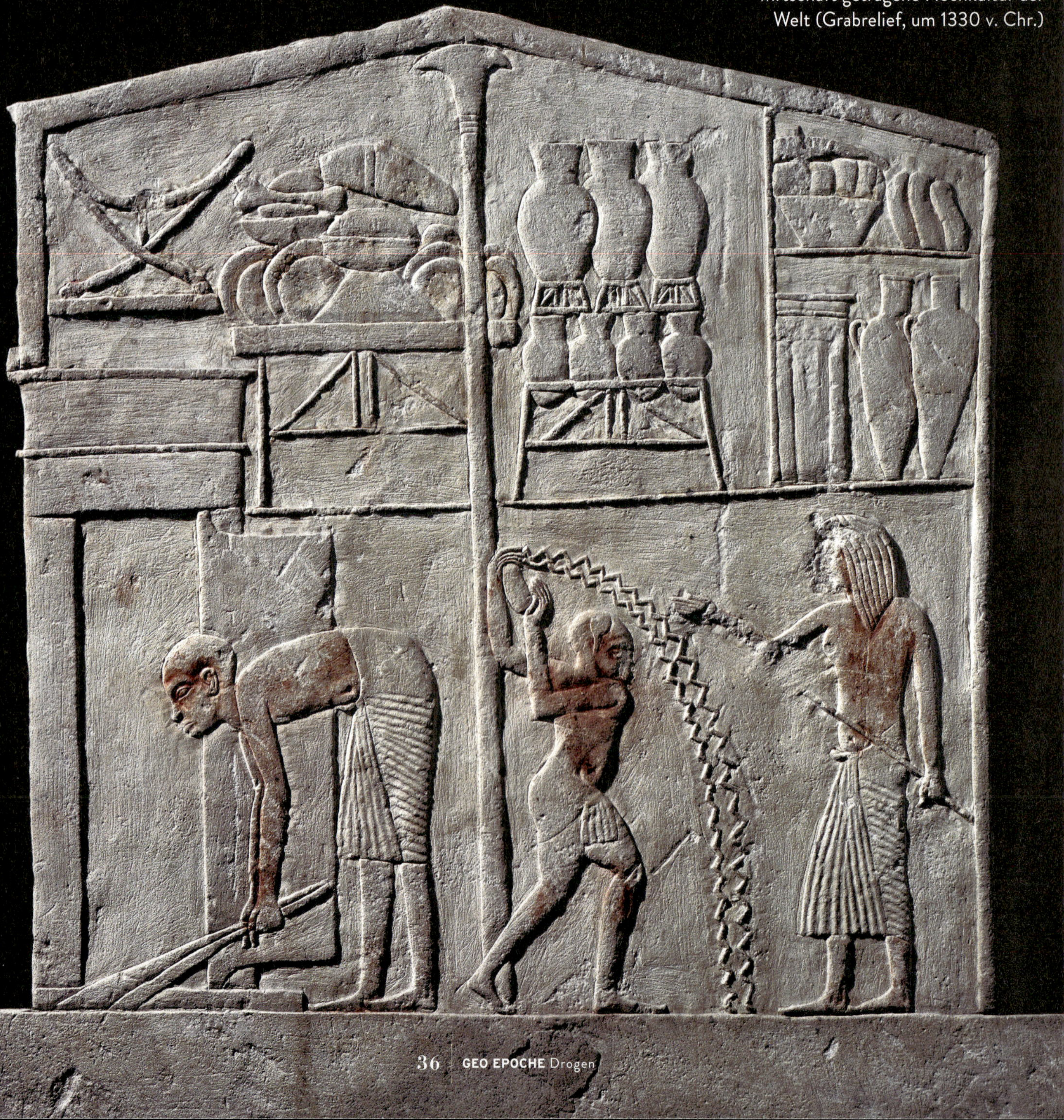

und Sammlerinnen, die eine Form der Geburtenkontrolle betreiben, um nicht mehr als ein Kleinkind tragen zu müssen. Wohl um 8000 v. Chr. beginnen einige Bauern, Tiere zu domestizieren. Zuerst Ziegen und Schafe, bald auch Wildrinder und -schweine.

Das Nahrungsangebot wächst, die Bevölkerungszahl nimmt zu. Mehr Männer, Frauen, Kinder bedeuten mehr Arbeitskräfte. Die Gesellschaft verändert sich weiter. Sie besteht irgendwann nicht mehr nur aus Familienverbänden von Jägern, Sammlern, Bauern und Viehzüchtern, sondern bald aus immer größer werdenden Gemeinschaften mit Spezialisten wie Bäckern, Brauern, Töpfern, Steinmetzen, Goldschmieden, teilt sich in Leute mit Besitz und solche ohne.

Der Mensch lebt nicht mehr allein von der Natur, er macht sich die Natur untertan. Und das auf der ganzen Welt. Die Erfindung von Ackerbau und Viehzucht wie im Nahen Osten wiederholt sich bis 3000 v. Chr. unabhängig voneinander mindestens sieben weitere Male auf dem Globus, in Asien, Afrika und auf dem amerikanischen Doppelkontinent jeweils mindestens zweifach.

Um die Vorratshaltung und Arbeitskraft in den wachsenden Großsiedlungen zu organisieren, entwickeln Mesopotamier und Ägypter in der zweiten Hälfte des vierten vorchristlichen Jahrtausends die ersten Schriftsysteme der Menschheit. Und nirgendwo leben und drängen sich um 3300 v. Chr. mehr Menschen an einem Ort als in der von landwirtschaftlichen Gütern umgebenen mesopotamischen Großstadt Uruk.

Das Gilgamesch-Epos, eine der ältesten Mythen des Zweistromlandes, erzählt die Geschichte von der Metropole am Euphrat, ihres sagenhaften Königs Gilgamesch und dessen wilden, behaarten Freunds Enkidu, der mit den Tieren umherzieht und vom Leben der Menschen nichts weiß. Als Enkidu Brot und Bier angeboten bekommt, beides aber aus Unkenntnis nicht anrührt, wird er aufgefordert: „Iss doch von dem Brot, Enkidu, das zu den Menschen gehört! Trink doch vom Bier, das dem Acker entstammt!“ Und es kommt, wie es kommen muss: Nachdem Enkidu Brot und Bier verzehrt hat, ist er ein anderer. Die Tiere erkennen ihn nicht mehr als einen der ihren. Durch Brot und Bier ist aus dem wilden Naturkind ein zivilisierter Mensch geworden.

Eine Geschichte wie eine ferne Erinnerung an jene Zeit, da aus Wildbeutern die ersten Bauern wurden, um an mehr Getreide zu kommen. Für Brei. Brot. Oder eben Bier.

Dabei ist der Getreidesaft längst nicht das einzige alkoholische Getränk, das es den Menschen schon früh angetan hat. Die Herstellung von Wein aus Wildtrauben lässt sich an einigen wenigen Fundorten im Nahen Osten bereits für die Mitte des fünften vorchristlichen Jahrtausends nachweisen. Ein Jahrtausend später haben die nach Rausch und Ekstase dürstenden Menschen auch die Rebpflanze domestiziert.

Vor allem Boden und Klima entscheiden darüber, wo welches alkoholische Getränk massentauglich wird. Wenn wie in Ägypten oder Mesopotamien ein Getreideüberschuss erwirtschaftet werden kann, ist eher das Bier verbreitet. In den Heimatländern von Griechen und Römern hingegen wächst Wein gut und Getreide eher mäßig. Die Menschen in Athen und Rom verachten das Bier denn auch als Getränk der Barbaren, sind skeptisch gegenüber allem, was durch Gärung entsteht. (Dass diese auch bei der Weinherstellung abläuft, wissen sie nicht.) Vor allem in den Schenken der römischen Provinzen wird trotzdem beides angeboten.

Mit dem Siegeszug des Christentums und der Schließung aller heidnischen Tempel im Römischen Imperium ab dem 4. Jahrhundert n. Chr. verschwindet der kollektive Rausch zu Ehren der Götter in Europa nach und nach.

Aber auch weiterhin betrinken sich die Menschen, die es

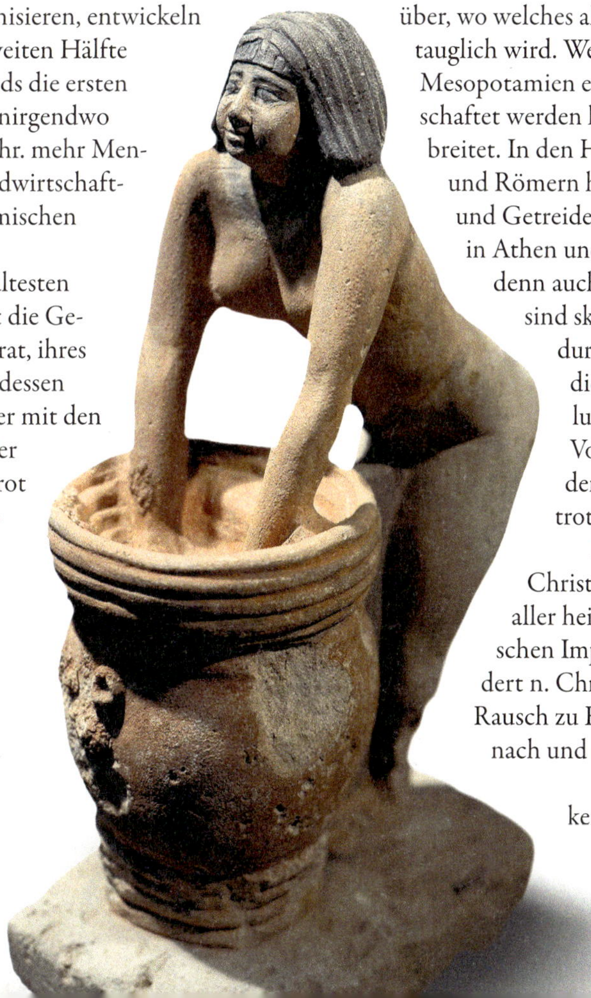

EINE DIENERIN braut Bier. Im Lauf der Zeit und je nach Kultur ändern sich die Rezepturen. Hopfen etwa kommt erst im 9. Jahrhundert n. Chr. in Europa hinzu (Statuette, Ägypten, um 2465 v. Chr.)

sich leisten können oder dazu eingeladen werden, gemeinsam. Im Mittelalter, das auf den Zusammenbruch des Imperium Romanum im Westen folgt, sieht man sich nicht als Individuum, man identifiziert sich über die Gruppe, die soziale Ordnung, in die man hineingeboren worden ist. Das alkoholgeschwängerte Gelage festigt die Beziehung.

Und wie schon im Altertum gehört das Feiern von Festen nicht zuletzt zur Hofhaltung von Fürsten und Königen. In der Trinkgemeinschaft der Mächtigen zeigt sich für alle Anwesenden sichtbar, wer welchen Rang genießt, etwa dadurch, wie nah die jeweilige Person am Gastgeber sitzt oder welche Rolle er oder sie beim Festmahl spielt.

Die eine allgemeingültige Antwort auf die Frage „Warum trinkt der Mensch?“ gibt es nicht. Er trinkt Alkohol, um sich seiner Stellung in der Gesellschaft zu versichern. Oder um den Übergang von einem Zustand in den nächsten zu feiern, bei Hochzeiten, Geburten, Begräbnissen, zum Jahreswechsel.

Er trinkt auch, um der Welt zu entkommen. Und sei es nur für eine kurze Nacht im Delirium – ganz so wie vor Jahrtausenden schon, beim Fest der Trunkenheit zu Ehren der Hathor an den Gestaden des Nil. ◊

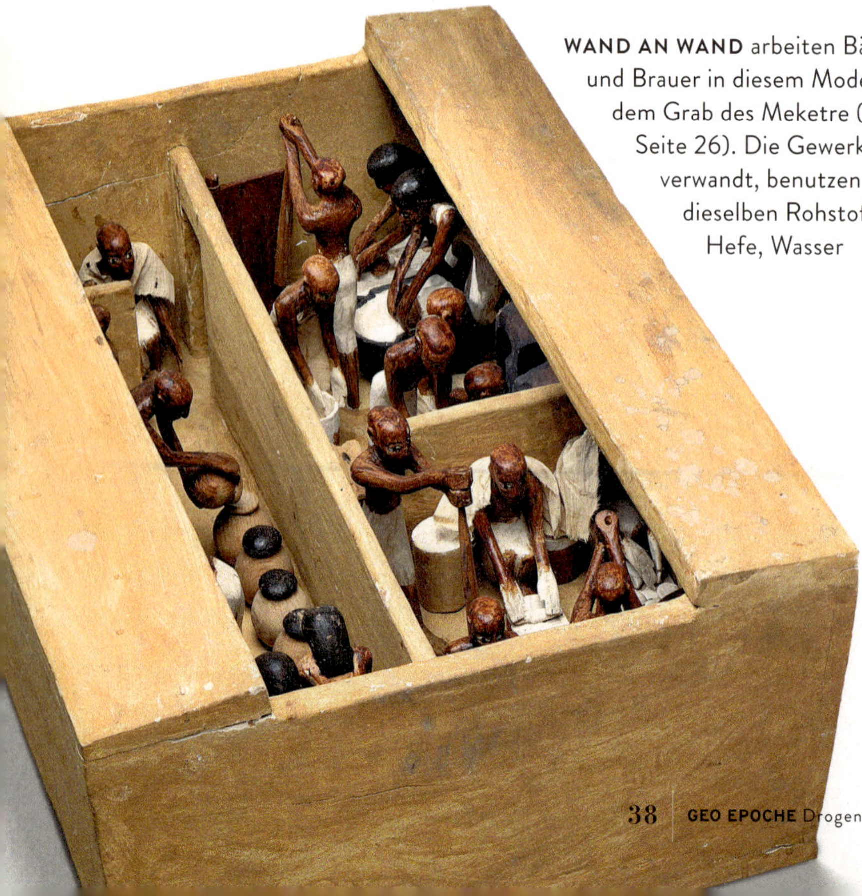

WAND AN WAND arbeiten Bäcker und Brauer in diesem Modell aus dem Grab des Meketre (siehe Seite 26). Die Gewerke sind eng verwandt, benutzen sie doch dieselben Rohstoffe: Getreide, Hefe, Wasser

LITERATURTIPPS

GUNTHER HIRSCHFELDER, MANUEL TRUMMER
»Bier – Die ersten 13 000 Jahre«
Lesenswerte Kulturgeschichte des Getränks (wbg Paperback).

FRANZ MEUSSDOERFFER, MARTIN ZARNKOW
»Das Bier – Eine Geschichte von Hopfen und Malz«
Unterhaltsamer Überblick (C. H. Beck).

GEO+ EPOCHE DOSSIER

Lesen Sie auch **»Neolithische Revolution: Mit Saat und Sichel«** (aus GEO*EPOCHE* Nr. 96) über den Beginn der Herrschaft des Menschen über die Natur auf *www.geo-epoche.de*

IN KÜRZE

Vor 11 000 Jahren kommt es im Nahen Osten zu einer Revolution: Erstmals werden Menschen sesshaft, legen Felder an, züchten Pflanzen, später auch Tiere. Lange haben Forschende gerätselt, was der Grund für die Jäger und Sammler gewesen ist, ihre bisherige Lebensweise aufzugeben und Bauern zu werden. Vermutlich war es auch das Verlangen nach Getreide, etwa in Form von Bier.

1530–1604

Jean Nicot

DER SPROSS einer Notarsfamilie aus Nîmes macht am Hof des französischen Königs Heinrich II. Karriere. 1559 erhält Jean Nicot den Auftrag, in Lissabon die Vermählung einer Tochter Heinrichs mit dem portugiesischen Thronfolger einzufädeln. Zwar scheitert er damit, stößt aber auf den Tabak und macht diesen über Portugal hinaus bekannt

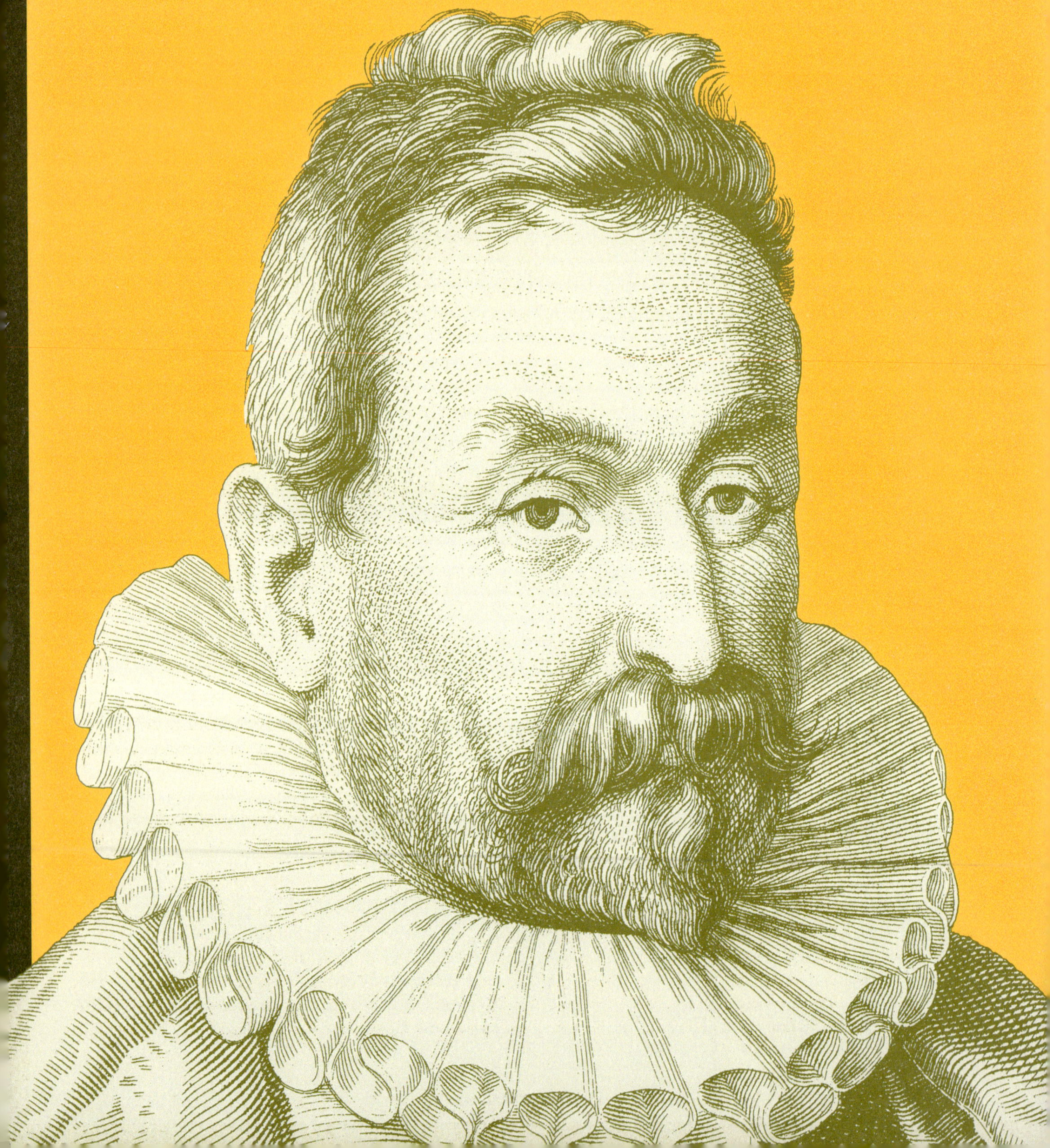

DER PATE DES NIKOTINS

In Portugal lernt der französische Gesandte Jean Nicot eine Pflanze aus der Neuen Welt kennen, die als Heilmittel gilt: Tabak. Begeistert schickt er sie seiner Königin. Bald wird Nicots Name untrennbar mit dem Gewächs verbunden sein

TEXT: CAROLA DORNER

Endlich sticht das Schiff in See. Die Segel straffen sich, die Schoten knarzen. Jean Nicot schaut zurück auf den Hafen von Lissabon. Es ist der 5. Oktober 1561. Ungefähr zwei Jahre hat Nicot im Auftrag des französischen Königshauses in Portugal verbracht. Wird er etwas vermissen? Die aromatischen Orangen vielleicht, die Zitronen in seinem Garten. Das Leben am Hafen zu beobachten hat ihm gefallen. Zu erkunden, welche Waren und Entdeckungen aus den portugiesischen Kolonien in Übersee kommen. Wie läuft das Geschäft mit Zucker, Pfeffer und anderen exotischen Dingen aus der neuen Welt, was kann Frankreich sich abschauen? Das gehört zum geheimen Teil seines Auftrags.

Offiziell sollte Nicot als Gesandter die Ehe der beiden Königskinder Sebastian von Portugal und Margarete aus Frankreich einfädeln. Doch daraus ist nichts geworden. Viel fruchtbarer, so wird sich später zeigen, sind seine botanischen Erkundungen in Lissabon. Im Garten eines befreundeten Gelehrten hat er eine hübsche Pflanze kennengelernt: den Tabak. Das Gewächs aus Amerika habe unerhörte Heilkräfte, erfährt Nicot, allein durch Auflegen kuriere es Abszesse und krebsartige Geschwüre. Nicot lässt einige Exemplare in die Gärten der französischen Gesandtschaft pflanzen. Er mag den Duft, der sein Kopfweh lindert. Und er experimentiert: Die Gesichtswunde eines Jungen verschwindet, nachdem er ihm zehn Tage lang Tabakblätter aufgelegt hat.

Mit diesem Wundermittel will Nicot auch den Pariser Hof beeindrucken. Als François de Lorraine, Großprior des Malteserordens und einer der höchsten Würdenträger Frankreichs, im August 1560 in Lissabon Station macht, übergibt Jean Nicot ihm Samen und Pflanzen für die Heimat. Mit besten Empfehlungen auch an die Königinmutter, Katharina von Medici. Katharina interessiert sich sehr für das vielversprechende Heilmittel; vermutlich verwendet sie es gegen Kopfschmerz. Der Tabak erweist sich als äußerst vielseitig einsetzbar, zu Salben, Tinkturen oder Pillen verarbeitet oder zerstoßen. Als „Herbe Médicée“ (Kraut der Medici) oder „poudre de la Reine“, als „Pulver der Königin“, wird der Stoff bald auch über den Hof hinaus bekannt.

Ob Nicot von der Begeisterung der Königin weiß? Möglich. Aber eine weitere Karriere in diplomatischen Diensten verfolgt er nicht. Nach seiner Ankunft in Frankreich widmet er sich einem neuen Projekt: Er möchte ein französisches Wörterbuch schreiben.

Die Wunderpflanze aus der Neuen Welt fasziniert derweil andere. Um 1570 wird sie in botanischen Schriften erstmals als „Nicotiana“ bezeichnet. Nach dem Mann, der sie als Erster nach Europa geholt haben soll. Obwohl das nicht stimmt.

Bis zur Entdeckung der Neuen Welt ist der Tabak in Europa gänzlich unbekannt. Menschen in Süd- und Nordamerika aber nutzen ihn seit Jahrhunderten. Sie schnupfen oder kauen ihn, trinken Sud aus seinen Blättern, lecken Tabakpaste oder rauchen ihn: In einer Art röhrenförmiger Pfeife entzünden sie gehäckselte Pflanzenteile, oder sie saugen direkt an zusammengedrehten, kokelnden Tabakblättern.

Als Christoph Kolumbus und seine Begleiter 1492 auf Kuba anlanden, staunen sie über die Einheimischen, die „einen Feuerbrand und bestimmte Kräuter in den Händen halten“ und sich damit „beräuchern“. Der Spanier Rodrigo de Jerez, ein Teilnehmer der Reise, der 1493 mit Kolumbus nach Europa zurückkehrt, übernimmt die Sitte und läuft schmauchend durch sein Dorf. Die Leute sind sich sicher, dass der Teufel in ihn gefahren ist. Inquisitoren stecken den vielleicht ersten Raucher der alten Welt ins Gefängnis – so die Legende.

In Europa verbreitet sich der Tabak vor allem über Häfen und Höfe. Aber Nicot ist nicht der Erste, der das Kraut in Frankreich einführt. Vermutlich bereits 1556 bringt der Geistliche und Naturforscher André Thevet Samen von einer Expedition in Brasilien mit. Jahre später wird er sich darüber beschweren, dass „Nicotiana“ nach einem Stubenhocker wie Nicot benannt wird, der nie eine ernst zu nehmende Reise gemacht hat. Doch da hat sich der Begriff bereits etabliert.

Nicotiana wird immer beliebter. Vor allem, als der Arzt Jean Liébault in der Zeitschrift „Maison rustique" 1567 ins Schwärmen gerät, ist kein Halten mehr. Er schreibt Tabakcremes, Tinkturen und Pulver Wirkungen zu, die an Parodie grenzen – gegen Geschwüre, Schwindel, Insektenstiche, Männer- und Frauenleiden, Alterserscheinungen, ja bis zur Pest. Teils wird der Tabak in Silber aufgewogen. Und immer mehr Menschen beginnen, ihn zu rauchen.

Binnen Jahrzehnten verbreitet sich der Dunst auf der ganzen Welt, kriecht in die letzten Ecken Europas, des Orients, des fernen Asiens. Raucher und Schnupfer warten nicht mehr auf Kopfweh oder Frauenleiden, geraucht wird immer häufiger aus reinem Genuss. Aber mit der neuen Mode treten auch die Tabakgegner auf den Plan.

Um 1630 zieht Sultan Murad IV. in Konstantinopel gegen die Raucher. Er lässt Tabak- und Kaffeehäuser niederreißen. Tabakraucher gelten als Staatsfeinde, angeblich schlägt er manchen eigenhändig den Kopf ab. In Russland droht der Zar, Rauchern die Nase aufschlitzen zu lassen. Auch in Japan, China, Persien werden Raucher verfolgt. Die Gesundheit spielt dabei nur eine Nebenrolle. Der Umgang mit Feuer in hölzernen Städten ist gefährlich – aber der Punkt ist ein anderer: Raucher sind den Obrigkeiten der asiatischen Reiche unheimlich. Wo Menschen zusammensitzen und Tabak genießen, kommen sie mitunter auf revolutionäre Ideen. Kein Rauch ohne Feuer. Wer nicht raucht, konspiriert nicht. Doch bewirkt die Strafandrohung oft nur, dass der europäische Lebensstil noch attraktiver wird.

»Nicotiana« taufen Botaniker die Pflanze, die gegen Geschwüre, Kopfweh und sogar die Pest helfen soll

Besonders schnell verbreitet sich die Tabakmode in England. In Lokalen, den „Tabagies", gehen Pfeifen von Hand zu Hand. Die Oberklasse zelebriert das Rauchen wie Jagen, Tanzen und Kartenspielen. Auf *smoking parties* lernt man den Pfeifengebrauch, Lehrer unterrichten die Kunst des Rauchringeblasens.

Als der schottische König Jakob 1603 auch den englischen Thron übernimmt, findet er den qualmenden Adel in London unerträglich und ekelhaft. Sofort veröffentlicht er eine Kampfschrift: „Misocapnus", der Rauchfeind. Darin wettert er gegen den „pestilenzartigen Dampf, gleich jenem, der aus der Hölle aufsteigt". Der Adel vergeude sein Geld und ganze Tage, sogar Jahre mit dem „Tabaksaufen". Außerdem stört ihn, dass teuer importierter Tabak aus der Karibik geraucht wird, den Englands Erzfeind Spanien produziert. Der König will die Importzölle für Tabak um 4000 Prozent erhöhen. Sein Vorgehen gilt als erster Versuch, einer Droge mit einem indirekten Verbot beizukommen.

Ein absoluter Misserfolg. Das Parlament verweigert Jakob die volle Ratifizierung. Der Adel reagiert nicht amüsiert und raucht weiter, Schmuggelei und Korruption nehmen gewaltige Ausmaße an. Es ist ein Teufelskreis. Doch als aus Virginia, der nordamerikanischen Kolonie einer britischen Handelsgesellschaft, bald immer mehr Tabak kommt und sie 1624 der Krone zufällt, schwenkt der Herrscher um. Das Königshaus hält nun das Importmonopol – und Jakob und seine Nachfolger verdienen fürstlich an dem verhassten Kraut.

Der Tabak wird im Laufe der Zeit zur Allerweltsdroge. Herrscher rauchen und schnupfen – Napoleon, Friedrich Wilhelm I., Friedrich der Große –, Tabak hilft aber auch Soldaten gegen Angst und Hunger, Bergleuten und Bauern bei der Arbeit. Die Kontroversen reißen zwar nie ab – Goethe glaubt, dass Tabak die „Schmauchlümmel" dumm macht, sein Freund Schiller schnupft –, doch wird Rauchen auch immer stärker zum symbolischen Akt: Es geht um Unabhängigkeit, Überlegenheit. Auch um die Bekämpfung von Langeweile. Rauchen ist unendlich anschlussfähig, die Geste für und gegen alles. Nicht zuletzt ist ein in die Luft gehauchter Rauch die kokette Anspielung auf die Unvermeidlichkeit des Todes.

Als die Chemiker Karl Ludwig Reimann und Christian Wilhelm Posselt 1828 in Heidelberg ein Alkaloid des Tabaks isolieren, nennen sie es „Nicotin". Es ist nichts anderes als ein Gift, mit dem sich die Tabakpflanze gegen Fressfeinde wie Raupen wehrt. Auch Raucher sterben daran, die Weltgesundheitsorganisation geht heute von rund sieben Millionen jährlich aus, deren Sucht nach Nikotin zu einem vorzeitigen Tod führt. Dass Tabakprodukte trotzdem weiter erlaubt sind, gehört zu den Wundern der Wunderpflanze Nicotiana.

Jean Nicot arbeitet den Rest seines Lebens an einem Wörterbuch, das die systematische französische Lexikografie begründet. „Thresor de la langue françoyse", der „Schatz der französischen Sprache", erscheint 1606, zwei Jahre nach seinem Tod. In den großen Enzyklopädien kommt er heute dennoch nicht als genrebildender Autor vor. Sondern als Namenspatron: Das Nikotin hat ihn unsterblich gemacht. ◊

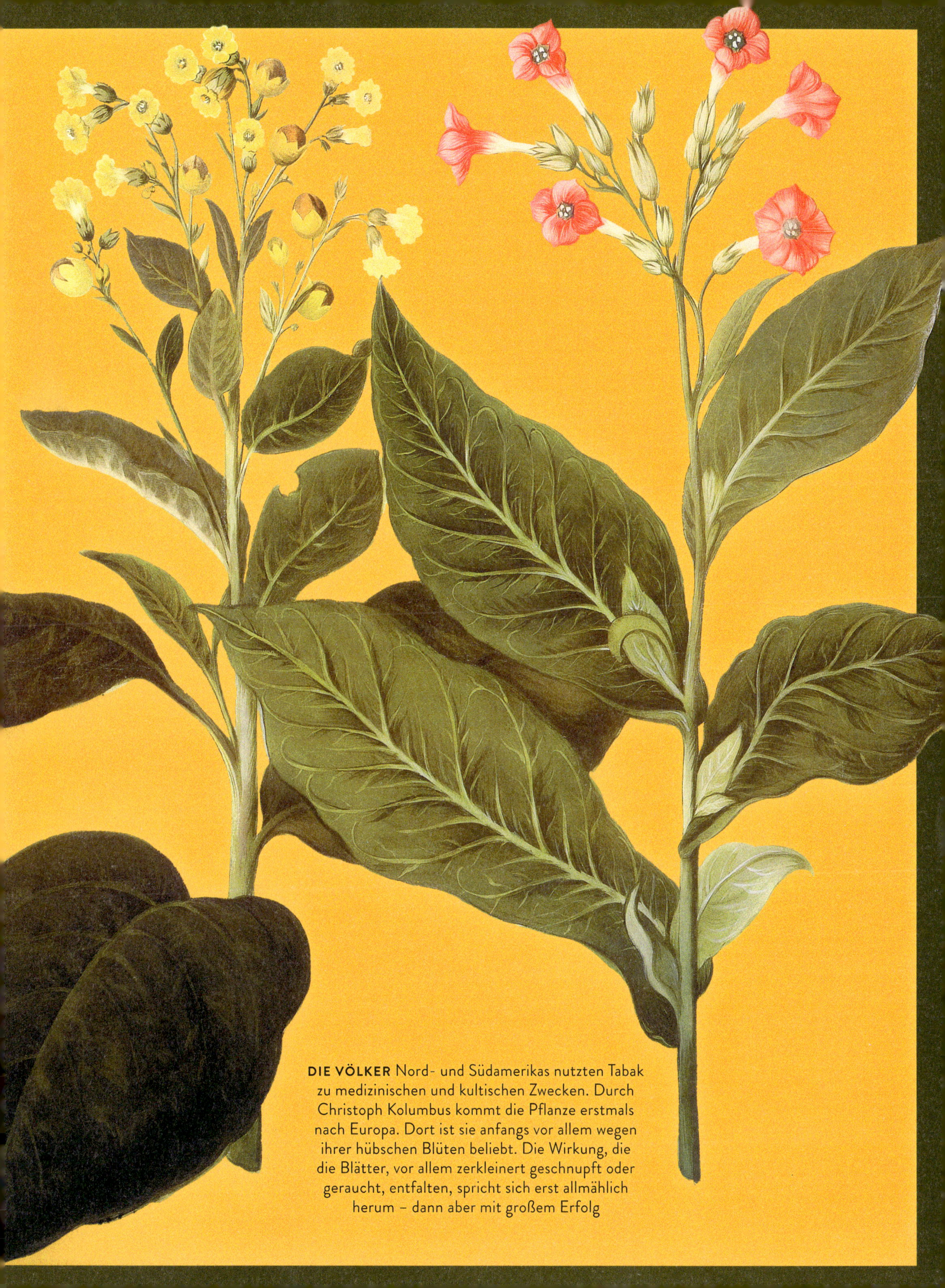

DIE VÖLKER Nord- und Südamerikas nutzten Tabak zu medizinischen und kultischen Zwecken. Durch Christoph Kolumbus kommt die Pflanze erstmals nach Europa. Dort ist sie anfangs vor allem wegen ihrer hübschen Blüten beliebt. Die Wirkung, die die Blätter, vor allem zerkleinert geschnupft oder geraucht, entfalten, spricht sich erst allmählich herum – dann aber mit großem Erfolg

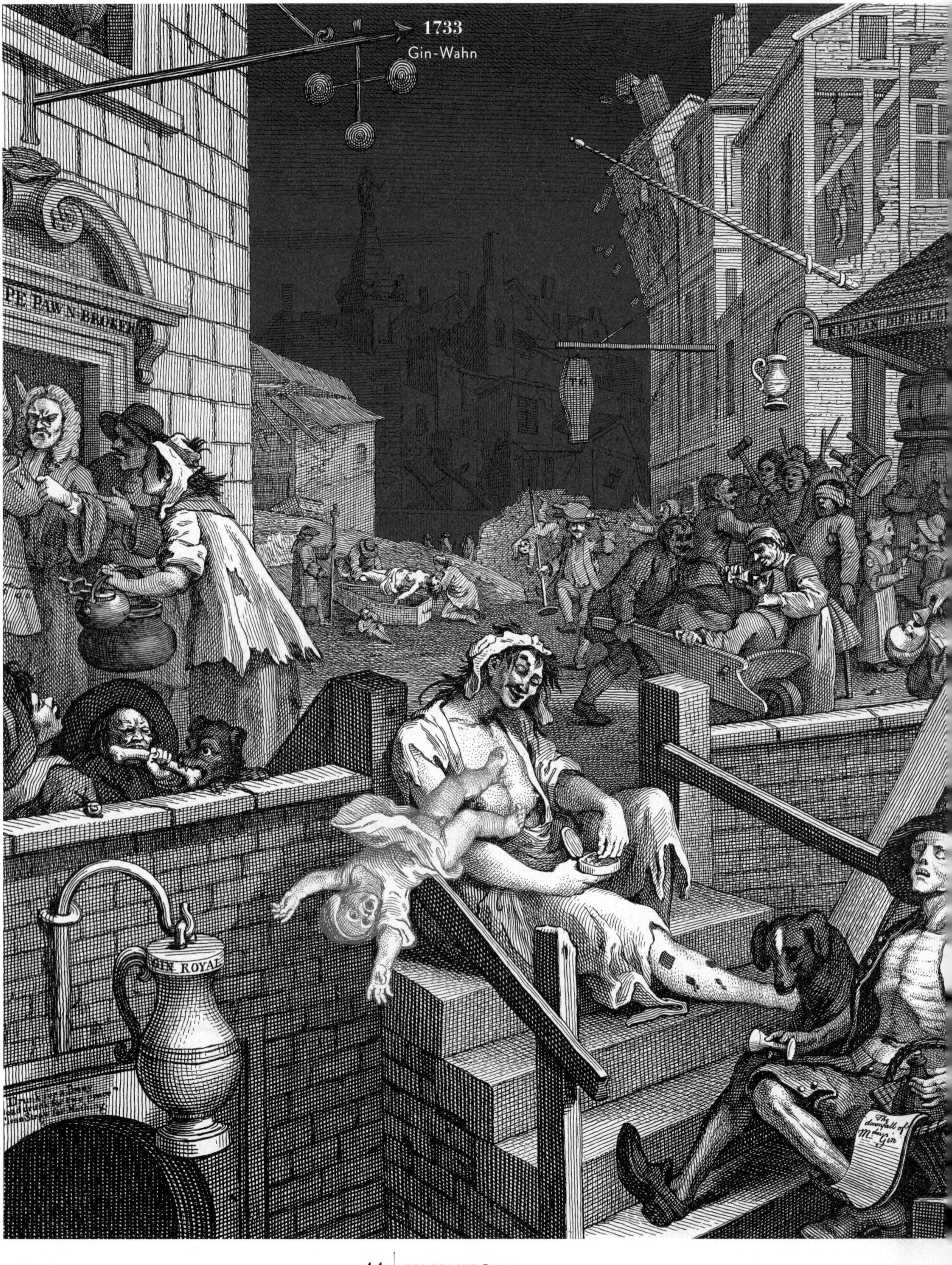

1733
Gin-Wahn

CHAOS UND VERDERBEN
Ein Baby stürzt in den Tod, seine betrunkene Mutter hat syphillitische Geschwüre an den Beinen und nur Augen für Schnupftabak: Der satirische Künstler William Hogarth zeichnet ein drastisches Bild von den Gefahren des Gin (1751)

GIN

BETRUNKEN FÜR EINEN PENNY, STURZBESOFFEN FÜR ZWEI

Ende des 17. Jahrhunderts befindet sich England im Krieg mit Frankreich, der Nachschub des beliebten französischen Weinbrands versiegt – und Wilhelm III. erlaubt seinen Untertanen, uneingeschränkt Alkohol zu brennen. Hochprozentiges aus dem eigenen Land ist bald überall erhältlich: Vor allem in London fließt billiger Branntwein in Strömen, betrinken sich die Menschen vom Kind bis zum Greis. Die Regierung versucht, den »Gin-Wahn« einzudämmen – doch finden die Londoner immer neue Wege, an Schnaps zu kommen. Manche schrecken selbst vor Kindsmord nicht zurück

TEXT: *Anna Lindemann und Theresa Moosmann*

Es ist ein kalter Januarmorgen im Jahr 1733, als Judith Dufour ihre zweijährige Tochter Mary aus einem Armenhaus im Osten Londons abholt. Das Kind lebt dort seit einigen Wochen in Obhut, bekommt Essen und Kleidung. Seine Mutter hat nicht genug Geld, um es zu ernähren, der Vater ist schon lange verschwunden. Nur manchmal nimmt Judith ihre Tochter zu sich, um ein paar Stunden mit ihr zu verbringen.

Vielleicht ist es die Verzweiflung, die Armut, die Judith Dufour an diesem Tag zum Alkohol treibt. Gemeinsam mit einer Bekannten fängt sie noch vor Sonnenuntergang an, sich zu betrinken. Als den Frauen der Fusel ausgeht, fassen sie einen Entschluss: Sie wollen die Kleidung des Kindes zu Geld machen.

Es ist gegen sieben Uhr. Im Schutz der Dunkelheit laufen die beiden mit dem kleinen Mädchen über ein hart gefrorenes Feld, bis sie zu einem schmalen Graben gelangen, wo sie ungestört sind. So wird Judith Dufour es später dem Richter erzählen.

Sie ziehen Mary ihren neuen Mantel und ihr Röckchen aus, ihr Leibchen und ihre Strümpfe. Dann legt Judith Dufour ihre nackte Tochter in den Graben. Das Kind weint und weint und hört nicht auf. Da greift die Mutter zu einem Tuch und würgt das Mädchen, bis kein Ton mehr aus ihm herauskommt.

Einen Shilling bekommen die Frauen für den Mantel und das Leibchen, vier Pence für Rock und Strümpfe. Das reicht für eine ordentliche Portion Gin, die sie sich teilen. Anschließend geht Judith Dufour zu ihrer Schicht in einer Garnspinnerei, arbeitet dort bis tief in die Nacht. Bis sie es in den frühen Morgenstunden nicht mehr aushält und zwei Kolleginnen gesteht, was sie getan hat. Gemeinsam laufen sie das Feld ab, bleiben an dem Graben stehen, vor dem toten Kind. So berichten es die beiden anderen Frauen im Prozess Ende Februar 1734, bei dem sie als Zeuginnen geladen sind.

Judith Dufour droht der Tod am Galgen. Wie andere schwere Kriminalfälle wird ihre Sache am „Old Bailey“ verhandelt, dem Strafgerichtshof in London. Am Tag des Prozesses drängen sich Schaulustige vor dem Gebäude, Anwälte, Journalisten. Der Fall der Kindsmörderin hat sich in der Hauptstadt herumgesprochen – und er wühlt die Menschen auf. Denn Judith Dufour hat nicht nur ihr eigenes Kind getötet. Sie steht für einen Wahn, der ganz London befallen hat: die Sucht nach Gin.

°

ANFANG DES 18. Jahrhunderts wird London von einer neuen Droge heimgesucht, von einem Schnaps, stärker als jeder andere zuvor. Auf den Straßen und in den Kneipen, auf Dachböden und in Kellern trinken Männer, Frauen und sogar Kinder den hochprozentigen Alkohol. Er wird verehrt, von Armen und Wohlhabenden, von Alten und Jungen. Und er wird gehasst: von Konservativen und Adeligen, von den Herrschenden und den Eliten, die glauben, seinetwegen die Kontrolle über die Stadt zu verlieren.

Und tatsächlich sind die Auswirkungen drastisch: Die Menschen betrinken sich bis zur Bewusstlosigkeit oder zum Tode, sie vernachlässigen ihre Arbeit, ihre Familien, ihren Alltag, werden im schlimmsten Fall zu Mördern. Und mit dem Schnaps, so sehen es viele, kommen noch andere Laster: Prostitution, Raub, Spielsucht.

Gin Craze – „Gin-Wahn“ – wird man diese Zeit später nennen. Eine Epidemie, die Zehntausende erfasst und fast fünf Jahrzehnte umspannt. Die Existenzen zerstört und Menschen dahinrafft. Die Politiker in Panik versetzt und Journalisten zu flammenden

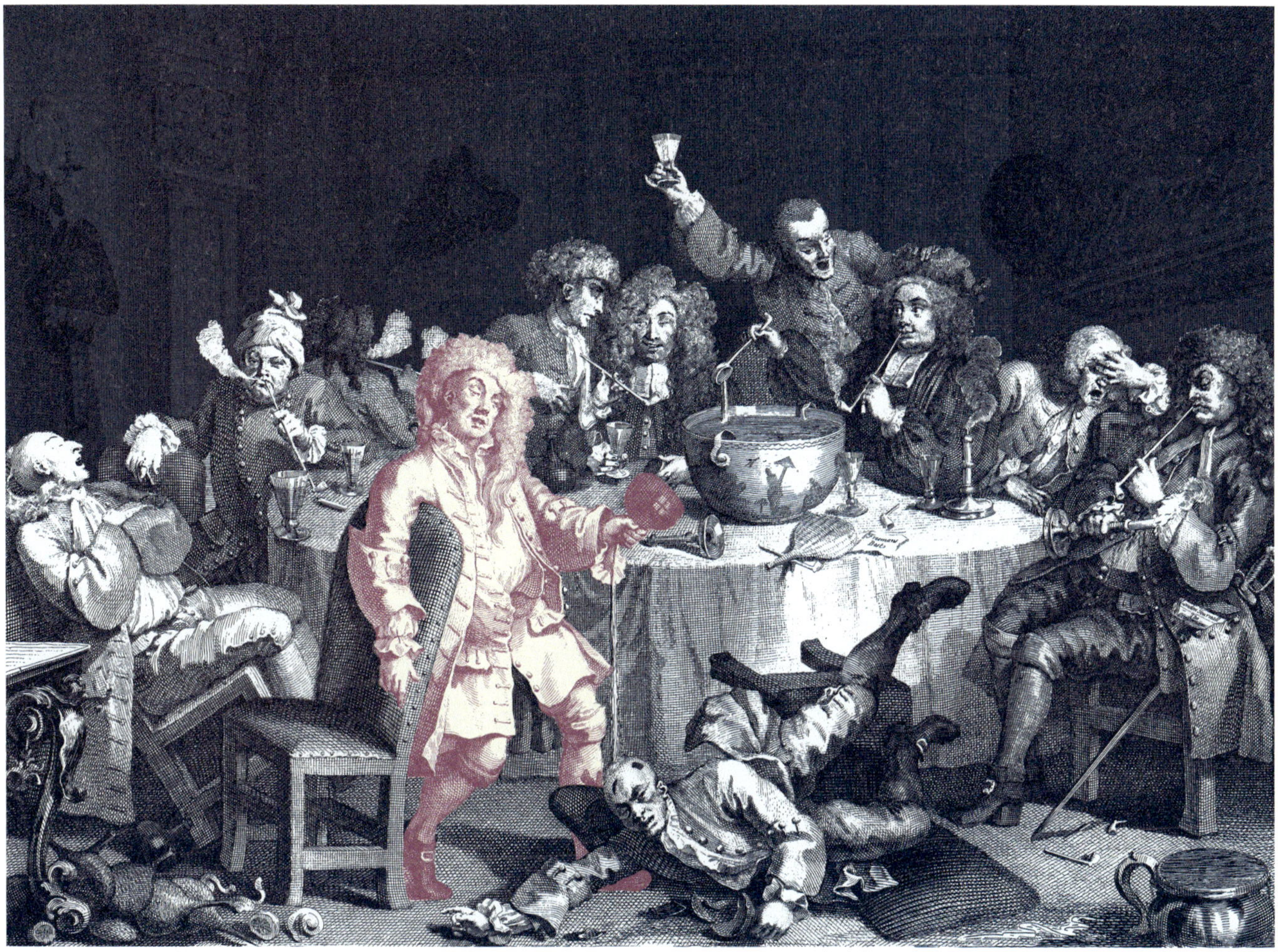

FEINE GESELLSCHAFT
Seit Mitternacht sprechen die elf Männer dem Punsch zu, um vier Uhr morgens haben sie verschiedene Stadien der Trunkenheit erreicht. Reformer wettern gegen die trinkende Unterschicht, doch Hogarth zeigt: Alle Klassen saufen

Plädoyers gegen Chaos und Anarchie treibt. Die London in ein episches Ringen wirft – zwischen Sucht und Verderben auf der einen Seite und dem, was die Gin-Gegner auf der anderen für die einzig richtige Moral halten.

Knapp 45 Jahre bevor Judith Dufour als Kindsmörderin vor Gericht steht, besteigt König Wilhelm III. den englischen Thron und tritt, im Bund mit einer weitgespannten Koalition, in einen Krieg gegen das mächtige Frankreich ein. Auch für den Alkoholkonsum der Engländer hat diese außenpolitische Wendung schwerwiegende Folgen. Denn neben englischem Bier ist bei ihnen französischer Weinbrand besonders beliebt und verbreitet. Und dieser Brandy wird nun nicht mehr importiert.

Die Engländer aber destillieren selbst nur wenig hochprozentige Getränke. Der auf der Insel unter einer speziellen Lizenz produzierte Alkohol ist hauptsächlich in Apotheken erhältlich, als Mittel gegen Erektionsprobleme, Augenkrankheiten und die Pest.

Ein Weinbrand-Ersatz soll her. Und so verabschiedet das Parlament auf Initiative des Königs 1690 den „Distillers Act". Zum Brennen von Alkohol ist fortan keine Lizenz mehr nötig. Das passende Rezept kommt aus der Heimat des aus Holland stammenden Monarchen. In den Niederlanden stellen die Menschen schon länger einen simplen Kornbrand, den Genever, her – und nach genau diesem Muster können die Engländer nun ihr eigenes Getreide verarbeiten, das die Produzenten zu dieser Zeit ohnehin nur schlecht absetzen können. (Mit seinem Vorstoß sichert sich Wilhelm III. gleichzeitig das Wohlwollen der mehrheitlich im Parlament vertretenen Landbesitzer, die von dem neuen Absatzmarkt profitieren.)

Die englische Genever-Variante wird „Geneva" oder kurz „Gin" genannt, ein Gesöff aus günstigen Zutaten. Eine Grundsubstanz aus geröstetem und fermentiertem Getreide wird dabei zweimal gebrannt, Wacholderbeeren verleihen dem Getränk seinen typischen Geschmack. Die klare Flüssigkeit hat oft einen Alkoholgehalt von mehr als 80 Prozent.

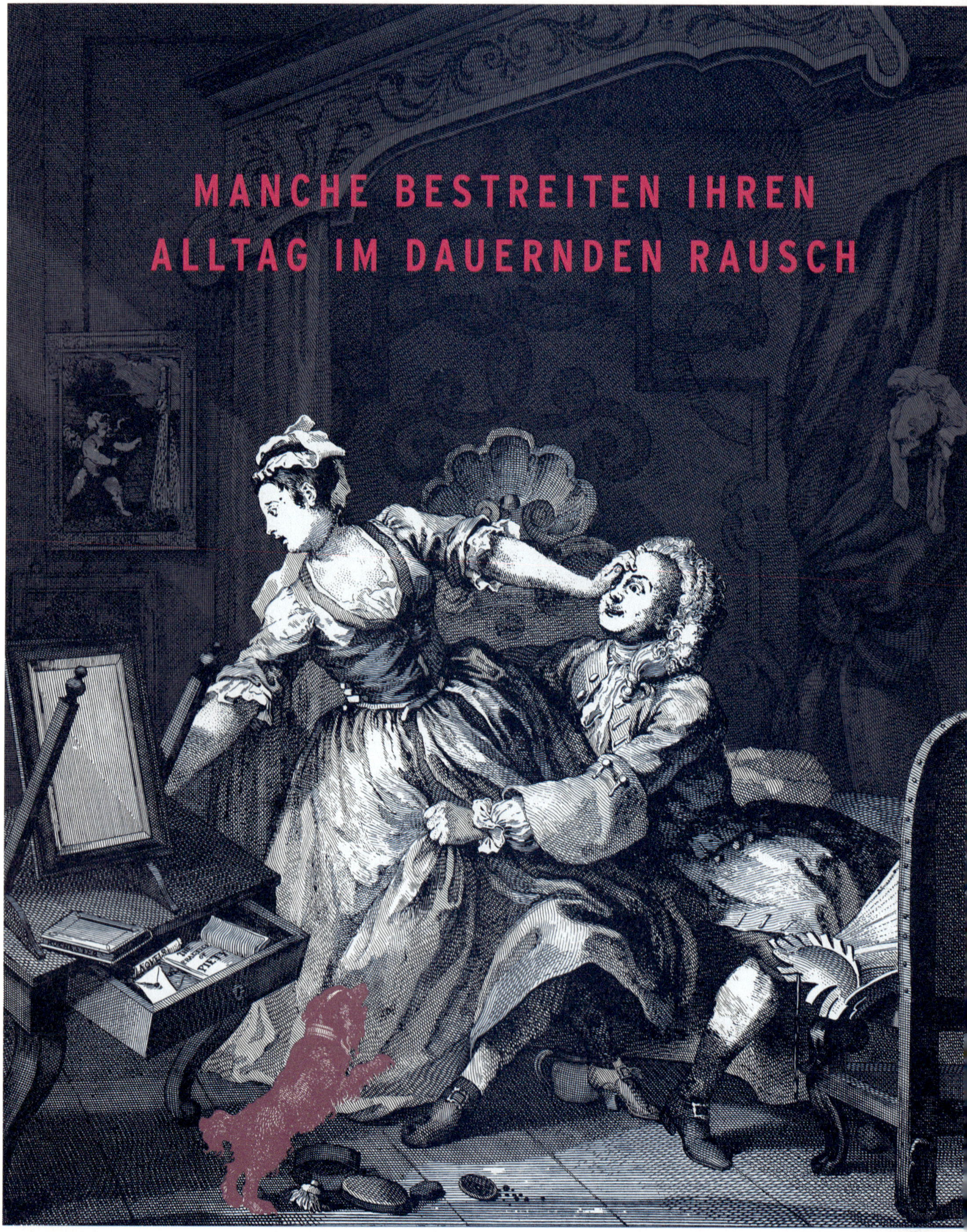

MANCHE BESTREITEN IHREN ALLTAG IM DAUERNDEN RAUSCH

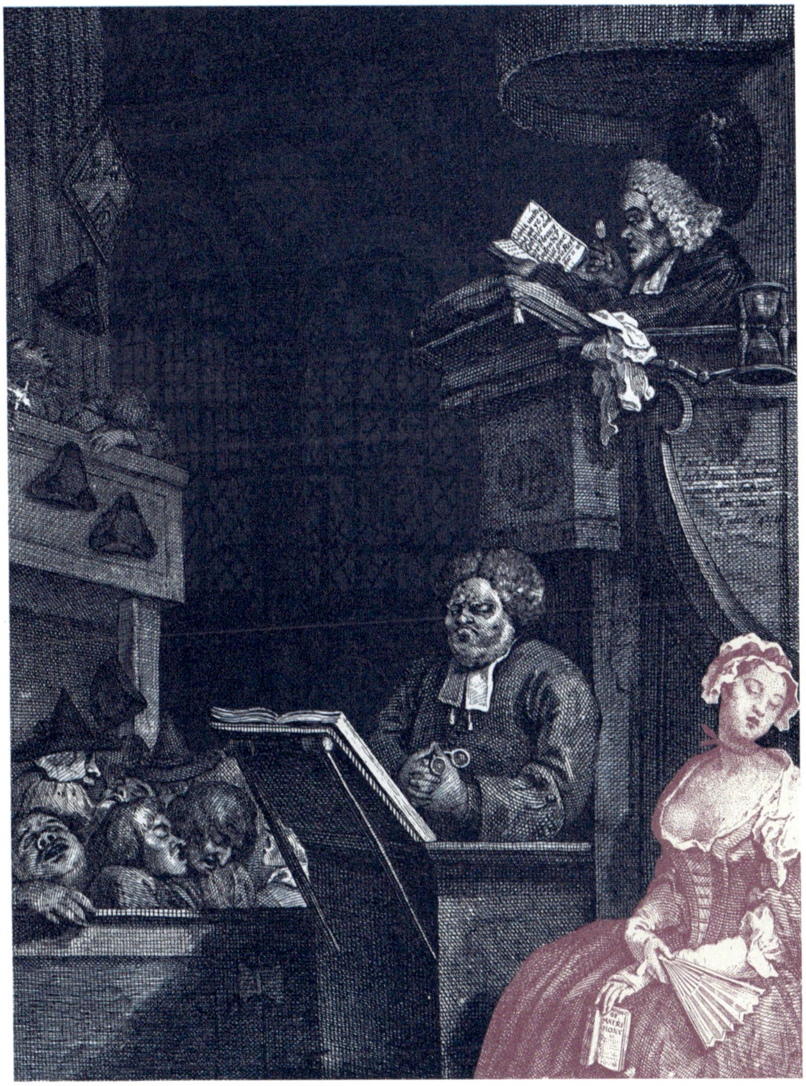

ALLES SCHLÄFT
Der Priester hat seine Gemeinde erfolgreich eingelullt, nur sein Küster ist wach und wirft einen unkeuschen Blick auf den Busen einer jungen Christin. William Hogarth sieht im Gin-Wahn nur ein Symptom des allgemeinen sittlichen Verfalls

Rasch sind die Folgen des neuen Gesetzes spürbar. Die Menge an produziertem Gin nimmt rasant zu. Als das Parlament 1694 auch noch die Biersteuer anhebt, steigen immer mehr Menschen auf Gin um.

Und es ist die Metropole an der Themse, die von dem Schnaps förmlich überschwemmt wird.

°

LONDON IST zu dieser Zeit eine Stadt im Aufschwung: Nach einem Pestausbruch Mitte des 17. Jahrhunderts, dem fast 70 000 Menschen zum Opfer gefallen sind, nach dem Großen Brand von 1666, der ganze Straßenzüge verheert hat, strömen wieder junge Männer und Frauen in die Stadt. Um 1700 leben hier schon 600 000 Einwohner, eine Zahl, die sich das 18. Jahrhundert hindurch kontinuierlich auf die Millionenmarke zubewegen wird.

An Sonntagen bezahlen betuchte Londonerinnen und Londoner einen Shilling Eintritt, um in pompösen Lustgärten zu spazieren. Oder sie flanieren durch elegante Viertel, um ihre teuren Hüte und Mäntel der Öffentlichkeit zu präsentieren. Die Unterhaltungsindustrie floriert, Theater, Bälle und Spektakel erobern die Stadt. Auf den Bühnen lockt selbstbewusste politische Satire. Im Norden der Stadt, an einem Ort namens Hockley-in-the-Hole, finden Faust- und Schwertkämpfe zwischen Männern und zwischen Frauen statt, oder es werden Tiere aufeinandergehetzt. Bären, Hunde mit Feuerwerkskörpern auf dem Rücken, Stiere, an deren Schwänze man Katzen bindet – die Londoner erfreuen sich an solchen derben Vorführungen.

LUST UND LASTER
Sie sträubt sich noch, doch an der Wand zündet ein nackter Engel bereits eine Rakete. Klar, was auf Hogarths »Vorher« betitelte Szene folgt. Auch die Sexualmoral lockert sich

Gleichzeitig aber wächst die Kluft zwischen der Ober- und Mittelschicht und denjenigen, die es nicht einmal zu bescheidenem Wohlstand bringen. Denn das aufstrebende London ist ebenso eine Metropole der Armut und des Elends, der einfachen Arbeiter und Tagelöhner, die in schmutzigen Vierteln kleine Verschläge bewohnen. Der Landbewohner, die hoffnungsvoll in die Stadt kommen, dort scheitern und ohne Obdach umherziehen. Eine Stadt, die trotz allen Wachstums immer wieder Krisen erlebt.

1720 etwa platzt eine gewaltige Spekulationsblase um Investitionen in Südamerika, ein durch Betrug aufgeblähter Aktienhandel, an dem sich auch viele weniger wohlhabende Bürger beteiligt hatten. Infolge des „South Sea"-Börsencrashs und der folgenden Rezession stehen Tausende Familien vor dem Ruin. Verzweiflung und Leid, Freiheit, Euphorie und Dynamik – all das ist London in jenen Jahren. Eine Mischung, auf die nun ein nie gekanntes Treibmittel trifft: Gin.

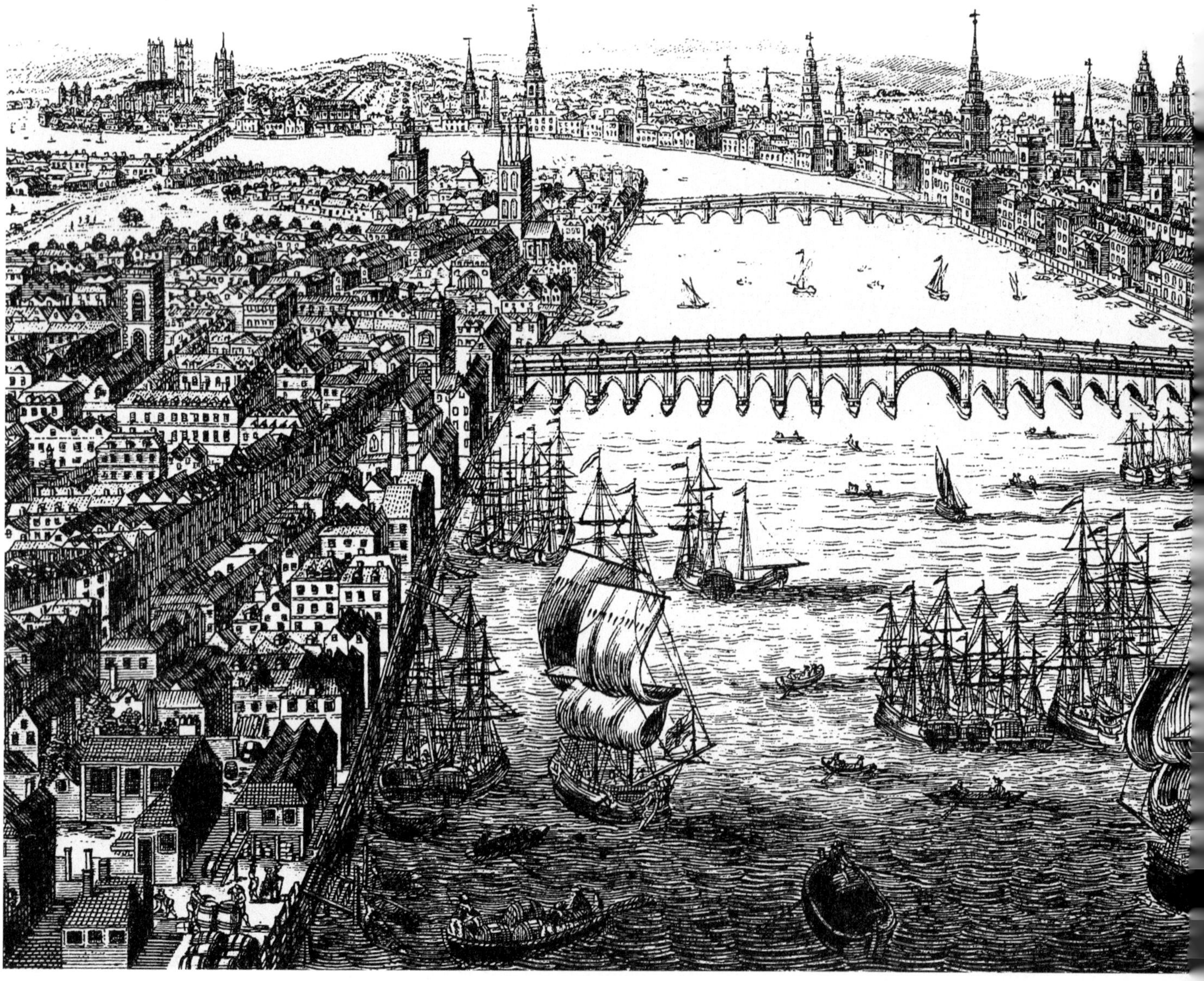

In rasendem Tempo wird der neue Schnaps zum beliebtesten Rauschmittel der Londoner. Um 1685 herum trinken sie rund 2,3 Millionen Liter davon im Jahr, 1720 sind es bereits 9,5 Millionen Liter Gin, um 1743 fließen über 30 Millionen Liter.

Mit dem Distillers Act hat seit 1690 jeder die Möglichkeit, Gin zu brennen, wenn er nur einen Kessel und eine kleine Destillieranlage besitzt. Denen, die den Schnaps herstellen, verhilft er vielfach zu schnellem Geld. Zum Verkauf ist keine Kneipe nötig. Manche bieten den Gin direkt in ihren Wohnungen, Werkstätten oder Kellern an, andere verkaufen ihn einfach mit einem kleinen

WACHSENDE METROPOLE
Nach einer großen Pestepidemie und einem verheerenden Stadtbrand strömen im 18. Jahrhundert wieder Menschen nach London. Doch zugleich wächst das Elend, und Branntwein betäubt nicht nur den Kummer, sondern auch den Hunger: Er ist zeitweise billiger als Brot

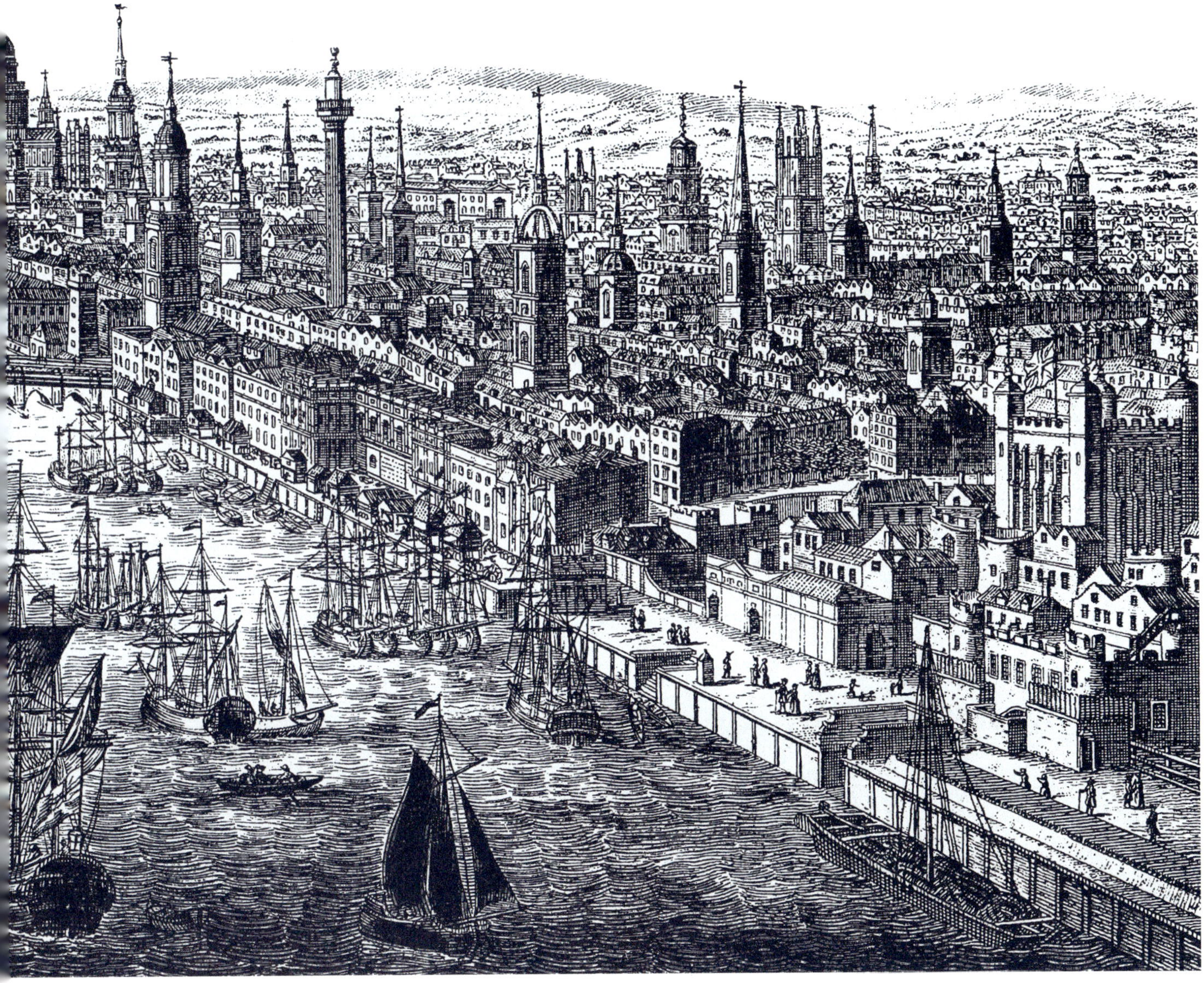

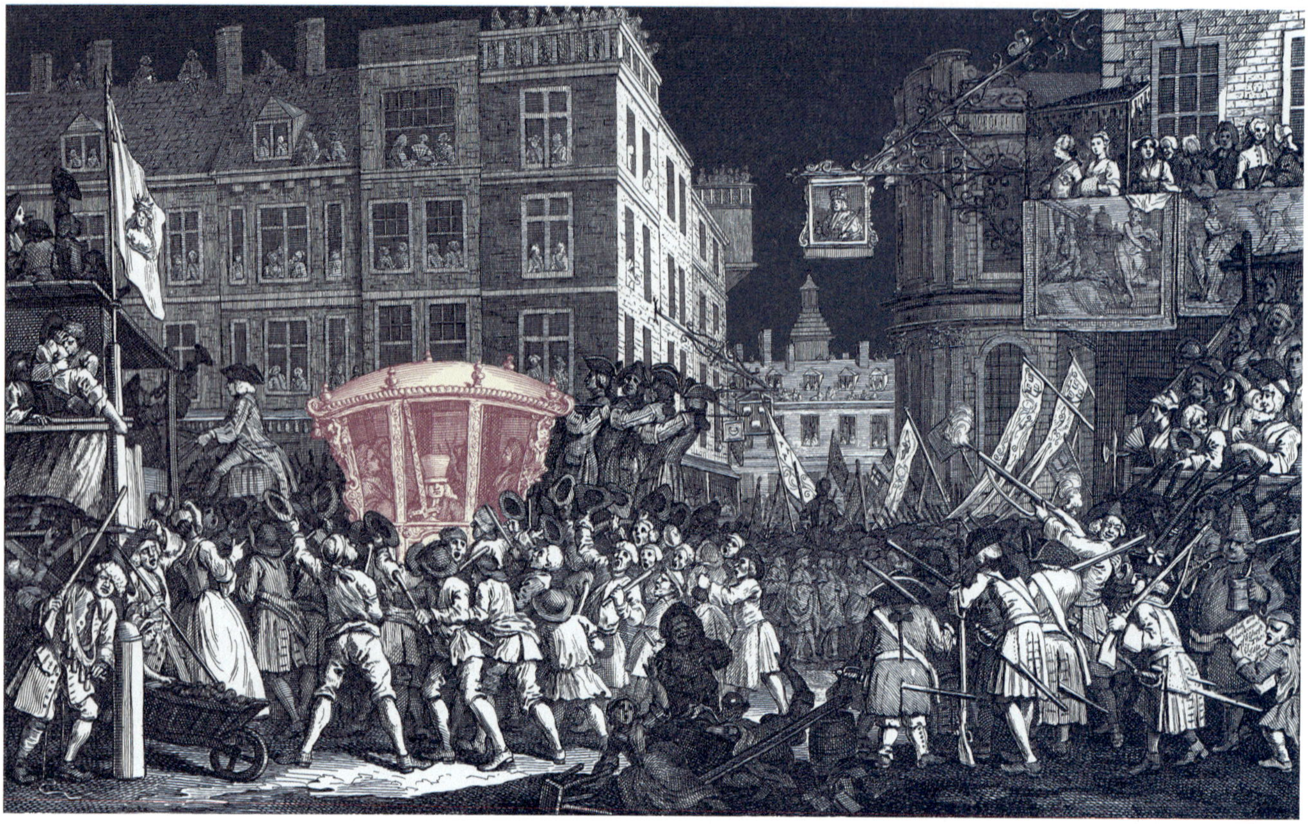

GROSSES VERGNÜGEN
In Hogarths moralisierender Serie »Fleiß und Faulheit« hat es ein strebsamer Lehrling zum Lord Mayor gebracht. Die Parade zu seinen Ehren ist für die trinkenden Londoner vor allem kostenlose Unterhaltung

Wagen an einer Straßenecke. Im Armenviertel St Giles-in-the-Fields, so heißt es, wird in jedem fünften Gebäude Gin angeboten.

Mit markigen Versprechen bewerben die Schankwirte ihre Ware: „Gibt dem alten Mann seine Jugendlichkeit wie mit 30 Jahren zurück und macht 14-jährige Mädchen so reif wie eine junge Frau von 24." Schilder versprechen: „Betrunken für einen Penny. Sturzbesoffen für zwei."

Scheinbar überall hält der Gin Einzug. Feinere Herrschaften trinken die teureren Varianten auf Soireen. Der Branntwein inspiriert die Kunst- und Theaterszene, taucht als Thema in Bühnenstücken auf. Gerade für alleinstehende Frauen bedeutet das boomende Geschäft mit dem Alkohol eine Chance auf wirtschaftliche Unabhängigkeit – sie wickeln bis zu 20 Prozent der Gin-Verkäufe ab.

So mancher bestreitet seinen Alltag jetzt in andauerndem Rauschzustand. Vor allem vielen armen Menschen bietet der Gin eine willkommene Betäubung angesichts von Mühen und harter Arbeit. Eine Zeitung berichtet von fröhlichen Marktfrauen mit geröteten Gesichtern, die beim Näherkommen Schnaps ausdünsten, ein Geruch, den auch die angebotenen Kräuter und Rosen nicht überdecken können.

Eine dieser Frauen, die bei jedem Wetter draußen steht, erklärt 1725 vor Gericht, was der Alkohol ihr bedeutet: „Wir arbeiten hart für das, was wir haben. Wenn es nicht etwas gäbe, was mir die Stimmung zwischendurch aufhellt und Nässe und Kälte abhält – oh weh! Wir könnten es nicht ertragen."

So fließt gerade in den einfachen Vierteln der Gin besonders reichlich. Er stillt nicht nur das Verlangen nach Betäubung, sondern dient vielen Hungrigen auch als billiger Ersatz für teure Mahlzeiten. Gin ist kalorienreich, umso mehr, als sein strenger Geschmack oft mit großen Mengen eingerührtem Zucker überdeckt wird.

Die Kneipen sind vielfach Tag und Nacht offen. Stickig ist es dort, Menschen schlafen auf Stroh in Zimmerecken ihren Rausch aus. Kommen kaum noch nach Hause oder zur Arbeit. Neben den Spelunken eröffnen zunehmend Spielhallen, Betrunkene verzocken ihr Geld. Die Alkoholsucht greift um sich, zeichnet die Körper. Ein soziales Sicherheitsnetz gibt es nicht. Glücksspiel und ständige Trunkenheit treiben eine steigende Zahl von Londonern in solch hoffnungslose Situationen, dass sie sich das Leben nehmen.

Immer öfter befassen sich die Gerichte der Stadt nun mit Taten, in denen der Gin eine verhängnisvolle Rolle spielt. Manche Beschuldigte richten nicht allzu viel Schaden an. So wie eine Frau, die ein paar Jungen gestohlenen Käse und Schinken abkauft, damit diese mit dem Geld wiederum bei ihr den Gin bezahlen können. Andere werden des Mordes angeklagt, weil sie im Rausch Freunde erstachen oder ihren Ehepartner töteten. Glück hat die Prostituierte, die knapp der Todesstrafe entgeht: Ein Mann hatte sie beschuldigt, ihm in einer Kneipe seine Geldbörse mit fast 30 Pfund – damals ein kleines Vermögen – gestohlen zu haben. Sie aber kann das Gericht überzeugen, dass die Schuld nicht bei ihr liegt: Er habe sich maßlos mit Gin besoffen, obendrein vor ihr und einer anderen Frau seine Hose heruntergelassen und gerufen: „Schaut, was ich habe!" Sie wird freigesprochen.

Konservative zeigen sich über den Sittenverfall bald alarmiert. Ein Londoner etwa zeichnet in einem Beitrag für eine Zeitung ein beunruhigendes Bild. Berichtet von Schurken, deren Flüche zwischen den Hauswänden schallen, jeden Tag neue Schimpfworte, die er noch nie zuvor gehört hat. Menschen hätten auf offener Straße Sex, vor den Augen von Kindern und Jugendlichen. Pubertäre Mädchen würden so schamlose Wörter benutzen, dass es ihm kalt den Rücken herunterlaufe. „Sie trinken Gin wie Fische", kommt der Autor des Artikels schließlich zum Kern des Übels. Was er sieht, ist eine Stadt außer Kontrolle, eine Gesellschaft im Niedergang.

Die Nachrichten scheinen diese Diagnose zu bestätigen: Raub, Gewalt, Suizid, Dramen. Im „London Journal" können die Bürgerinnen und Bürger von einer Frau lesen, die jämmerlich in ihrer Kammer verbrannt ist, weil – so wird vermutet – sie zu betrunken war, um sich zu retten. Von einem Gefängniswächter, einem harten Gin-Trinker, der urplötzlich tot zusammenbricht (und dessen Kollegen auf der Trauerfeier weitertrinken, als wäre nichts gewesen). Von einem Ehemann, der vor den Augen seiner (ebenfalls schwer betrunkenen) Frau stirbt – nach mehr als anderthalb Litern Gin in kaum mehr als einer Stunde. Tod und Chaos überall. „Es passieren so viele Überfälle jeden Tag, es ist schier unglaublich", vermeldet das „Applebee's Original Weekly Journal".

Es gibt keine genauen Statistiken, an denen ablesbar wäre, wie sich London in den Zeiten des Gin-Wahns tatsächlich verändert, ob, wie und wo Leid, Not und Missetaten zunehmen. Indizien aber sind vorhanden: Die schiere Menge an gebranntem Schnaps, der auf viele alkoholkranke Londoner schließen lässt. Dazu gestiegene Suizidraten, eine erhöhte Kindersterblichkeit, eine sinkende Geburtenrate, die auf eine Welle des Elends hindeuten. Doch inwieweit das mit dem Gin-Konsum der Londoner zusammenhängt oder eher eine Folge von Armut und anderen sozialen Bedrängnissen ist, bleibt im Nachhinein offen.

Eindeutig dagegen ist die Lage in den Augen vieler Vertreter des Establishments, für die Respektablen und Einflussreichen, die sich um 1720 zu einer wachsenden Front gegen den

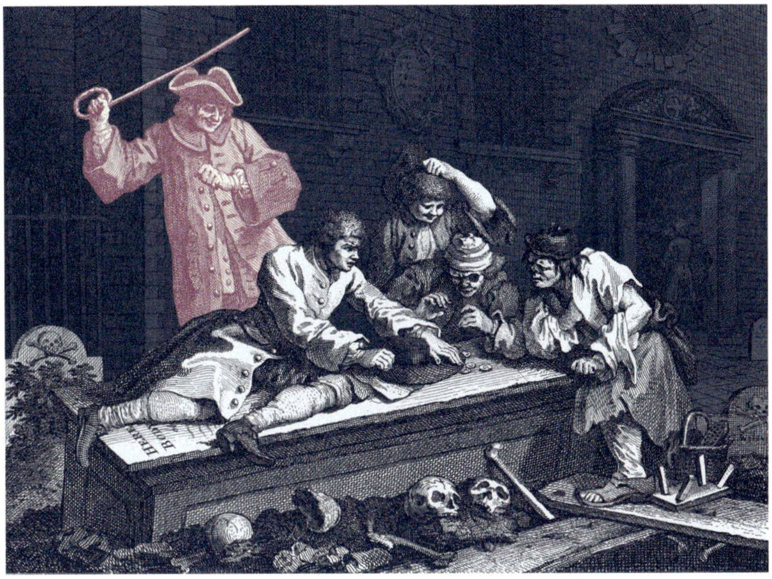

ARM DES GESETZES
Der faule Lehrling gibt sich lieber auf einem Grab dem Glücksspiel hin, statt die Messe zu besuchen – doch ein Kirchendiener holt zum Schlag aus. Die Umsetzung des Rechts liegt zu dieser Zeit in den Händen der Bürger: Vorläufer einer Polizei wird London erst 1749 bekommen

Gin formieren. Für sie ist klar: Der Alkohol treibt London in den Abgrund – und das eigentliche Problem sind die unteren Schichten. Es ist eine von tiefem Standesdünkel getriebene Empörung, die diese Kritiker umtreibt. Sie beklagen einen Verfall der Sitten, der öffentlichen Ordnung, der Gesellschaft an sich. Und es ist eine Empörung, die sich immer weiter hochschaukelt, fast zur Panik anwächst.

Als 1721 eine neue Pestwelle aus Frankreich droht, denkt etwa Sir John Gonson sofort an den gefürchteten Gin. Wenn nun die Seuche zurückkehre, erklärt er, wäre das die Schuld des Gesöffs. „Die Körper der Trinker sind, weil sie in anhaltender Hitze sind, anfälliger für eine Infektion", warnt er. Als einer von Londons ehrenamtlichen Friedensrichtern, die meist wohlhabenden Kreisen entstammen, ist Sir John eine Instanz in der Stadt – und er begibt sich in einen leidenschaftlichen Kampf für ein Gin-Verbot. Verfasst Pamphlete, versucht Mitstreiter zu mobilisieren, um den politischen Druck zu erhöhen.

Der Schriftsteller Henry Fielding schlägt später als Friedensrichter ähnliche Töne an. In einer Abhandlung über die Ursache der zunehmenden Raubüberfälle in der Stadt schreibt er 1751, dass das „Gift namens Gin" das „Hauptnahrungsmittel von mehr als 100 000 Menschen in dieser Metropole" sei – ein Umstand, dessen schreckliche Folgen er das Unglück habe, „jeden Tag zu sehen und zu riechen". Nicht ohne zu betonen, dass es vor allem die „niederen" Londoner sind, die zum „Großteil vom Gin zerstört werden".

Dabei sind es weniger die erbärmlichen Lebensbedingungen der Armen und die sozialen Ursachen der Gin-Sucht, um die sich die Alkoholgegner sorgen. Hinter der wachsenden Anti-Gin-Bewegung stehen oft handfeste Interessen und Überlegungen: Viele Wohlhabende teilen die Sorge vor Aufruhr durch eine unberechenbare alkoholisierte Unterschicht. Beamte und Manufakturbesitzer plädieren für ein Gin-Verbot, weil sie sich eine robustere, zuverlässigere Arbeiterschaft erhoffen. Abgeordnete im Parlament wollen die Kosten für eine alkoholkranke Bevölkerung senken, wünschen sich gesündere Soldaten für die Armee.

Einige Konservative treibt auch um, dass der Alkohol – neben seiner bloßen Zerstörungskraft – an der gewohnten Ordnung rüttelt. Sie verabscheuen den Gin dafür, dass er Veränderung bewirkt, traditionelle Barrieren aufweicht. Dass er eine freiere Kunstszene antreibt, die Sexualmoral entfesselt. Das Geschlechterverhältnis beeinflusst: Frauen stehen nun oft mit am Kneipentresen und zum Teil auch dahinter. Und während Trunkenheit bei Männern meist akzeptiert wird, passt sie nicht zum traditionellen Bild der Frau als treusorgende Gattin und Mutter. Nicht ohne Grund wird der Schnaps auch „Mother's Ruin" genannt, „Mutters Ruin" – weil sein Konsum etliche Frauen dazu bringt, sich zu prostituieren und ihre Kinder zu vernachlässigen.

1729 führt die Lobbyarbeit von Sir John und anderen zum ersten Gin-Gesetz: Das Parlament erklärt Lizenzen für das Destillieren wieder zur Pflicht. Doch kaum etwas verändert sich. Denn die Kontrollen des Gesetzes sind viel zu lasch, der Gin ist offenbar zu etabliert. Auch die von Gonson beschworene Pestwelle hat London nie erreicht. Vier Jahre später wird das Gesetz sogar wieder gelockert. Die Verantwortlichen scheinen aufzugeben, die Stadt sich in einem unruhigen Gleichgewicht einzupendeln.

Da tötet Judith Dufour ihre eigene Tochter für ein paar Schlucke Gin.

DER MORD AN Mary Dufour im Winter 1733 entflammt das Alkohol-Drama der Metropole aufs Neue, verdichtet es auf eine einzige Tat. Selbst im hartgesottenen London erzählen sich die Menschen die Ereignisse mit Schaudern.

Die Richter, die den Fall am Old Bailey verhandeln, entscheiden auf Todesstrafe: Judith Dufour soll für den Mord an ihrer Tochter am Galgen sterben. Dass sie schon immer „rastlos" und „nicht ganz bei Sinnen" gewesen sei, wie ihre Mutter noch vor Gericht beteuert, tut nichts zur Sache. Auch Judith Dufours Versuch, sich als schwanger auszugeben, um verschont zu werden, scheitert.

Am 8. März 1734 schließt sich die Schlinge um ihren Hals. Wahrscheinlich sehen viele Menschen dabei zu. Das Hängen von Straftätern am

NÄCHTLICHES CHAOS
Im Schein eines offenen Feuers kippt jemand einem betrunkenen Freimaurer den Nachttopf über den Kopf. Wohl eine Anspielung auf Hogarths Logenbruder, den Friedensrichter Thomas de Veil, der hart gegen Gin-Verkäufer vorgeht, aber selbst gern trinkt

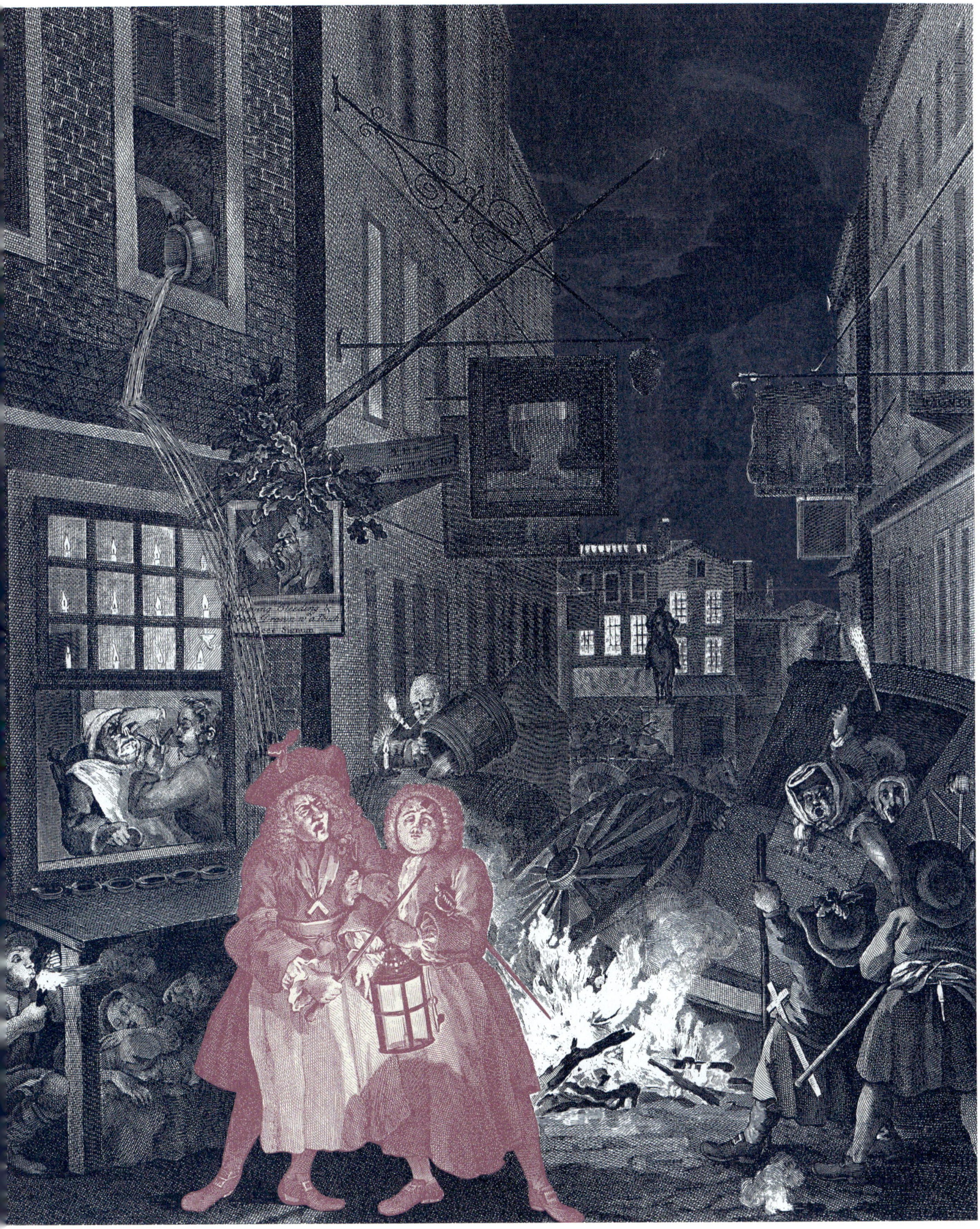

DIE LONDONER SPOTTEN ÜBER DIE GIN-VERBOTE

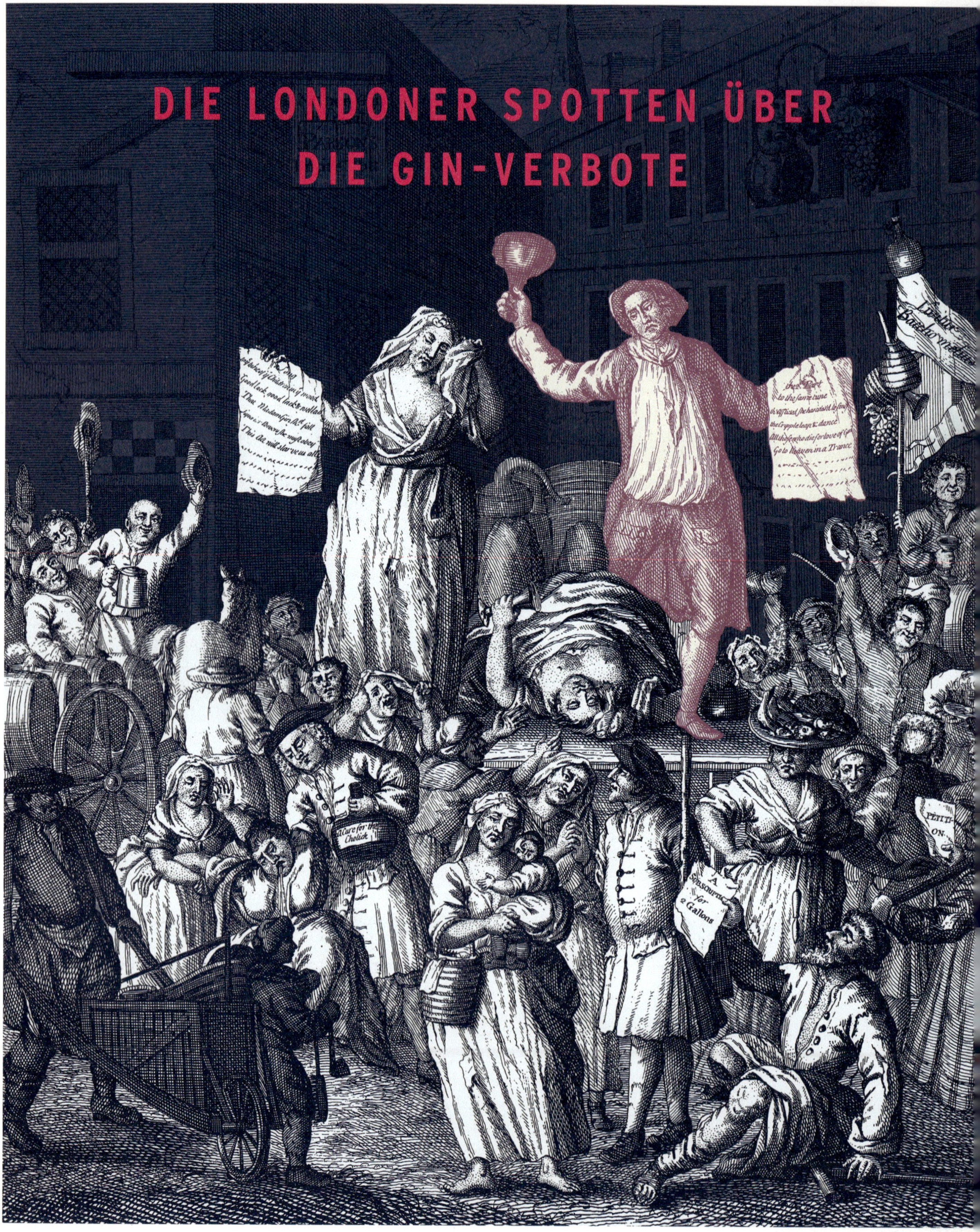

bekanntesten Londoner Galgenplatz Tyburn ist in dieser Zeit nicht selten ein öffentliches Spektakel. Und Dufour ist längst eine bekannte Person, ein öffentliches Symbol dafür, welche Verheerungen der Gin anrichtet.

Darüber hinaus wird Dufours Fall nun zur Waffe der Gin-Gegner, die sich mit frischer Kraft sammeln. Vor allem eine Gruppe moralisch gesinnter Reformer engagiert sich für ein endlich wirksames Verbot. Die Männer sehen in ihrem Aktivismus auch eine gute Möglichkeit, als selbst ernannte Sittenpolizei Einfluss auf die Gesellschaft zu nehmen. Zu den lautesten Aktivisten zählt Thomas Wilson, der 28-jährige Sohn eines Bischofs.

Wilsons Positionen wirken teils absurd: Der Fall Dufour habe unter anderem gezeigt, dass Gin-Trinker Kleidung verkaufen, anstatt neue zu erwerben – ein großer Schaden für die Wollindustrie. Und die Milchverkäufe erst! Landwirte könnten bezeugen, dass die Einnahmen zurückgehen, weil Mütter ihren Kindern lieber Gin einflößen. In seiner wohl bekanntesten Veröffentlichung, „Destillierte Spirituosen, der Fluch der Nation", schreibt Wilson: „Krieg und die Pest toben für eine Weile, dann ebben sie wieder ab. Aber der gnadenlose Zerstörer Gin droht mit Elend und Krankheit über Generationen hinweg."

TRAUER UM DEN TRUNK
Auf diesem Stich von 1736 verkörpert »Madam Geneva« den Gin und liegt tot zu Füßen einer weinenden Frau. Diese beklagt ihr Geschäft: Ein neues Gesetz hat die Schanklizenzen derart drastisch verteuert, dass sie sich kaum noch jemand leisten kann

Auch, weil Mütter und Krankenschwestern ihre eigenen oder ihnen anvertraute Kinder vernachlässigen, so wie – im grausigen Extrem – Judith Dufour.

Immer mehr Abgeordnete folgen der reaktivierten Verbotskampagne. 1736 beschließt das Parlament ein neues Gesetz. Ab dem 29. September ist es nur noch mit einer 50 Pfund (das entspricht dem Jahreseinkommen eines ausgebildeten Verkäufers) teuren Lizenz zulässig, Gin in kleineren Mengen auszuschenken. Außerdem wird der Verkauf ohne Lizenz unter Strafe gestellt. Die Gin-Trinker und die Destillierbranche werden von der Kehrtwende förmlich überrumpelt. Kaum eine Kneipe kann sich die Genehmigung leisten, die fliegenden Händler noch weniger. Die Politik rechnet nun langfristig mit dem Ende des Gin-Verkaufs. Kurzfristig aber fürchtet sie Unruhen.

Doch es geschieht: nichts. Die Trinker trinken weiter, die Destillierer destillieren. Also verschärft das Parlament die Strafen – und ermutigt Denunzianten gegen üppige Belohnungen, Gin-Verkäufer anzuzeigen. Bald schnüffeln unzählige Informanten in den Straßen Londons. Die Aussicht auf Prämien schafft ein regelrechtes Spitzelgewerbe. Ein ehemaliger Offizier dirigiert mit militärischer Disziplin ein Netzwerk von Spionen und macht gutes Geld damit. Doch wo immer es Spitzel gibt, bilden sich zugleich Banden, die sie verfolgen, oft ohne Gnade. Auch der einstige Offizier stirbt irgendwann plötzlich, Ursache unklar.

Unterdessen arbeiten in London so viele Aufpasser wie noch nie daran, illegale Gin-Verkäufer zu überführen. Ab April 1738 verurteilen Richter in Sonderverfahren bis zu 50 Männer und Frauen pro Monat zu hohen Bußgeldern. Wer nicht zahlen kann, kommt ins Gefängnis.

Dennoch: London wird auch diesmal keinesfalls nüchterner, sondern nur kreativer. Das Verbot drängt die Gin-Süchtigen in den Untergrund, erschafft eine Subkultur voller geheimer Codes und Tricks. Wer sich betrinken will, bestellt keinen Gin mehr, sondern den „Blauen Ruin" oder einen „Sorgentöter". Oder er hängt sich an eine der Apparaturen, die Dudley Bradstreet, ein ehemaliger Soldat, ersinnt. Bradstreet mietet über einen Strohmann ein Haus im Osten Londons an. An einem Fenster im Erdgeschoss befestigt er ein großes Holzschild mit dem Bild einer Katze darauf, dann montiert er ein dünnes Bleirohr, das unter einer ihrer Pfoten nach draußen ragt und innen im Haus mit einem Trichter versehen ist.

Schnell spricht sich der neue Apparat herum. Kunden raunen dem Tier ihre Bestellung zu: „Miezekätzchen, gib mir doch für zwei Pennys Gin." Durch einen Schlitz im Katzenmaul können sie Münzen schieben, die zu Bradstreet durchfallen, der im Haus sitzt und den gewünschten Gin durch das Rohr direkt in den Mund der Kunden fließen lässt.

Bald gibt es überall in London Nachbauten solcher „Puss and Mew"-Maschinen – auf Deutsch: „Mieze und Miau" –, hängen Trinker an den Bleirohren. Die Verkäufer können von der Polizei nicht belangt werden, weil diese wegen einer Gesetzeslücke nur gegen Verdächtige vorgehen darf, deren Namen sie kennt. Gerade viele ärmere Londoner, die nicht vom Gin lassen wollen, feiern die Apparate als Schnippchen, das sie den Reformern und Politikern geschlagen haben.

Der Schnaps, der mancherorts durch die Rohre fließt, hat allerdings nur noch wenig mit der sorgfältig destillierten Spirituose der 1720er Jahre zu tun. Der Gin-Gegner Wilson fantasiert gar, das Getränk werde nicht mehr aus Getreide hergestellt, sondern „aus verfaulenden Früchten, Urin, Kalk, menschlichen Exkrementen und allen anderen Schmutzigkeiten, die sich fermentieren lassen". Ende der 1730er Jahre gibt es nicht einmal Gewissheit darüber, wie hochprozentig der Alkohol eigentlich ist. Die Verkäufer verdünnen ihre Ware mit Wasser und rühren anschließend Pfeffer oder Ingwer unter, damit es im Rachen trotzdem brennt.

Es dauert wenige Monate, bis die Beamten abermals kapitulieren. Ende 1738 werden nur noch wenige Verkäufer pro Monat verurteilt, es gibt keine Sonderverfahren mehr. Auch der Druck der Reformer, die Welle des Aktivismus, schwächt sich allmählich ab. Die Verkäufer richten sich derweil auf dem Schwarzmarkt ein.

Seit 1736 ist die Spirituosenproduktion sogar um mehr als 30 Prozent gestiegen, in Londons Gassen tummeln sich noch immer Trinker und Trinkerinnen. Der Gin, die Sucht haben gewonnen. Doch eine letzte Wende kommt noch.

Großbritannien hat außenpolitische Ambitionen, in einem Krieg an der Seite Österreichs gegen Frankreich braucht die Regierung 1743 Geld fürs Militär. Zeit für eine pragmatische Politik. Wenn sich der Gin nicht verbieten lässt, dann soll er dem Staat zumindest finanziell nutzen. Und so verabschiedet das Parlament im Frühjahr ein neues Gesetz, das das Verbot praktisch zurücknimmt. Fortan gilt eine sehr niedrige Lizenzgebühr für Schankwirte, statt der früheren 50 Pfund müssen sie nur noch 20 Shilling entrichten. Wo vorher fast niemand zahlte, zahlen jetzt Hunderte. Es ist eine Reform, die das Ende des Schwarzmarkts besiegelt.

Zudem kühlt der Markt nach fast 50 Jahren allmählich ab, die Zeit des unkontrollierten Geschäftemachens scheint vorüber. Und mehr noch: Die Gin-Mode beginnt zu verebben. 1751 folgt noch ein letztes Gin-Gesetz: Das Parlament erhöht unter anderem wieder den Preis für Verkaufslizenzen. Der Gin-Konsum sinkt nun deutlich. Dazu trägt bei, dass die Bevölkerung rasant wächst, was zu sinkenden Löhnen führt, sodass sich immer mehr Londoner den Gin nicht mehr leisten können. Möglicherweise haben die Mahnungen und Erfahrungen der Vergangenheit auch zu einem schleichenden Bewusstseinswandel geführt. Vielleicht wollen viele Menschen lieber ein nüchternes Leben führen als ein betrunkenes.

Was den Wahn genau beendet, lässt sich schwer sagen. Fest steht aber: Nach dem Ende des Verbots sinkt die Gin-Produktion über die nächsten Jahrzehnte hinweg. Doch verschwinden wird der Gin aus London nicht. Noch Ende des 18. Jahrhunderts stirbt jeder achte Mensch über 20 Jahre an den Folgen von Alkoholkonsum. Und im frühen 21. Jahrhundert gibt es weltweit kaum ein Land, in dem sich mehr minderjährige Menschen betrinken als in Großbritannien.

Der Gin kam vor mehr als 300 Jahren auf die Insel. Er ist geblieben. ◊

LITERATURTIPPS

PATRICK DILLON
»Gin – The Much-Lamented Death of Madam Geneva«
Lebendig geschriebene Geschichte des Gin Craze (Justin Charles & Co).

MARK FORSYTH
»Eine kurze Geschichte der Trunkenheit – Der Homo alcoholicus von der Steinzeit bis heute«
Unterhalsam und erhellend, aber nicht immer ganz ernst zu nehmen (Klett-Cotta).

GEO+ EPOCHE DOSSIER

Lesen Sie auch **»Die Leichenräuber von London«** (aus GEO*EPOCHE* Nr. 18) auf *www.geo-epoche.de*

IN KÜRZE

Im 18. Jahrhundert erfasst der »Gin-Wahn« England und vor allem die britische Hauptstadt London. Günstiger, hochprozentiger Alkohol ist an jeder Straßenecke zu haben, ganze Bevölkerungsschichten scheinen der Sucht zu verfallen. Die Kindsmörderin Judith Dufour wird zum Symbol des Sittenverfalls. Doch die Gesetzgeber kämpfen lange vergebens gegen den Alkoholkonsum.

GEBOREN 1785 als Sohn eines wohlhabenden Kaufmanns, gilt Thomas De Quincey als äußerst intelligent und hochsensibel. Als Teenager reißt er von zu Hause aus, fristet, zeitweise obdachlos, ein ärmliches Leben in London, bevor er zum Opium findet – und darüber schreibt. Sein eindrücklicher Bericht über seine Sucht macht ihn in kurzer Zeit berühmt

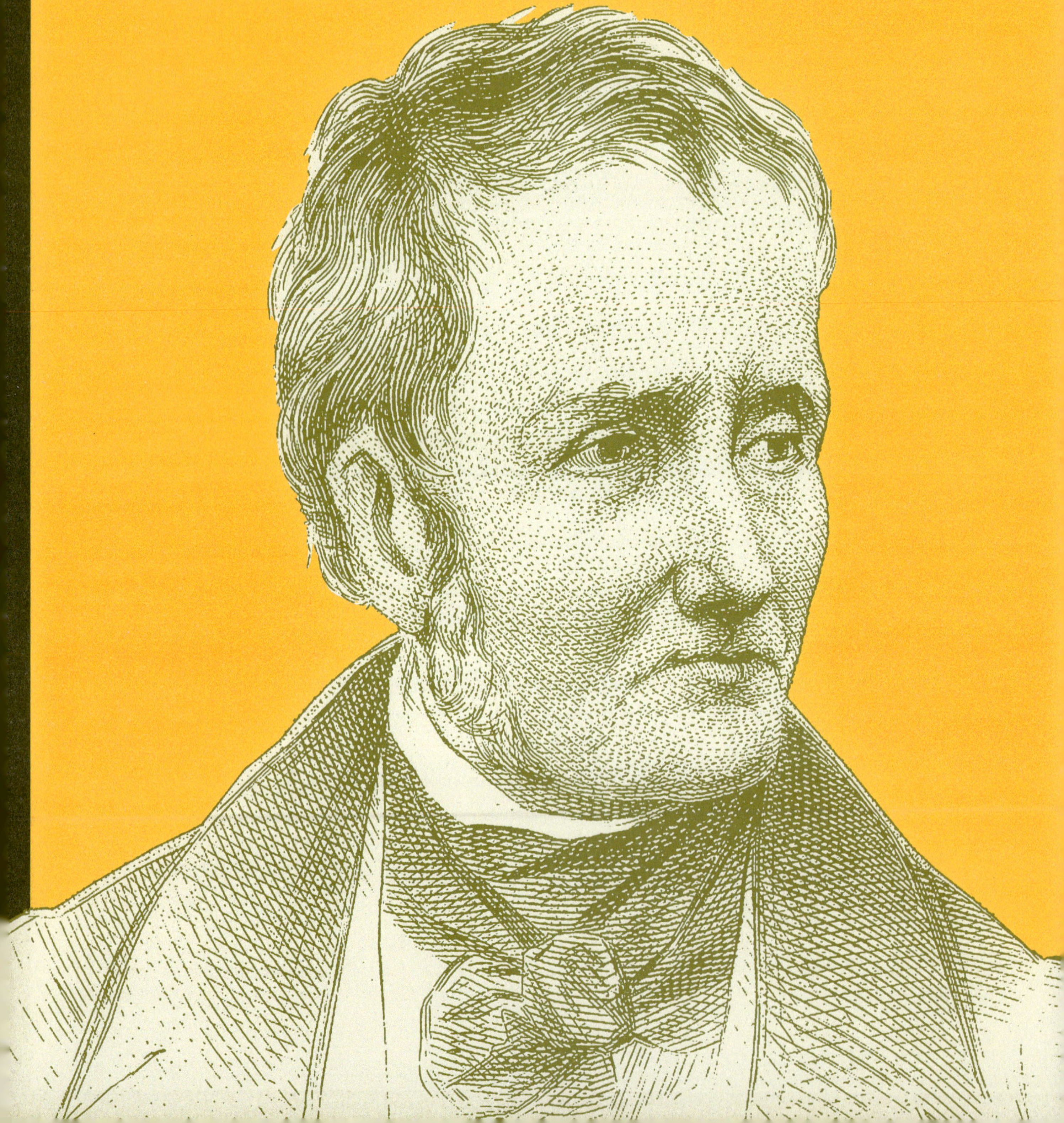

BEKENNTNISSE EINES SÜCHTIGEN

Als junger Mann verfällt der Brite Thomas De Quincey dem Opium. 1821 veröffentlicht er einen Bericht über seine Sucht. Nie zuvor sind die Höhen und Tiefen des Opiumrauschs so poetisch beschrieben worden. Doch auch der Ruhm heilt den Autor nicht

TEXT: BERNHARD SPRING

Der Student Thomas De Quincey ist etwa 19 Jahre alt, als ihn während eines Aufenthalts in London im Jahr 1804 über Wochen heftige Zahn- und Nervenschmerzen quälen. Ziellos wandert er durch die Straßen der Metropole, wo er zufällig einen Bekannten trifft. Der weiß sofort Rat: Opium! In einer Drogerie ersteht De Quincey für weniger als einen Shilling ein Fläschchen Laudanum: eine Mischung aus Opium und Wein. Eine Stunde später setzt die Wirkung ein: „O Himmel! Welch ein Erheben meines Geistes aus dem letzten Abgrund seiner Tiefe!"

Seine Schmerzen verfliegen, eine Fülle wohliger Gefühle durchflutet ihn: „Das Geheimnis der Glückseligkeit, über das die Philosophen so viele Jahrhunderte nachgesonnen hatten, es war auf einmal entdeckt! Man konnte für einen Pfennig Glückseligkeit kaufen und in der Westentasche bei sich führen." Es ist der Auftakt zu einer Sucht, die ihn bis an sein Lebensende verfolgen wird.

Seine Rauschzustände verarbeitet De Quincey literarisch: Die „Bekenntnisse eines englischen Opiumessers", erstmals 1821 veröffentlicht, werden zum Bestseller und machen den Autor auf einen Schlag berühmt. Doch ein sorgenfreies Leben wird ihm der Ruhm nicht bescheren.

Seit Jahrtausenden schon nutzt die Menschheit den Milchsaft der unreifen Samenkapseln des Schlafmohns. Bereits die alten Ägypter und Griechen kennen das Schmerzmittel, das auch Durchfall und Schlafstörungen lindert. Wahlweise gemischt mit Honig, Milch, Wasser oder Wein, ist es außerdem ein angenehmes Beruhigungsmittel.

Unter den Römern avanciert Opium zum Allheilmittel. Es wird Augenpatienten, Schlaflosen oder Wahnsinnigen verabreicht, als Pillen und Trank, als Einlauf und Zäpfchen oder auch als Umschlag. Die Einnahme ist jedoch nicht selten lebensgefährlich: Niemand kennt den genauen Anteil des enthaltenen Gifts. Zu viel kann zum Tod durch Atemlähmung führen. Und schon wenig weckt das unstillbare Verlangen nach mehr.

Auch im Nahen Osten ist Opium seit Jahrhunderten bekannt und wird als Heilmittel verwendet. In muslimisch geprägten Regionen findet die Droge wohl auch deshalb Anklang, weil der Islam Alkohol verbietet und gläubige Muslime Opium als alternatives Genussmittel nutzen. Die appetithemmende Wirkung hilft außerdem, den Fastenmonat Ramadan besser zu überstehen.

Persische und arabische Händler bringen den Schlafmohn im frühen Mittelalter nach Indien und China. Dort geht er zunächst in die traditionelle chinesische Medizin ein. Doch allmählich wird er auch als Rauchware immer beliebter: Mittels Opiumpfeifen versetzen sich Millionen Chinesen in tiefen Rausch – eine besonders gesundheitsschädliche Art des Konsums.

Das Opium selbst kommt vor allem aus dem Ausland: Die Portugiesen liefern es im 17. Jahrhundert nach China. Peking erlässt 1729 ein erstes Opiumverbot, das den Drogenschmuggel allerdings nicht verhindern kann.

Ab 1773 dominiert die britische Ostindien-Kompanie die illegale Einfuhr von Opium nach China. Die Handelsgesellschaft, gegründet von reichen Londoner Kaufleuten, verfügt über große Besitzungen in Indien, kaum jedoch über attraktive Waren zum Handel mit China. An dessen Schätze – Seide, Porzellan und vor allem Tee – kommen die Briten fast nur im Tausch gegen teures Silber. Opium ist eine deutlich preiswertere Alternative. Und so zwingen die britischen Kaufleute indische Bauern, Mohn anzubauen, um daraus Drogen zu gewinnen. 1820 gelangen über den Hafen von Kanton 4244 Kisten zu 65 Kilogramm Opium in das Reich der Mitte. Zehn Jahre später ist es fast die fünffache Menge.

Vor allem die chinesische Verwaltungselite, die sich den Konsum leisten kann, versinkt im Drogenrausch. Schlimmer noch: Die Briten lassen sich das Opium von chinesischen Händlern teuer mit Silber bezahlen, von dem sie dann – preiswert – Tee einkaufen. Dem Reich der Mitte droht der finanzielle Kollaps.

China verhängt immer drakonischere Strafen gegen den Vertrieb und Konsum von Opium. Lieferungen werden konfisziert, Schmuggler geköpft. Der hohe Regierungsbeamte Lin Zexu schreibt an Königin Viktoria – in der Hoffnung, dass sie ihre Untertanen vom Drogengeschäft abhält: „Wo ist Euer Gewissen?" Doch eine Reaktion bleibt aus. Daraufhin lässt Lin Zexu 20 000 beschlagnahmte Kisten Opium ins Meer spülen. Die Briten wiederum schicken ihre überlegenen Kriegsschiffe und terrorisieren im Ersten Opiumkrieg ab 1839 drei Jahre lang die chinesische Küste. Mit dem 1842 geschlossenen Vertrag von Nanjing sichern sie sich freien Handel in fünf Häfen, erhalten Hongkong als Kolonie und eine Entschädigung in Millionenhöhe. Der Zweite Opiumkrieg, von 1856 bis 1860, baut die ausländischen Privilegien weiter aus. Die nationale Demütigung, die China auch durch das zersetzende Gift des Opiums erleidet, erschüttert das Reich zutiefst.

In Europa haben derweil die Künstler der Romantik die Droge entdeckt. Dichter wie Lord Byron oder Samuel Taylor Coleridge versuchen, mit Opium die eigenen Traumlandschaften zu ergründen. Doch niemand schreibt so offen über seinen Rausch wie Thomas De Quincey. Ab 1813 ist er schwer süchtig, braucht zeitweise bis zu 8000 Tropfen Laudanum täglich.

In seinen „Bekenntnissen", die 1821 in einem Londoner Magazin erscheinen, bezeichnet er die Droge als „furchtbares Mittel unvorstellbarer Freuden und Leiden". Einerseits schildert De Quincey, dessen Rauschzustände bis zu zehn Stunden andauern, den „sinnlichen Genuss", den er empfindet, wenn er Laudanum genommen hat. Andererseits plagen ihn Schweißausbrüche, Apathie, Angstzustände, Melancholie. Er fühlt sich „kraftlos wie ein Säugling", verharrt in einer Art „Schlafzustand". Und ihn beunruhigt die gefühlte Ausdehnung der Zeit: „Manchmal schien ich in einer einzigen Nacht siebzig oder hundert Jahre lang gelebt zu haben."

In seinen Opium-Albträumen tummeln sich Affen, Papageien, Kakadus, Krokodile, ist er selbst mal Priester, mal Götze oder Heiliger, reist er in seine Kindheit, bewegen sich Tischbeine wie lebendig, dehnen sich Landschaften und Räume zur Unendlichkeit. Es sind wortgewaltige Bilder, mit denen De Quincey seine Rauscherlebnisse beschreibt.

Die „Bekenntnisse" werden zum Publikumserfolg, mehrere Buchauflagen kommen heraus. Manche Kritiker bemängeln allerdings auch, der Autor schildere seine dunklen Opium-Erfahrungen so fesselnd, dass er Nachahmer anziehe. (Tatsächlich lässt Arthur Conan Doyle, Autor der Sherlock-Holmes-Erzählungen, 1891 eine Romanfigur der Opiumsucht verfallen, nachdem diese De Quincey gelesen hat.)

Doch die Zeiten, in denen man Laudanum und andere Opiumpräparate frei in der Drogerie kaufen kann, neigen sich bald dem Ende zu. Nach und nach werden in einigen Ländern Gesetze erlassen, die den Handel mit Rauschgiften einschränken, in Großbritannien etwa bereits 1868, in den USA 1906, in Deutschland 1929. Darunter fallen auch Morphium und Heroin, die Jahrzehnte zuvor auf den Markt gekommen sind – und ebenfalls aus Opium hergestellt werden.

Die Europäer ziehen sich allmählich aus dem zunehmend schwierigen Geschäft zurück. In China steigen kurz vor dem Zweiten Weltkrieg die Japaner in den Opiumhandel ein, danach setzen die Kommunisten große Anti-Drogen-Kampagnen um. Produktion und Vertrieb von Opiaten verlieren sich nun im Dunkel der globalen Kriminalität. In den vergangenen Jahrzehnten stammten rund 80 Prozent des weltweiten Opiums aus dem Süden Afghanistans. Synthetische Opioide wie Fentanyl sorgen heute für eine neue Drogenkrise, vor allem in den USA.

Für De Quincey ist Opium ein »furchtbares Mittel unvorstellbarer Freuden und Leiden«

Und De Quincey? Schon in seinen „Bekenntnissen" von 1821 hatte er beschrieben, dass er sich mehrmals von der Opiumsucht befreien wollte, sich aber immer wieder in deren „Knechtschaft" wiederfindet. Das Geld rinnt ihm durch die Finger: Bittsteller nutzen seine Gutmütigkeit schamlos aus, er verschenkt große Summen. Nach dem Tod seiner Frau und zweier Söhne stürzt er Ende der 1830er Jahre in eine tiefe Krise, in der sein Konsum nach gemäßigteren Phasen wieder zunimmt. Er führt ein rastloses Leben zwischen mehreren Wohnorten. Seine riesige Bibliothek füllt mehrere Cottages, die dadurch kaum bewohnbar sind. Trotzdem fällt Miete an.

Erst als seine Tochter die Kontrolle über seine Finanzen übernimmt, wird De Quinceys Leben etwas geordneter. Er schreibt weiter kluge Essays. Dennoch wird sein Verhalten immer wunderlicher. Manchmal, heißt es, geistert er nachts allein durch die Landschaft und schläft unter einer Hecke.

Thomas De Quincey stirbt 1859 im Alter von 74 Jahren. Acht Jahre zuvor sind seine gesammelten Werke in 22 Bänden erschienen. Die „Bekenntnisse eines Opiumessers" gehen in die Weltliteratur ein. Als die wohl erste Autobiografie eines Süchtigen. ◊

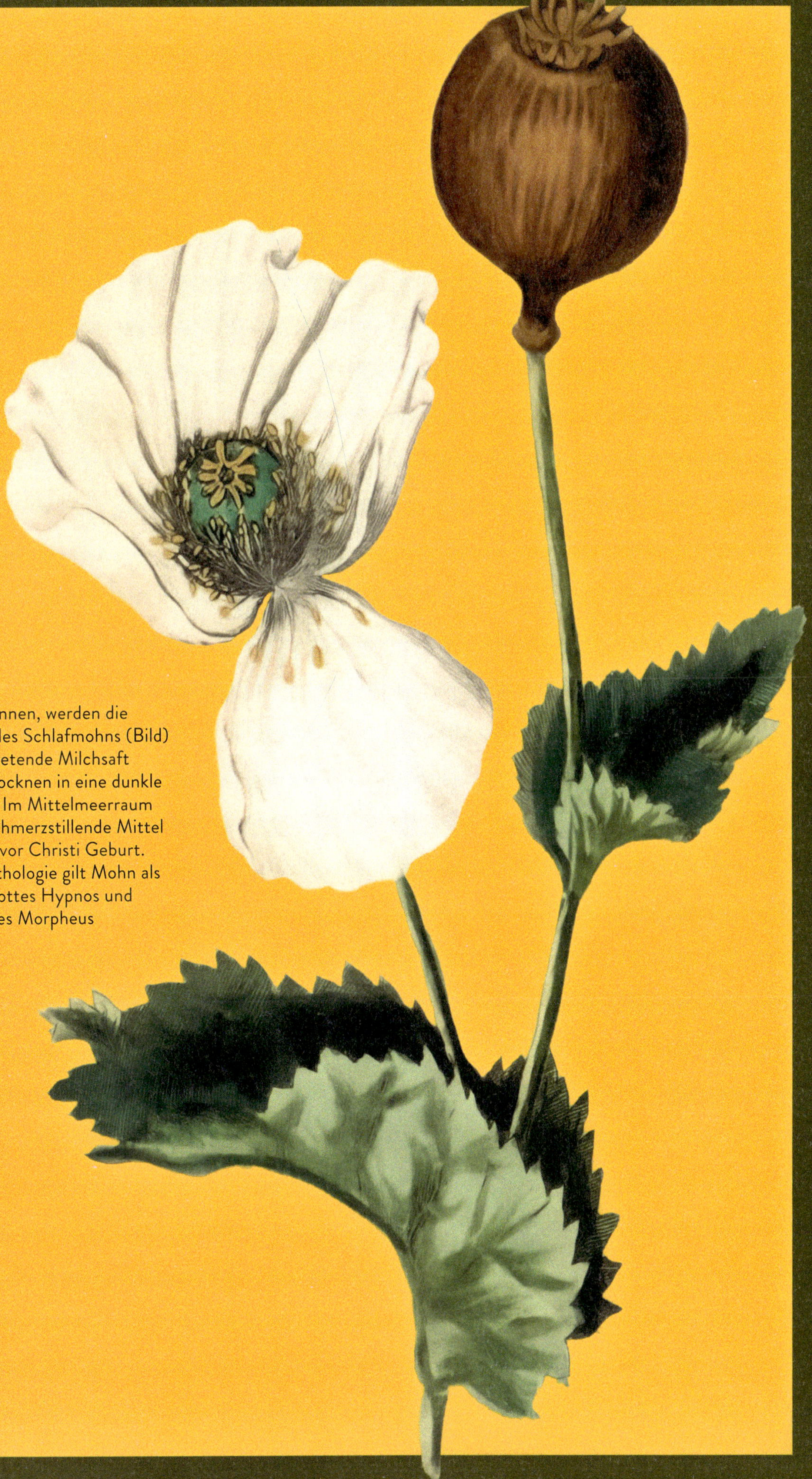

UM OPIUM zu gewinnen, werden die unreifen Samenkapseln des Schlafmohns (Bild) angeritzt. Der austretende Milchsaft verwandelt sich beim Trocknen in eine dunkle Masse, das Rohopium. Im Mittelmeerraum verwenden Heiler das schmerzstillende Mittel bereits Jahrhunderte vor Christi Geburt. In der griechischen Mythologie gilt Mohn als Symbol des Schlafgottes Hypnos und des Traumgottes Morpheus

AUFSTIEG EINES WUNDERSTOFFS

Die Entdeckung des Kokains, extrahiert aus den Blättern des südamerikanischen Kokastrauchs, löst im 19. Jahrhundert in Europa und den USA eine Welle der Euphorie aus. Ärzte hoffen auf Heilungserfolge, Unternehmer mischen den Wirkstoff in neue Produkte wie Coca-Cola. Doch bald gerät der beliebte Stoff in Verruf

TEXT: *Sebastian Kretz*

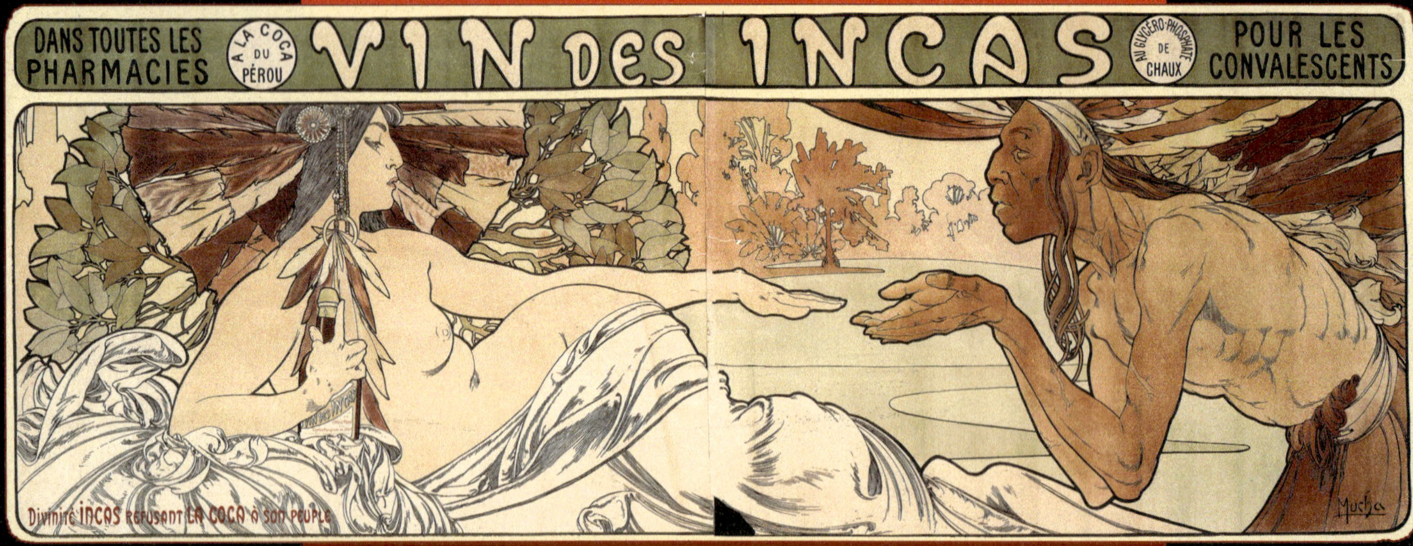

UM 1900 ist kokainhaltiger »Inka-Wein« frei als Gesundheitstrunk in Apotheken erhältlich. Auf diesem Werbebild drückt eine Inka-Göttin eine Flasche davon schützend an sich

UND FALL

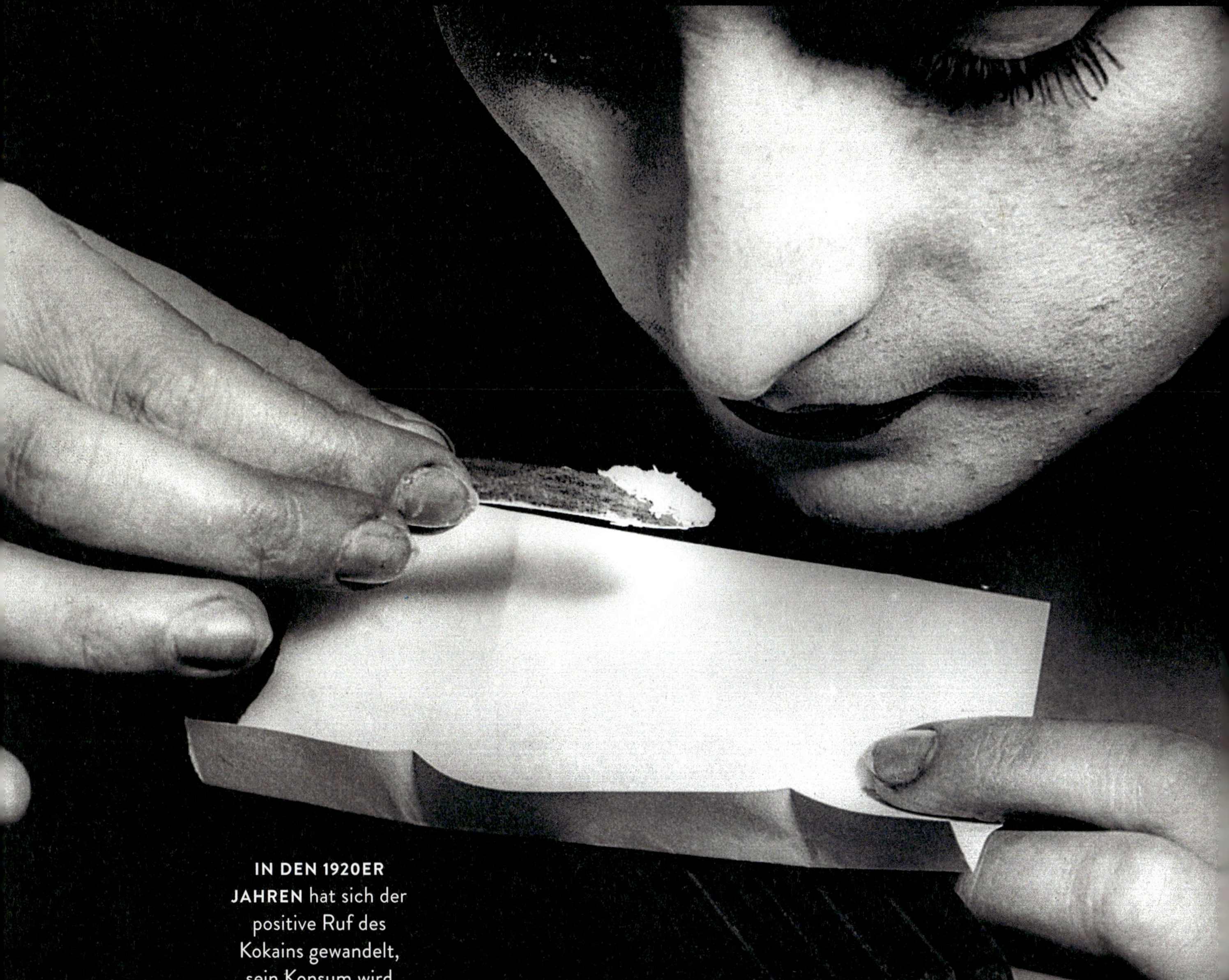

IN DEN 1920ER JAHREN hat sich der positive Ruf des Kokains gewandelt, sein Konsum wird mittlerweile strenger reglementiert. Dennoch ist das Schnupfen von Koks sehr beliebt, vor allem in Bohemekreisen und in der Unterwelt

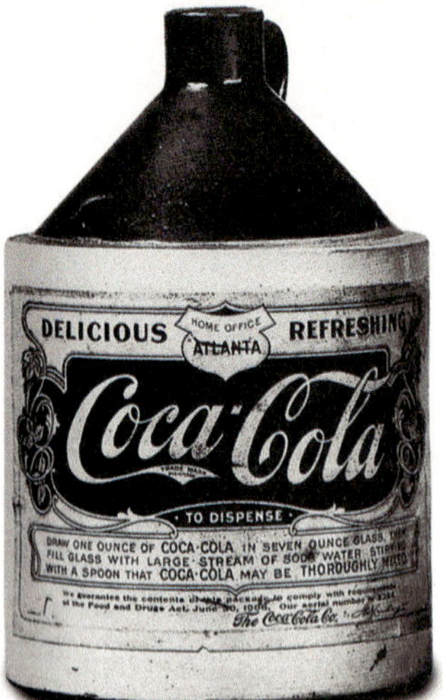

COCA-COLA kommt 1886 in den USA auf den Markt: ein kokainhaltiger Sirup, den man mit Soda verdünnt trinkt

Köstlich! Erfrischend! Berauschend! Stärkend! Mit kaum mehr als diesen vier Schlagworten bewirbt eine Zeitungsanzeige ein neuartiges „Abstinenz-Getränk", das am 8. Mai 1886 erstmals verkauft wird. Die Annonce im „Atlanta Journal" übertreibt nicht: Monatelang hat der Apotheker John Pemberton in seinem Labor an der Rezeptur gearbeitet, hat Zucker, Zitronensäure, Vanilleextrakt, Orangen-, Muskatnuss- oder Zimtöl in immer neuen Verhältnissen gemischt und durch einen riesigen Sandfilter laufen lassen, hat experimentiert, gerührt, verkostet. Das Ergebnis: ein einzigartiger Geschmack – ganz ohne Alkohol. Ein Rezept genau zur richtigen Zeit: Denn im Sommer tritt in Atlanta ein Gesetz zur Prohibition in Kraft, das den Verkauf von Spirituosen verbietet.

Seine berauschende und stärkende Wirkung allerdings verdankt Pembertons Getränk industriell hergestelltem Koffein aus der westafrikanischen Kolanuss, zugeliefert von der Firma Merck aus Darmstadt. Vor allem aber enthält es einen mächtigen Wirkstoff aus den Blättern eines südamerikanischen Strauchs: Kokain. So zentral sind die zwei aufputschenden Zutaten des

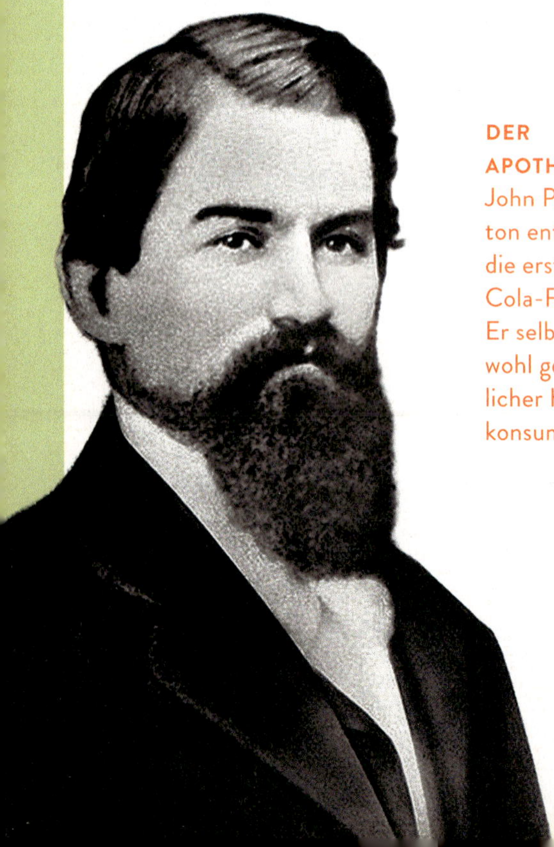

DER APOTHEKER John Pemberton entwickelt die erste Coca-Cola-Formel. Er selbst ist wohl gelegentlicher Kokainkonsument

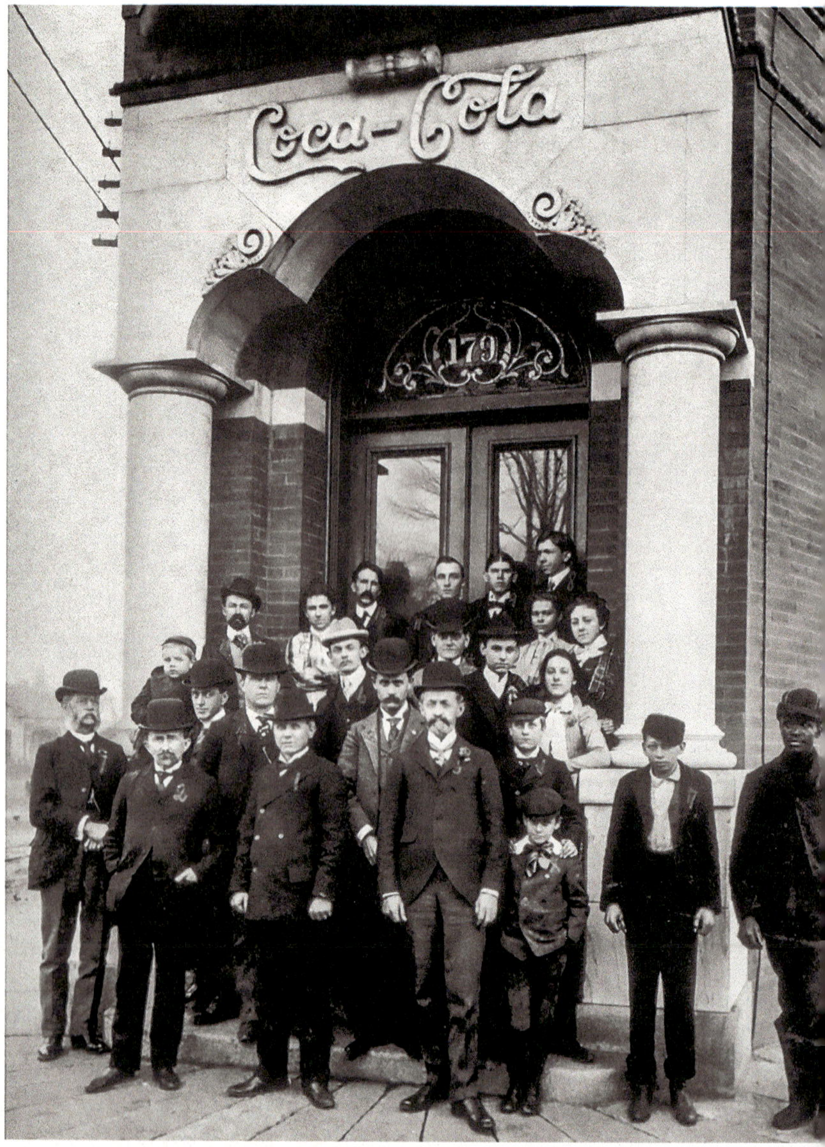

VOM ERFOLG des Getränks profitiert Pemberton nicht. 1887 entscheidet er, sein Produkt zu verkaufen. Erst danach steigt Coca-Cola zur Weltmarke auf (hier Direktoren und Mitarbeiter des Unternehmens in Atlanta, um 1900)

dunklen Sirups, der – wie zu dieser Zeit üblich – in speziellen Schankräumen mit Sprudel aufgeschäumt wird, dass Pemberton sein neues Produkt nach ihnen benennt: Coca-Cola. Mehr als 15 Jahre lang enthält jedes einzelne Glas des Softdrinks, der zu einer der wertvollsten Marken der Welt aufsteigen wird, eine kleine Menge eines schnell wirkenden Rauschmittels mit äußerst hohem Suchtpotenzial.

Nach den Maßstäben von 1886 aber ist John Pemberton weder Dealer noch zwielichtiger Panscher. Er bleibt ein angesehener Geschäftsmann. Und ist bei Weitem nicht der Erste, der Kokain öffentlich in den höchsten Tönen lobt und Produkte mit dieser Zutat massenweise vermarktet. Im Gegenteil: Pemberton bringt Coca-Cola in einer Zeit heraus, als auf beiden Seiten des Atlantiks weite Bevölkerungsschichten hochpotente Rauschmittel ganz offen und ohne jedes schlechte Gewissen konsumieren – und zwar völlig legal.

Denn in kaum einem westlichen Staat des 19. Jahrhunderts schreiben die Behörden vor, welche Substanzen zu welchem Zweck eingesetzt werden dürfen. Weder Ärzte noch Konsumenten machen einen Unterschied zwischen Medikamenten, die zur örtlichen Betäubung oder als Schmerzmittel dienen, und Drogen, die vor allem wegen ihrer berauschenden Wirkung konsumiert werden. Die moderne, auf Fakten beruhende Medizin steht am Anfang ihrer Entwicklung – Heilkunst und Quacksalberei sind noch schwer auseinanderzuhalten. Renommierte Ärzte ersinnen die absurdesten Thera-

BRAUSE FÜRS GEHIRN

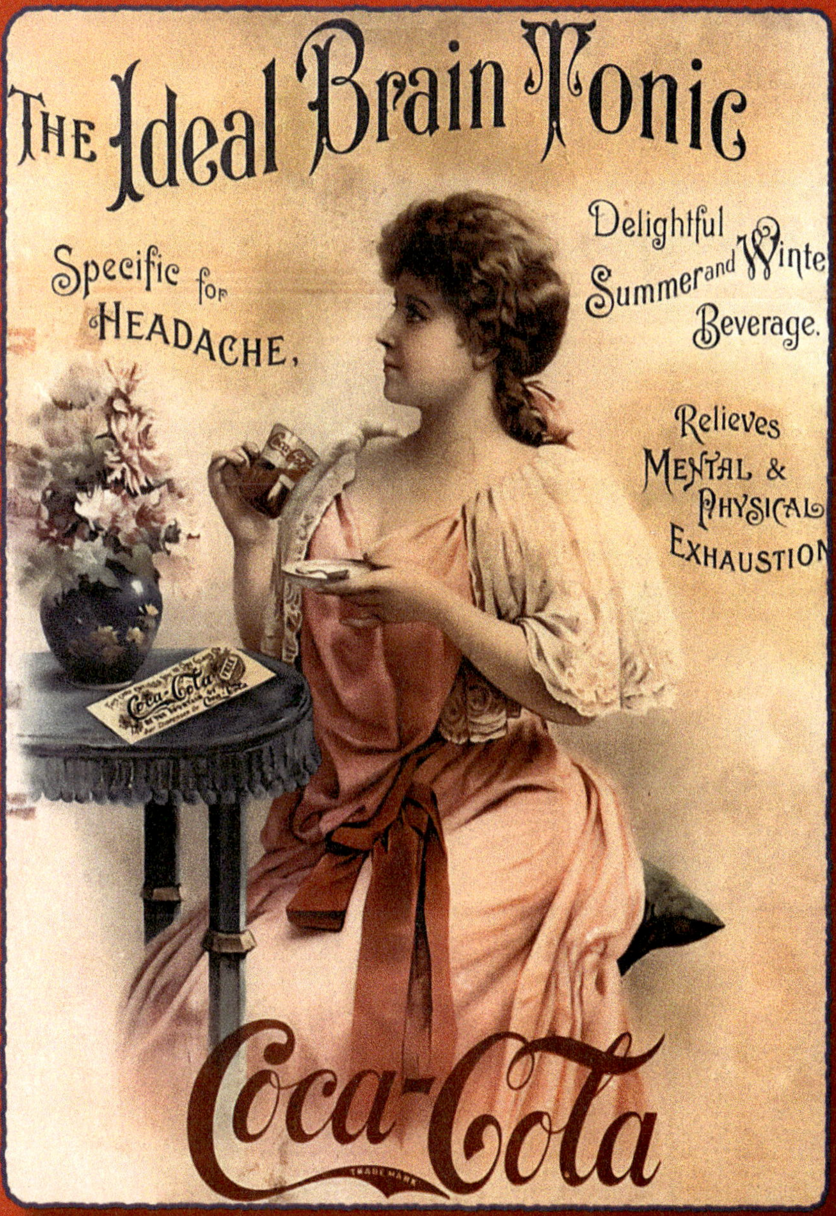

ALS »IDEALES HIRN-TONIKUM« wird der neue Trank in den 1890er Jahren angepriesen. Er soll gegen Kopfschmerz und geistige wie körperliche Erschöpfung wirken – im Sommer wie im Winter

EIN GLAS VOLLER ELAN

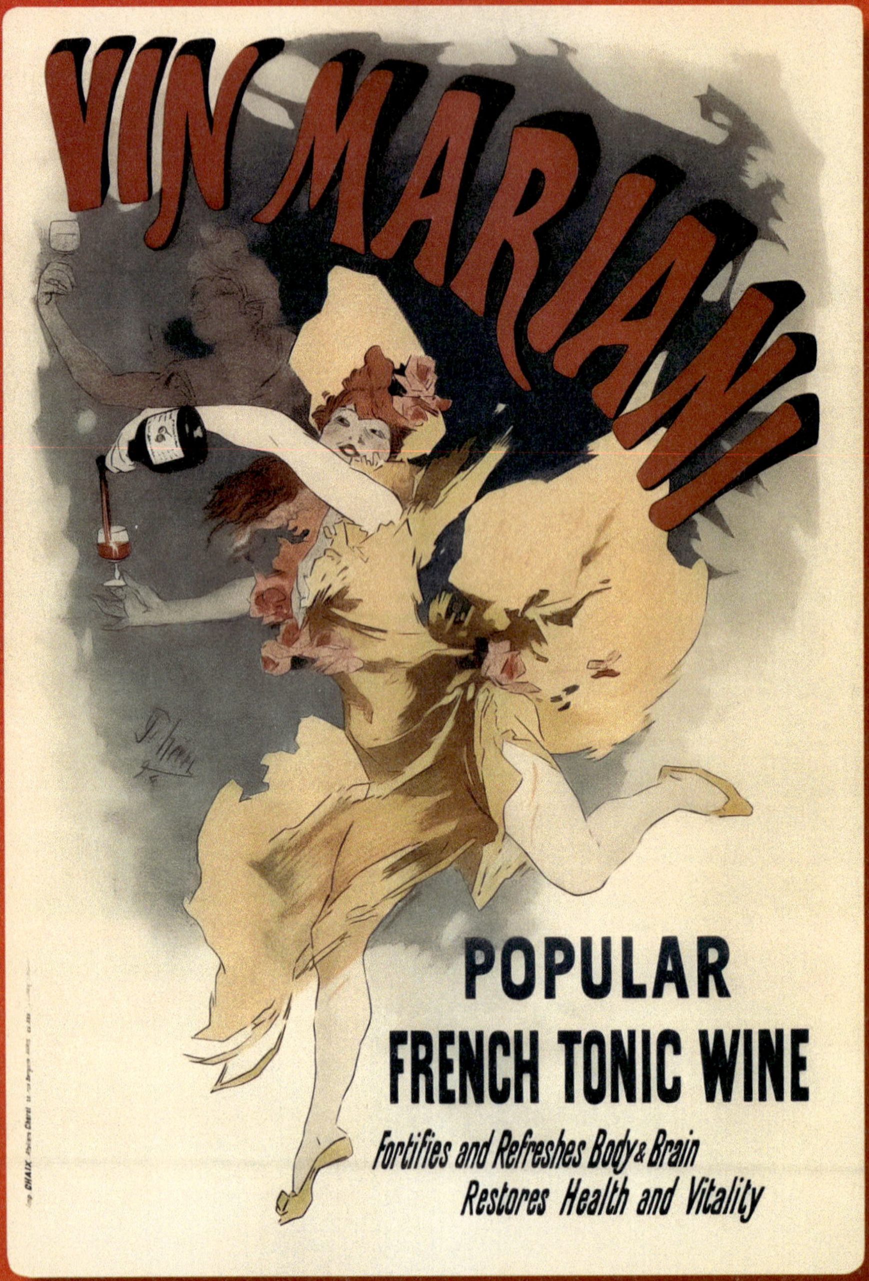

ALS EIN VORLÄUFER von Coca-Cola gilt der »Vin Mariani«: Der Korse Angelo Mariani mischt ab 1863 Bordeaux-Wein mit frischen Kokablättern. Auch Königin Viktoria und Papst Leo XIII. genießen das belebende Getränk

pien, behandeln etwa Frauen, die an der vermeintlichen Krankheit Hysterie leiden, mit auf die Gebärmutter gerichteten Stromstößen. Auch Arzneimittelkunde und Chemie beginnen gerade erst, mit wissenschaftlichen Methoden zu arbeiten.

Allerdings entwickeln sich diese Methoden mit gewaltigen Schritten. In früheren Jahrhunderten kamen Menschen vor allem an Schmerz- und Rauschmittel, indem sie Pflanzenteile wie die Blätter des Kokastrauchs verwendeten. Oder sie nutzten natürlich ablaufende Prozesse, ließen etwa Trauben vergären, um Alkohol zu gewinnen.

Der junge Paderborner Apothekergehilfe Friedrich Sertürner aber will herausfinden, wie Arzneipflanzen wirken. Im frühen 19. Jahrhundert experimentiert er mit dem getrockneten Milchsaft der unreifen Schlafmohnkapsel. Der als Opium bekannte Stoff ist eine der ältesten Drogen der Welt. Sertürner will die Substanz finden, die in der bröckelig-braunen, an Kandiszucker erinnernden Masse wirkt. 1806 gelingt es ihm, sie in Kristallform zu isolieren. Nach Morpheus, dem griechischen Gott der Träume, nennt Sertürner später den Stoff: „Morphium".

In den folgenden Jahrzehnten wird es zur wohl ersten westlichen Modedroge der Geschichte: Nicht nur verschreiben es Mediziner unbesorgt als potentes Schmerzmittel. Auch viele Gesunde schätzen das

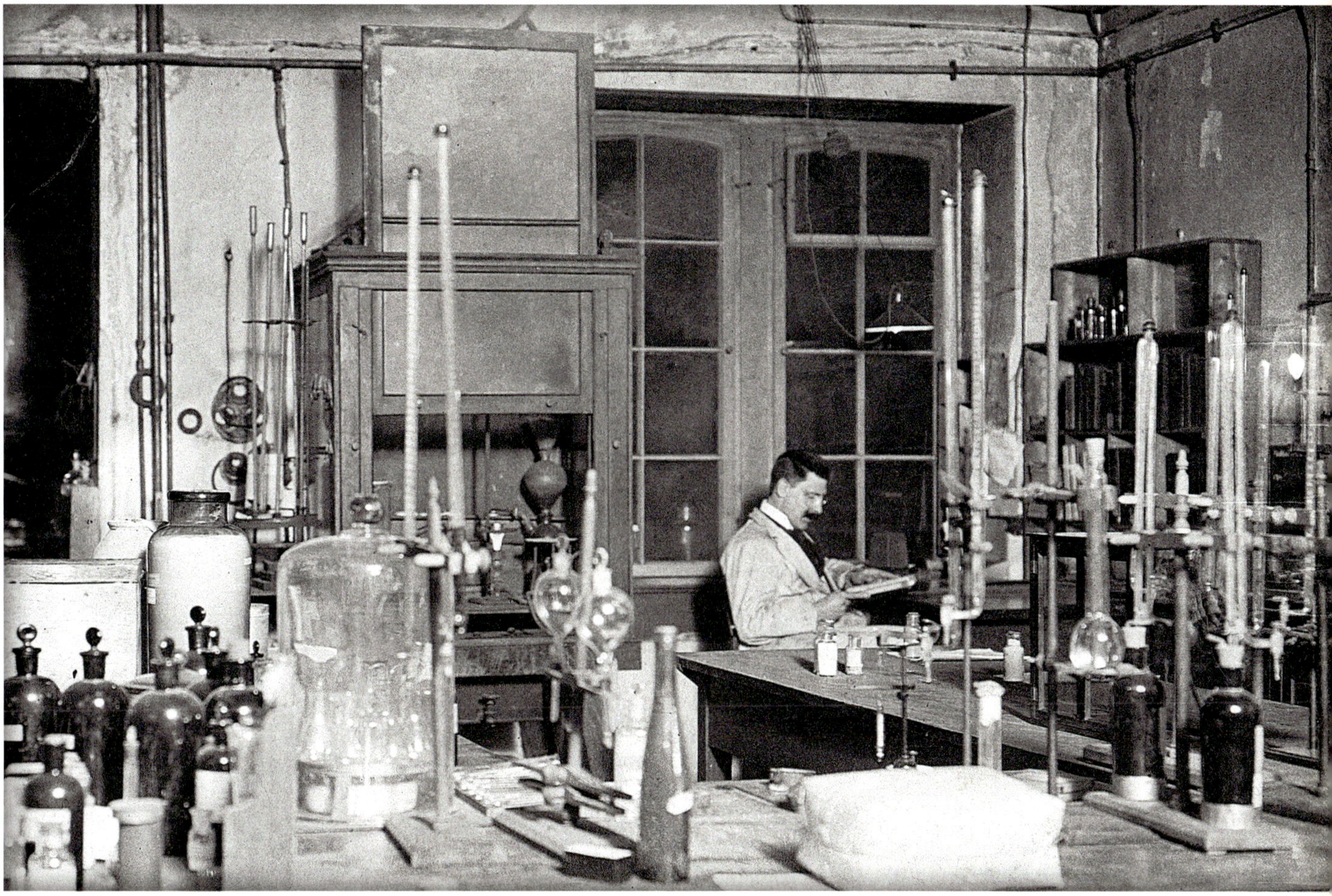

Stimmungshoch, die Gelassenheit, die ihnen der Stoff verleiht – umso mehr seit Erfindung der Injektionsnadel 1853. Den Stoff direkt in die Blutbahn zu spritzen, führt zu einer schnelleren und heftigeren Wirkung.

Zugleich kristallisiert sich immer stärker heraus: Wer Morphium zu intensiv konsumiert, zahlt einen Preis. Es kann Übelkeit oder Verstopfung, bei Überdosierung sogar eine Lähmung des Atmungsreflexes bewirken. Hat sich der Körper einmal an den Stoff gewöhnt, fordert er ihn unerbittlich immer wieder ein. Bekommt er ihn nicht, straft er die sogenannten Morphinisten mit den Schrecken des kalten Entzugs: Krämpfen, Durchfall, Schlaflosigkeit, Angstzustände.

Just zu dieser Zeit gelingt es einem jungen Göttinger Wissenschaftler, einen Stoff zu isolieren, der bald das scheinbar perfekte Gegengift bietet: Um 1860 untersucht Albert Niemann, Doktorand der Chemie, den Inhalt einer großen Schiffstruhe, die eine österreichische Fregatte von einer Weltumsegelung aus Südamerika mitgebracht hat – darin rund 30 Pfund Blätter des Kokastrauchs. Vor allem in den peruanischen und bolivianischen Anden gehört es seit Jahrhunderten zum Alltag vieler Menschen, sich die Pflanzenteile in die Wange zu stecken und auszulutschen.

DIE DEUTSCHE Chemiefirma Merck (oben ein Labor) stellt ab den 1880er Jahren in großem Stil Kokain für den medizinischen Gebrauch her. Der Rohstoff dafür kommt bald zum Großteil von firmeneigenen Koka-Plantagen auf Java

Die Kokablätter sind reich an Kohlehydraten, Kalzium, Vitaminen – und enthalten geringe Mengen an Koka-Alkaloiden, einem Naturstoff, der leicht berauschend wirkt. Dieser unterdrückt Hunger und Müdigkeit; dank ihm sind die Einheimischen in der Lage, in der kalten, dünnen Hochgebirgsluft weite Strecken zurückzulegen und dabei schwere Lasten zu tragen. Vor der Ankunft der Europäer sollen die Blätter so bedeutend gewesen sein, dass sie als heilig verehrt wurden und vorrangig Herrschern und Priestern zustanden (siehe Seite 76).

Niemann will den reinen Wirkstoff isolieren. Er zerschneidet die Blätter, versetzt sie mit hochprozentigem Alkohol und Schwefelsäure, presst aus, filtert, schüttelt, destilliert. Schließlich gewinnt er kleine Kristalle, die auf seinen Vorschlag hin als „Cocaïn" bezeichnet werden. 1862 nimmt die pharmazeutisch-chemische Firma Merck in Darmstadt das weiße Pulver in ihren Warenkatalog auf – zunächst nur zu Forschungszwecken – und verkauft bald bis zum Rand gefüllte Fläschchen.

Schnell wird klar: Kokain wirkt genau so wie die namensgebenden Blätter – nur viel schneller. Und viel intensiver. „Wenige Minuten nach der Einnahme stellt sich eine plötzliche Erheiterung und ein Gefühl von Leichtigkeit her", wird der junge Wiener Arzt Sigmund Freud später in seiner Abhandlung „Über Coca" schreiben, einer Mischung aus Selbstversuch und Überblicksstudie. „Lang anhaltende, intensive geistige oder Muskelarbeit wird ohne Ermüdung verrichtet", führt der Mediziner aus. „Nahrungs- und Schlafbedürfnis, die sonst zu bestimmten Tageszeiten gebieterisch aufgetreten, sind wie weggewischt." Nebenwirkungen oder Gefahren „bei längerem mäßigen Gebrauch" hält Freud für unwahrscheinlich – eine Einschätzung, die er bald bitter bereuen wird.

Es ist wohl der Korse Angelo Mariani, der als Erster erfolgreich einen Markt für Kokainprodukte findet. Der Chemiker mischt 1863 in seinem Pariser Labor mithilfe von Kokablättern ein Getränk zusammen, das Kokain in den folgenden Jahren wortwörtlich in aller Munde bringen wird. Sein „Vin Mariani" beruht auf einem simplen und sehr französischen Rezept: Auf ein Glas Bordeaux kommen im Schnitt 40 Milligramm Kokain. Dieser Trank enthält etwa so viel Pulver wie eine geschnupfte „Line" (diese Art des Konsums setzt sich jedoch erst in den kommenden Jahrzehnten durch).

Marianiwein „ist perfekt, verleiht Gesundheit und vertreibt Trübsal", jubelt etwa der französische Dramatiker Victorien Sardou. Papst Leo XIII. erlaubt dem Unternehmen gar, Werbung mit seinem Konterfei zu machen. Auch Erfinder Thomas Edison, Jules Verne, Autor von „20 000 Meilen unter dem Meer", und die britische Königin Viktoria äußern öffentlich ihre Vorliebe für das doppelt berauschende Getränk.

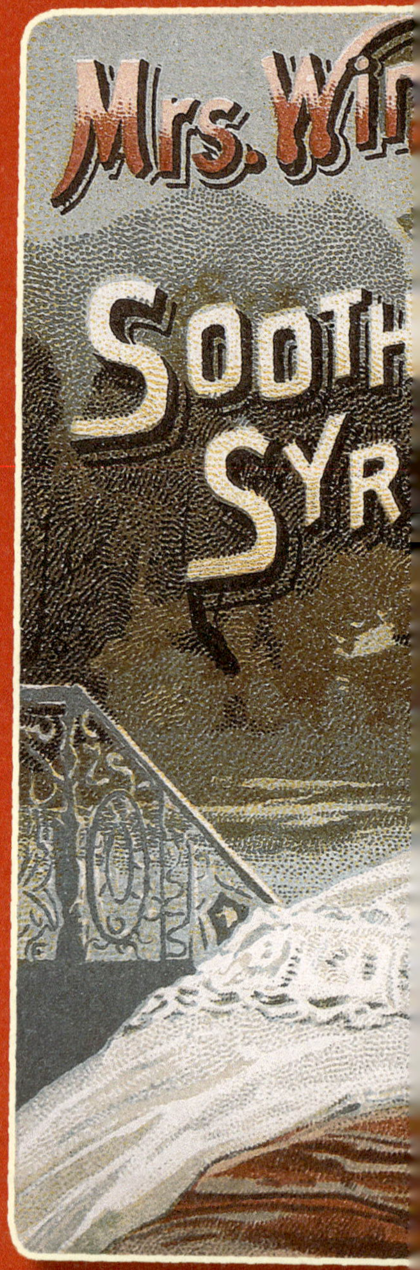

SCHLAF, KINDLEIN, SCHLAF

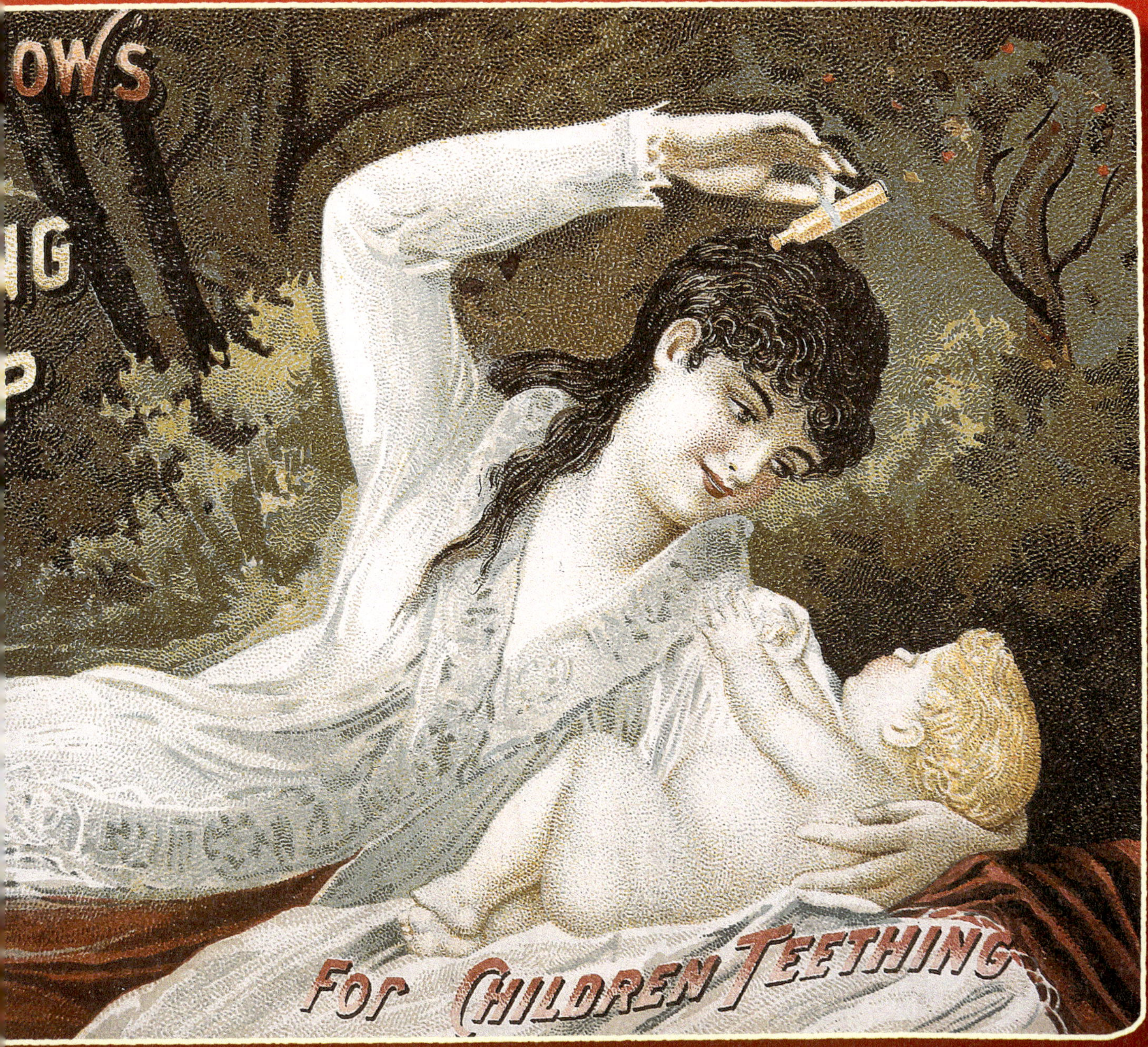

BEVOR KOKAIN populär wird, steht Morphium als Schmerzmittel hoch im Kurs. Für zahnende Kinder etwa gibt es um 1900 einen morphiumhaltigen Beruhigungssirup (oben). Er wirkt – führt jedoch in den USA zu etlichen Todesfällen unter Säuglingen

GIFT IN NEUER FORM

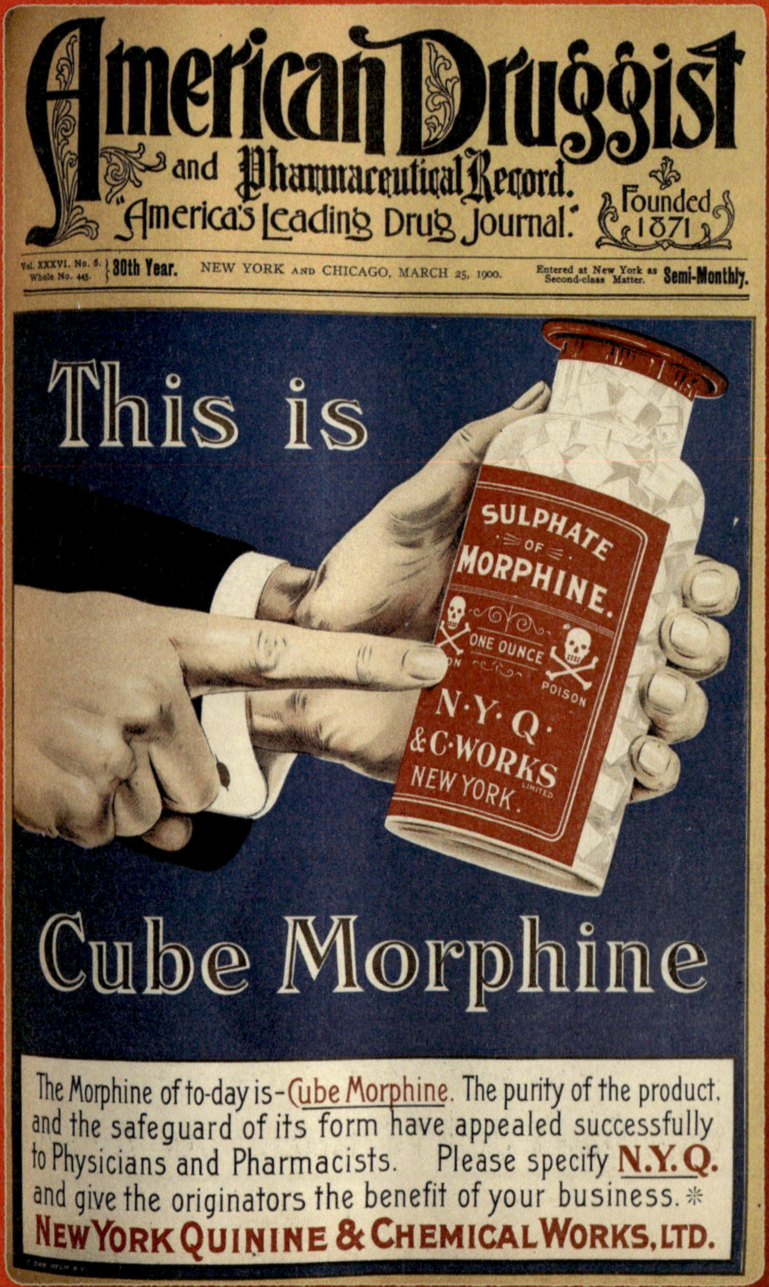

IN EINER US-APOTHEKERZEITSCHRIFT erscheint um 1900 eine Anzeige für ein modernes Morphiumpräparat in Würfelform. Obwohl die Sicherheit der Darreichungsform betont wird, warnen Totenköpfe vor Vergiftung

Es ist nicht nur dessen Erfolg, der in den 1880er Jahren einen Kokainboom auslöst. Immer mehr Pharmaunternehmen drängen auf den Markt, umwerben Ärzte, Apotheker und Drogisten, ihren Kundinnen und Patienten den Stoff zu empfehlen. Die Firma Parke, Davis and Company aus Detroit etwa verspricht, Kokain helfe gegen Blähungen, Koliken, Hysterie, Rücken- und Muskelschmerzen, lasse zudem Patienten nach einer Grippe schneller zu Kräften kommen.

Vor allem aber stellt sich bald heraus, dass Kokain, auf Schleimhäute aufgetragen, diese vorübergehend gefühllos macht. Bald setzen es Ärzte ein, um ihre Patienten an Zähnen oder Augen schmerzfrei zu operieren. Damit ist Kokain das erste industriell hergestellte Mittel zur örtlichen Betäubung; 1894 wird es das Brockhaus Konversationslexikon als „unentbehrlich" bezeichnen. Noch in den 1920er Jahren ist es eines der bedeutendsten Lokalanästhetika.

Für die zahlreichen Morphiumsüchtigen ist der neue Stoff eine Verheißung. Mit seiner Hilfe, so scheint es, können sie ihre Gier nach dem Rausch überwinden, ohne Nebenwirkungen oder Entzugserscheinungen fürchten zu müssen. Allein in Paris sollen um 1890 rund 50 000 Morphinisten leben.

Bei Weitem nicht alle Konsumenten stechen sich aus reinem Hedonismus die Nadel in den Arm. Die USA importieren etwa zur selben Zeit mehr als 225 Tonnen des Stoffs: Im Amerikanischen Bürgerkrieg zwischen 1861 und 1865 haben Militärärzte an Soldaten 60 000

Amputationen vorgenommen. Zu den typischen Folgen gehören chronische Schmerzen. Und das Mittel der Wahl, um dieses Leid zu lindern, heißt so gut wie immer Morphium.

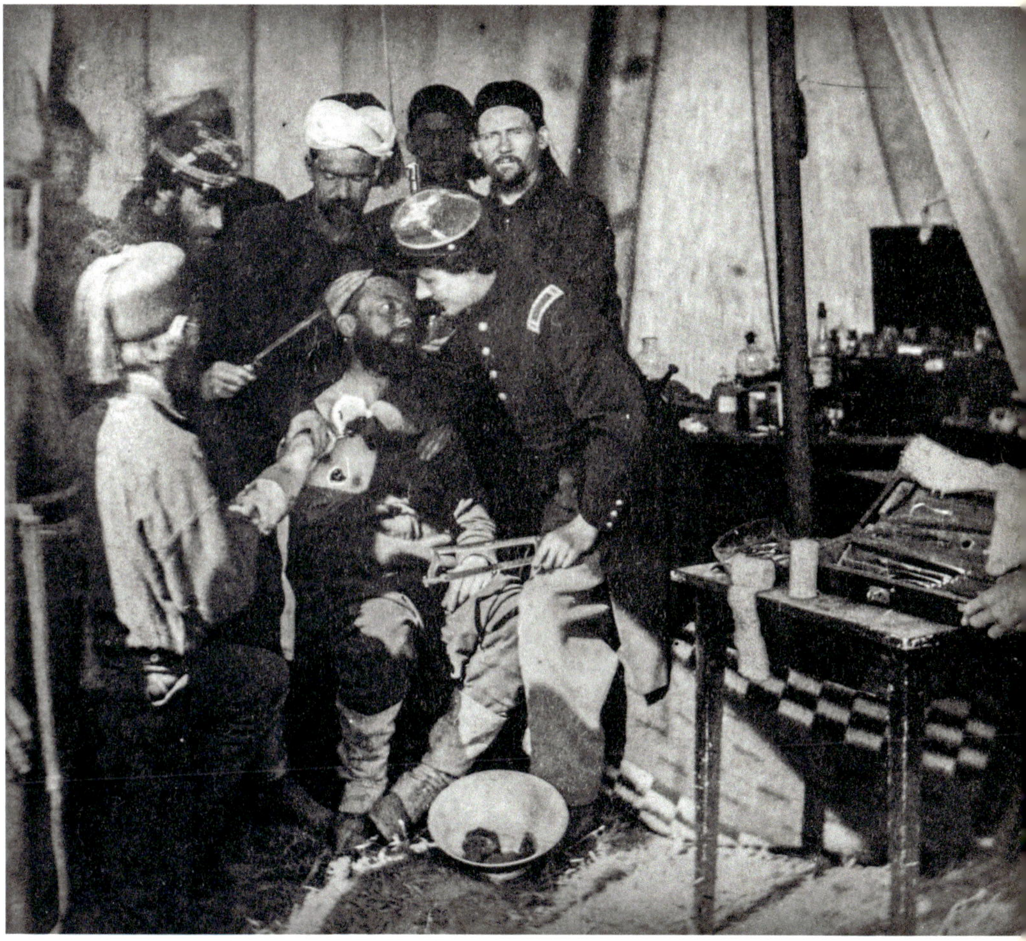

IM AMERIKANISCHEN Bürgerkrieg erleiden unzählige Soldaten Verletzungen und Amputationen (hier nach Kämpfen im Jahr 1863). Viele nehmen Morphium gegen die Schmerzen und werden abhängig. Kokain gilt als »Gegenmittel«

W

Wohl kaum ein Versuch eines Schmerzpatienten, die Sucht nach dem Opiat mit Kokain zu heilen, ist besser dokumentiert als der Ernst Fleischl von Marxows, eines aufstrebenden Arztes am Wiener Allgemeinen Krankenhaus. 1871 entzündet sich eine Schnittwunde an dessen Daumen so heftig, dass der Finger amputiert werden muss. Die unsäglichen Folgeschmerzen lindert er mit immer höheren Dosen Morphium.

Ein Freund und Kollege Fleischl von Marxows, der zehn Jahre jüngere und noch weitgehend unbekannte Sigmund Freud, will im Selbstversuch das medizinische Potenzial von Kokain ergründen. Im Frühjahr 1884 bestellt er bei Merck in Darmstadt Stoff für drei Gulden und 33 Kreuzer, ein Zehntel seines dürftigen Monatsgehalts. Er trinkt ihn in Wasser gelöst – und ist begeistert: Eine kleine Dosis, schreibt er bald darauf seiner Verlobten, habe ihn „wunderbar auf die Höhe gehoben". Ermuntert durch Berichte eines US-Kollegen, der Opiumsüchtige mit Kokain geheilt haben will, schlägt Freud seinem Freund dieselbe Therapie vor. Voller Hoffnung willigt dieser ein.

Tatsächlich sinkt Fleischl von Marxows Morphiumverbrauch innerhalb weniger Wochen drastisch. Freud, der gerade an „Über Coca" arbeitet, greift die vermeintliche Heilung in seiner Schrift auf: „Coca" habe den Patienten in die Lage versetzt, schreibt er, „die Morphinentziehung unter geringfügigen Symptomen zu überstehen".

Etwa zur gleichen Zeit beginnt auf der anderen Seite des Atlantiks John Pemberton, sich für die Wirkung von Kokablättern zu interessieren: Wegen einer Verletzung aus dem Bürgerkrieg leidet er unter chronischen Schmerzen, die er mit ebenso chronischem Morphiumkonsum unterdrückt. Auch er traut dem neuen Wirkstoff zu,

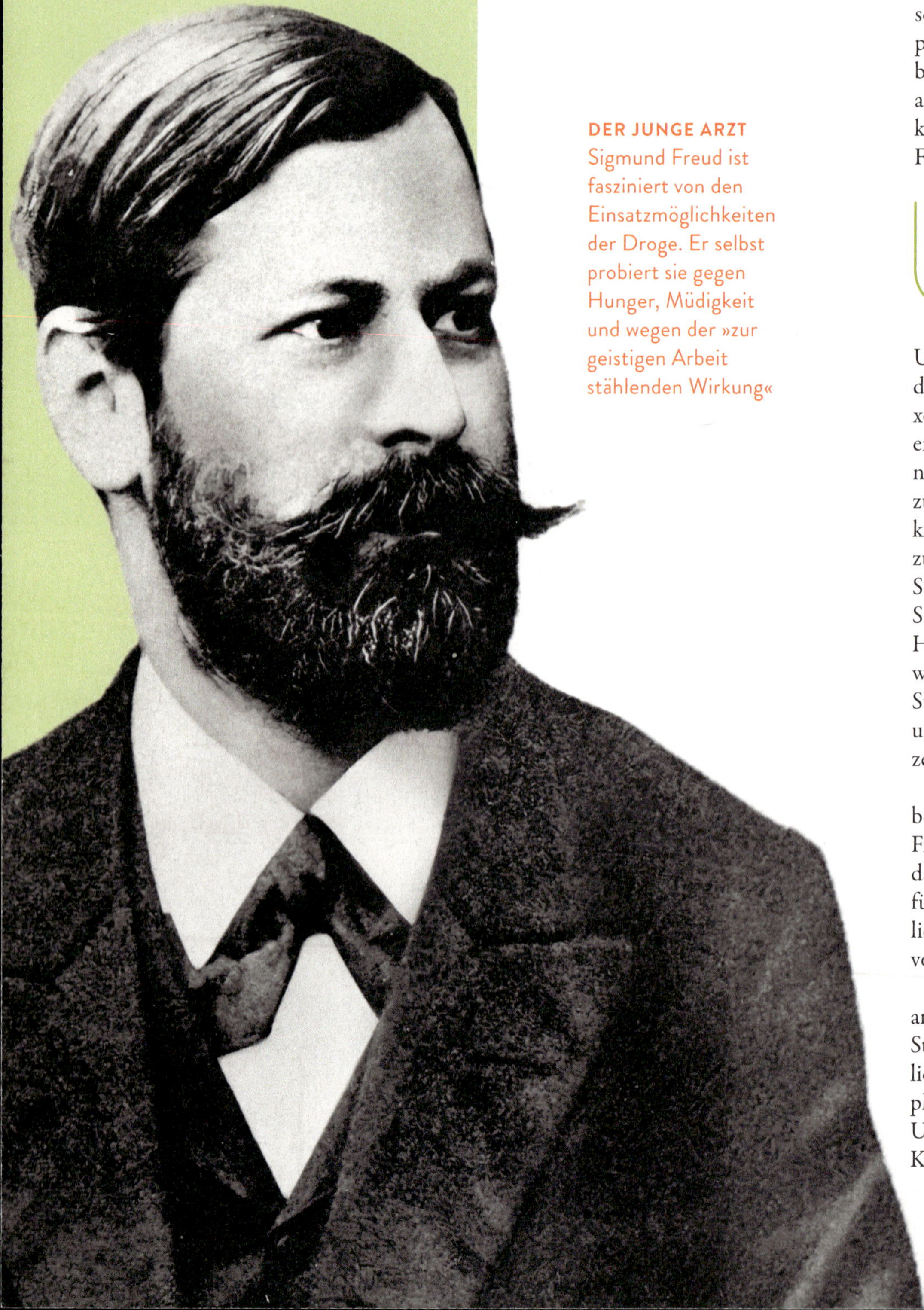

DER JUNGE ARZT
Sigmund Freud ist fasziniert von den Einsatzmöglichkeiten der Droge. Er selbst probiert sie gegen Hunger, Müdigkeit und wegen der »zur geistigen Arbeit stählenden Wirkung«

seine Sucht zu heilen. Ganz Geschäftsmann, sucht er zugleich nach Wegen, diesen zu vermarkten. 1884 beginnt er, in Atlanta und Umgebung „French Wine Coca" anzubieten, eine Kopie des Marianiweins und zugleich eine Art alkoholhaltige Vorstufe von Coca-Cola. Pembertons selbstbewusste Werbung – er preist das Getränk als „Gottes bestes Geschenk in der Medizin" an – zeigt Wirkung: Bald verkauft er Hunderte Flaschen French Wine Coca am Tag.

Unterdessen verschlechtert sich der Zustand Fleischl von Marxows. Wenige Wochen nach den ersten Erfolgen nimmt er nicht nur täglich ein Gramm Kokain zu sich; auch sein Morphiumkonsum ist wieder so hoch wie zuvor. Nun abhängig von zwei Substanzen, leidet er unter Schmerzen, Schlaflosigkeit und Halluzinationen, bricht immer wieder zusammen. Er wird seine Sucht nie überwinden. Geistig und körperlich gleichermaßen zerstört, erliegt er ihr 1891.

Sigmund Freud ist tief bestürzt über das Schicksal des Freundes. Er hält zwar noch daran fest, Kokain sei zumindest für gesunde Menschen unschädlich, distanziert sich aber damit von früheren Lobreden.

Überhaupt mehren sich am Ende des Jahrhunderts die Stimmen, die Kokain für ähnlich schädlich halten wie Morphium. 1888 etwa berichtet ein US-amerikanischer Arzt, wie Kokain einen seiner Patienten innerhalb weniger Monate in einen „ausgezehrten, hohläugigen, verschlagenen, flachbrüstigen, hilflosen Hinkefuß der Menschheit" verwandelt habe.

Viele Kokainabhängige aber wirken nach außen hin ganz normal, bewältigen ihren Alltag scheinbar problemlos. Anders als bei Morphium bewirkt die Sucht auch je nach Einnahmeart weniger starke körperliche Entzugserscheinungen. Doch braucht, wer regelmäßig Kokain nimmt, ständig höhere Dosen, um den gewünschten Rausch zu erleben. Bei starkem Konsum zerstört es die Schleimhäute der Nase, führt zu Herz- und Gehirninfarkten oder bewirkt psychische Störungen, die zum Selbstmord führen können. Ein späterer Versuch mit Ratten zeigt: Während Tiere, denen unbegrenzt das Opiat Heroin zur Verfügung steht, weiterhin schlafen, essen und trinken, tun Ratten mit freiem Zugang zu Kokain nichts anderes mehr, als sich zu berauschen, und sterben innerhalb weniger Wochen.

Aber selbst die schlimmsten Nachrichten über die Folgen des Konsums bringen die Menschen um die Jahrhundertwende nicht vom Kokain ab – gerade in den USA. Einige europäische Staaten versuchen den Markt zu regulieren; Großbritannien etwa hat schon 1868 eine Registrierungspflicht für Apotheker eingeführt, die Wirkstoffe wie Opium verkaufen, 1901 tritt im Deutschen Reich eine ähnliche Verordnung in Kraft.

In den USA dagegen entscheiden die Bundesstaaten über Gesundheitsfragen. Viele von ihnen überwachen nicht, wer als Mediziner praktizieren darf.

KANN KOKAIN HEILEN?

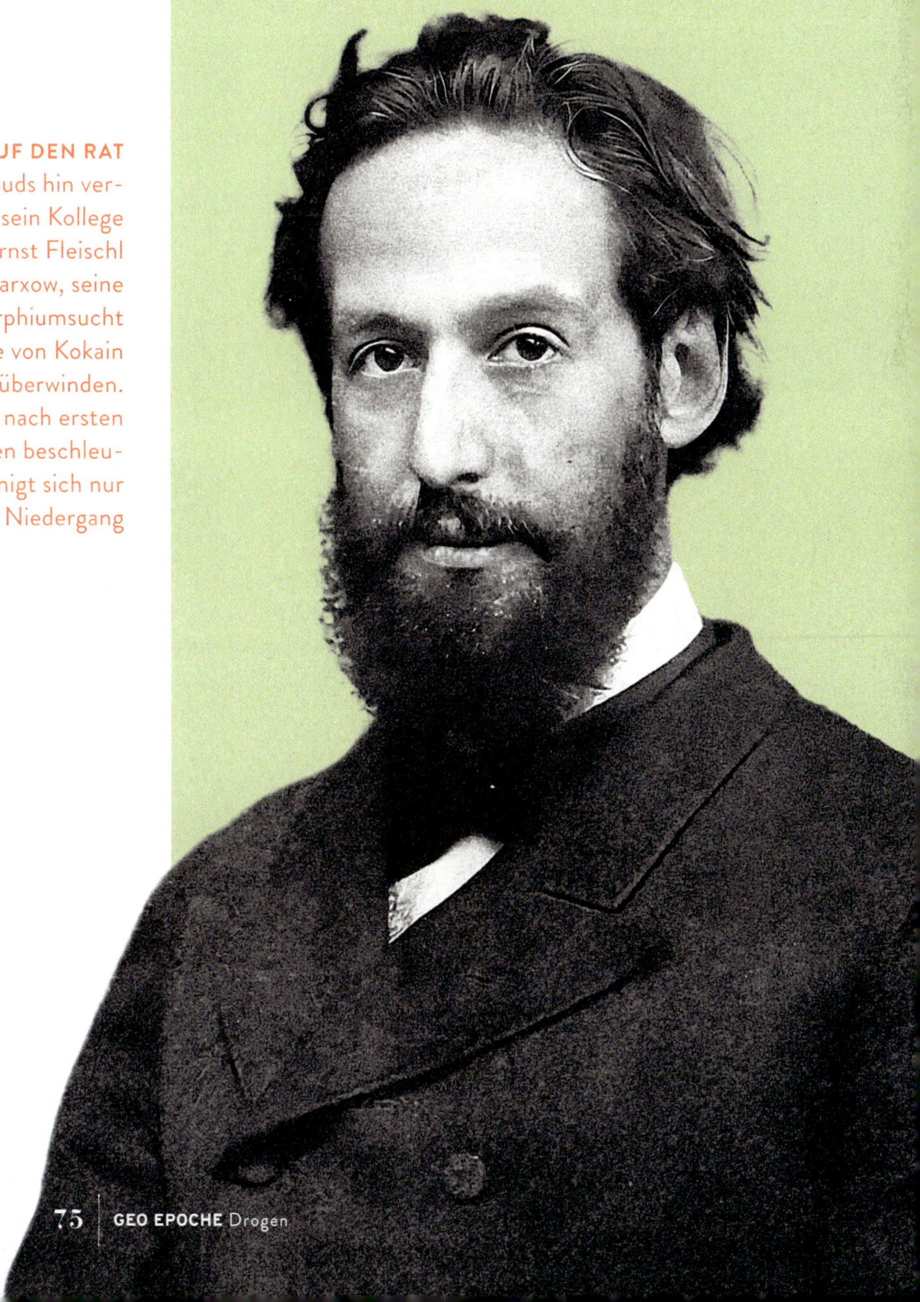

AUF DEN RAT Freuds hin versucht sein Kollege Ernst Fleischl von Marxow, seine Morphiumsucht mithilfe von Kokain zu überwinden. Doch nach ersten Erfolgen beschleunigt sich nur sein Niedergang

Koka-Kult der Inka

DIE GABE DER GÖTTER

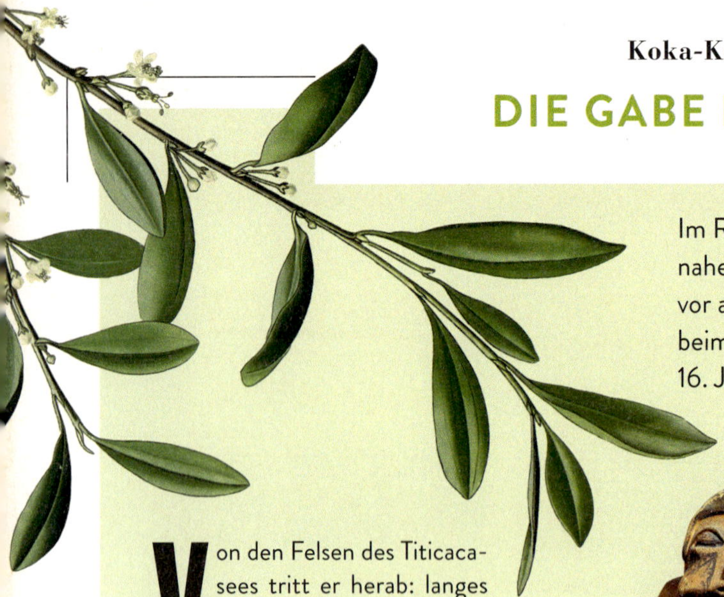

Im Reich der Inka genießt die Kokapflanze nahezu kultische Verehrung: Lange gebührt sie vor allem Herrschern und Priestern, hilft beim Übergang vom Leben zum Tod. Bis im 16. Jahrhundert die Spanier einfallen

Von den Felsen des Titicacasees tritt er herab: langes schwarzes Haar, ein goldenes Zepter in der Hand. Manko Kapak, Sohn der Sonne, ist gekommen, um die Völker Südamerikas zu einen und ihnen eine Pflanze darzureichen: den Kokastrauch. So erzählen es die Inka, die ab dem 13. Jahrhundert ein gewaltiges Reich in den Anden aufbauen und zur einflussreichsten Macht Südamerikas aufsteigen. Auch dank Koka.

Die Blätter der Kokapflanze werden in Südamerika bereits seit mindestens 4000 Jahren konsumiert. Doch erst unter den Inka wird Koka zu einer tragenden Säule der Gemeinschaft – kultisch verehrt, streng verwaltet, tief verankert im Alltag der Menschen.

Vor allem an den feuchten Osthängen der Anden legen die Menschen Terrassenfelder für die Kokasträucher an – dort, wo der Nebel aus dem Amazonasbecken aufsteigt. Die Arbeit ist streng hierarchisch geregelt. Feste Aufgaben wie die Aufsicht über die Felder und das Verpacken der Blätter obliegen den *Camayos*: einer spezialisierten Gruppe von Inka, die ihren Status vererben. Drei- bis viermal im Jahr kommen Feldarbeiter, sogenannte *Mitayos*, aus dem Hochland, um die Blätter zu pflücken und die wertvolle Ernte zu den Siedlungen zu transportieren.

Einen Teil der Blätter erhalten die Herrscher als Tribut. Auch die Koka-Priester der Inka brauchen beständig Nachschub: In den Tempeln opfern sie täglich Blätter an die Götter, verbrennen das Grün oder werfen es in alle Himmelsrichtungen, stellvertretend für die vier Regionen des Reiches, das sich in Hochzeiten über weite Teile der Anden entlang der südamerikanischen Westküste erstreckt.

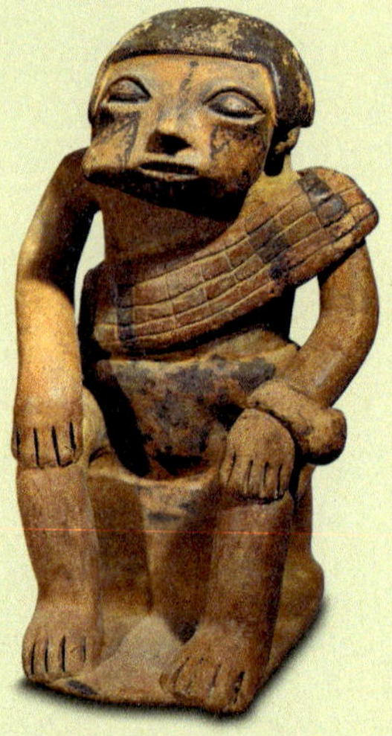

DIE AUSSTÜLPUNG in der Wange dieser präkolumbischen Tonfigur zeigt, wie Kokablätter seit jeher genossen werden

Die *Chaski*, die Botenläufer, nehmen Koka als Energiequelle auf ihren Märschen, Krieger bereiten sich damit auf Kämpfe vor, Bauern verwenden es gegen Schmerzen, Erschöpfung und die Höhenkrankheit: Zu einer Kugel geformt, legen sie die Blätter mit etwas Kalk in eine Wangentasche und lutschen sie aus. Der Kalk hilft, die Wirkstoffe besser zu lösen. Das natürliche Koka ist mild: Die Inka spüren keinen Rausch, vielmehr schwinden Müdigkeit und Hunger.

Derart bedeutend ist die heilige Pflanze, dass die Inka selbst den Toten Kokablätter in den Mund legen: Sie glauben, dass es den Verstorbenen Kraft für den Übergang ins Jenseits gibt. So bleibt Koka ein Band zwischen den Inka und ihren Göttern – bis die Spanier im 16. Jahrhundert den Kontinent erobern. Die Konquistadoren sehen im Koka-Kult ein Hindernis für die Christianisierung. Die Pflanze sei „ein Blendwerk des Teufels", schreibt König Philipp II. 1551 verbieten die Spanier den Koka-Anbau und -Verzehr als heidnischen Götzendienst.

Bald jedoch erkennen die Eroberer einen handfesten Nutzen für sich: Die indigenen Zwangsarbeiter, die in den Silberminen schuften, arbeiten bis zu 36 Stunden ohne zu essen und zu schlafen, wenn sie Koka bekommen. Und so übernehmen die Spanier selbst das Geschäft, verkaufen die zuvor verteufelten Blätter auf den Märkten an die Einheimischen, zwingen viele Hochlandbewohner, Koka-Felder in tiefer gelegenen Regionen zu beackern. Doch die extremen Arbeitsbedingungen, das ungewohnte feucht-heiße Klima und Krankheiten raffen die Menschen dahin. Was einst heilig war, wird blutige Handelsware. Manko Kapak und die Göttlichkeit des Koka sind vergessen. *Melissa Hertwig*

Sie schreiben auch nicht vor, welche Wirkstoffe selbst ernannte Heiler den Menschen verordnen, und erlauben unbegrenzt Werbung für beliebige Substanzen. Die Pharmafirma Parke, Davis and Company etwa gibt angesehene medizinische Fachzeitschriften heraus und platziert dort unter anderem illustrierte Anzeigen für Kokain. Konkurrent Lloyd wiederum bewirbt die „sofortige Heilung" durch seine kokainhaltigen Zahnschmerztröpfchen – explizit für Kinder. Über 90 Prozent des in den USA verkauften Stoffs beschaffen sich die Konsumenten ohnehin direkt in Apotheken und Drogerien.

Auch das Geschäft mit Coca-Cola läuft gut; 1891 produziert das Unternehmen mehr als 75 000 Liter Sirup für die Herstellung der Kokainbrause. John Pemberton profitiert von diesem Boom nicht mehr. 1887 fürchtete der an Magenkrebs erkrankte Erfinder, angesichts der nur langsam steigenden Einnahmen weder seine Familie ernähren noch seine weiterhin bestehende Morphiumsucht finanzieren zu können. Er veräußerte die Marke Coca-Cola und die Rechte an der Rezeptur für ein paar Tausend Dollar an mehrere Interessenten; im Jahr darauf erlag er seiner Krankheit. Erst der Geschäftsmann Asa Candler, der schließlich die Firma übernimmt, weitet die Produktion zügig aus und wandelt das Unternehmen 1892 in eine Kapitalgesellschaft um, die bald millionenschwere Coca-Cola-Company.

Um 1902 sind Schätzungen zufolge rund 200 000 US-Amerikaner süchtig nach Kokain,

ZUM WOHLE ALLER

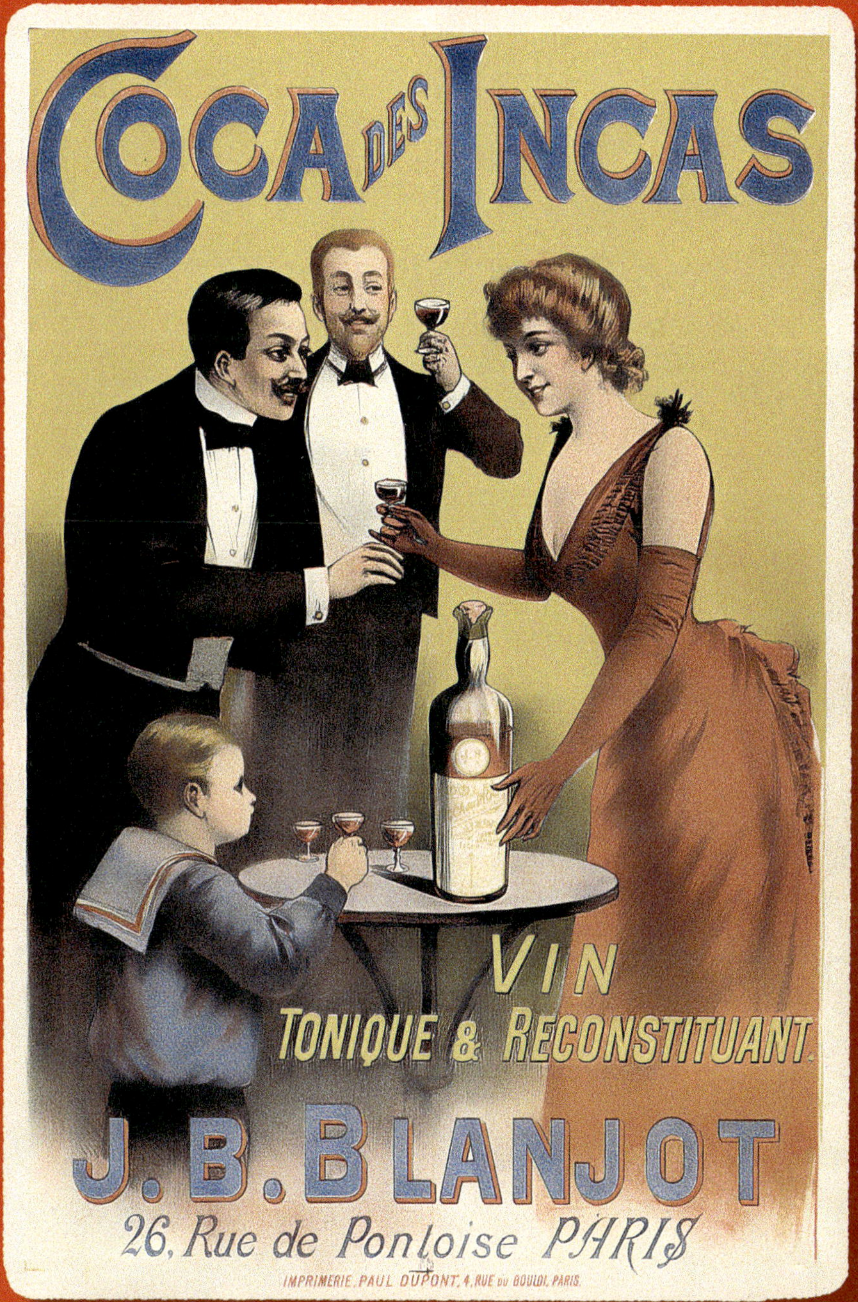

DIE FEINE GESELLSCHAFT lässt sich Pariser Koka-Wein schmecken. 1895 preist diese Werbung ihn als gesundes Getränk für Erwachsene und Kinder. Frauen wird er auch als Schönheitstrank verkauft

VERBOTENES VERLANGEN

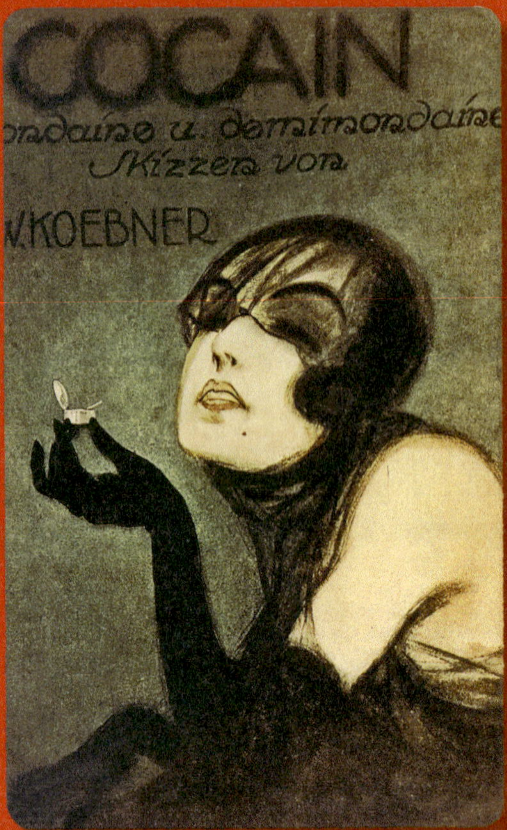

DER IMAGEWANDEL des Kokains vom Segen für die Menschheit zum illegalen Gift stigmatisiert auch die Konsumenten. Auf einer Umschlagzeichnung von 1921 schmachtet eine laszive Dame ein Koks-Döschen an

vier Jahre später liegt der Konsum vermutlich bei elf Tonnen. Etwa zu dieser Zeit beauftragt die Coca-Cola-Company ihren Lieferanten, den verwendeten Kokablättern ihren Wirkstoff zu entziehen (das genaue Datum ist nicht überliefert, da die Coca-Cola-Company hartnäckig leugnet, ihr Produkt habe jemals Kokain enthalten).

1911 berufen die USA eine internationale Opiumkonferenz in Den Haag ein. Schon lange ist es den Amerikanern ein Dorn im Auge, dass die Briten China seit Jahrzehnten illegal mit Opium überfluten und daran fürstlich verdienen. Damit soll nun Schluss sein. Die Briten aber wollen sich nicht vor aller Welt bloßstellen lassen – und knüpfen ihre Konferenzteilnahme an eine Bedingung: Wenn die Opiumkontrollen strenger werden sollen, müsse mit gleicher Härte auch der Handel mit Morphium, Heroin und Kokain reglementiert werden. Stoffe also, die zu dieser Zeit vielerorts noch legal als Heil-, Stärkungs- und Schmerzmittel verwendet werden. Die offizielle Begründung der Briten: Fällt das Opium weg, werden Süchtige umso mehr Ersatzstoffe brauchen. Und jeder weiß, wer diese Substanzen produziert: das Deutsche Reich, der weltgrößte industrielle Hersteller und Exporteur dieser Wirkstoffe. Einen Aufschwung Deutschlands zum internationalen „Großdealer" aber will niemand, vor allem angesichts des politischen Säbelrasselns der Deutschen am Vorabend des Ersten Weltkriegs. Trotz großer Interessenkonflikte einigen sich im Januar 1912 insgesamt zwölf Staaten in Den Haag darauf, den Handel mit Opium, aber auch mit Morphium, Heroin und Kokain weltweit zu beschränken.

Es dauert Jahre und einen Weltkrieg, bis die Konvention in Kraft tritt. Erst 1920 wird Kokain in Deutschland verschreibungspflichtig. Wer dagegen verstößt, muss 10 000 Mark Bußgeld bezahlen oder kommt für sechs Monate ins Gefängnis. Doch noch 1924 reichen Übelkeit, Asthma, Seekrankheit oder Migräne, um vom Arzt ein Rezept für ein Kokainpräparat zu bekommen, teils mit der Anweisung, es über Monate einzunehmen.

Z

Zu diesem Zeitpunkt, rund 65 Jahre nach der Entdeckung, hat sich das Kokain jedoch längst der staatlichen Kontrolle entzogen. Der Schwarzmarkt blüht. Die etwa 15 000 Menschen, die 1924 in Berlin Kokain konsumieren, haben kaum Schwierigkeiten, an ihren Stoff zu kommen. In der Hauptstadt verkaufen Händler auf der

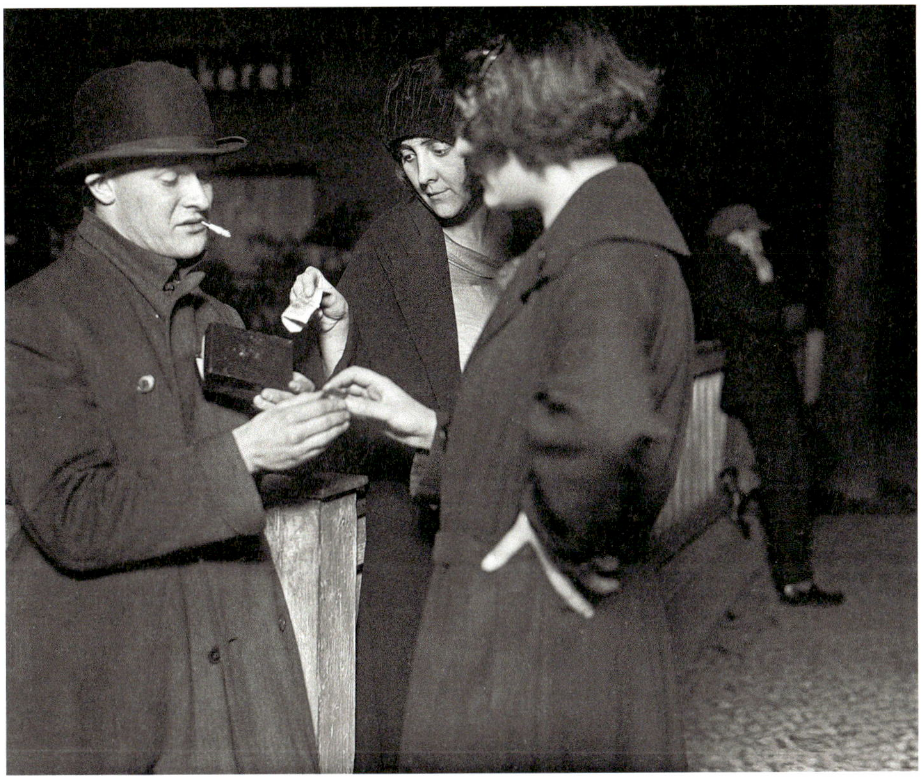

DAS IMMER STRIKTERE Kokainverbot lässt in den 1920er Jahren den Schwarzmarkt aufblühen. In Berlin verkauft ein Straßenhändler Koks in Kapseln zu zwei Mark das Stück

Straße, in eleganten Lokalen und trüben Spelunken „Mehl", „Leinwand", „Kragen", so die Codenamen von Kokain, schnupfen Süchtige in einschlägig bekannten Etablissements das Pulver öffentlich von Nagelfeilen und Handrücken. Freunde veranstalten zu Hause „Cocain-Nächte", deren Ziel allein darin liegt, alle „irre zu machen", wie ein Zeitgenosse schreibt. „Kokolores" nennen die Berliner den Kokainrausch.

An all dem ändert auch das 1929 vom Reichstag erlassene strenge Opiumgesetz, das Herstellung und Handel mit fast allen berauschenden Stoffen außer Alkohol in Deutschland unter Kontrolle stellt, nur wenig. Wer kann, schnupft weiter. Kokain wirkt stärker als das Gesetz. ◊

LITERATURTIPPS

MARK PENDERGRAST
»For God, Country and Coca-Cola«
Die Geschichte des Konzerns – umfassend und spannend erzählt (Phoenix).

THOMAS KÖHLER
»Rauschdrogen – Geschichte, Substanzen, Wirkung«
Gute, kompakte Übersicht (C. H. Beck).

IN KÜRZE

Um 1860 isoliert ein deutscher Chemiker erstmals Kokain aus Kokablättern. Zunächst nur Fachleuten bekannt, beginnt in den 1880er Jahren ein regelrechter Kokainboom: Der anregende Wirkstoff wird in Arzneien und Getränken verarbeitet, etwa in Coca-Cola. Auch Ärzte wie Sigmund Freud experimentieren mit der Substanz. Doch bald zeigen sich auch die Schattenseiten des Konsums. Der Verkauf von Kokain wird nun stärker kontrolliert – das Mittel bleibt aber populär.

KRIEG DEM MÖRDERISCHEN KRAUT

In den 1930er Jahren sucht der Chef der neuen nationalen Drogenbehörde der USA ein Thema, mit dem er sich und seine Institution profilieren kann. Harry J. Anslinger findet es in einer seit Jahrtausenden bekannten Pflanze, die er zum Staatsfeind stilisiert: Cannabis

TEXT: JENS-RAINER BERG

Die Verteufelung, Harry J. Anslingers großes Werk, ist in vollem Gange. „Horror" und „Hölle" schreit es von Plakaten, „Schande" und „Verzweiflung". Menschen, mutiert zu „bestialischen Dämonen", geistern durch Zeitungsartikel. Vorträge entfalten satanische Szenen von Jugendlichen mit Äxten, die durch das Blut ihrer gemeuchelten Familienangehörigen waten. Sie verbreiten sich scheinbar überall, die Geschichten von Grauen und Kontrollverlust. Und von der einen Ursache: Marihuana.

Jetzt, im Jahr 1936, kommt sogar ein Film in die US-Kinos. Schon der Vorspann von „Reefer Madness" (etwa „Joint-Wahnsinn"), einer Mischung aus Spiel- und Propagandafilm, lässt keinerlei Zweifel: Es geht um eine „unbeschreibliche Plage", eine „brutale Droge", deren Konsum fast unausweichlich in „schockierenden Gewalttaten" und „unheilbarer Geisteskrankheit" ende. Marihuana sei eine fürchterliche Gefahr, ja, „der wahre Staatsfeind Nummer eins". Um das zu belegen, reiht sich danach Drama an Drama, folgen Autounfälle, Schlägerei, Missbrauch, Täuschung, Totschlag, Suizid.

Der Film ist wie ein Konzentrat von Anslingers Anti-Marihuana-Kampagne: In einem groß angelegten medialen und politischen Feldzug, der sich wenig um Fakten schert, setzt der Chef der neu gegründeten US-Drogenbehörde – stämmig, ehrgeizig, selbstgerecht – in den 1930er Jahren auf maximalen Schock. Während damals kaum jemand aus der weißen Mehrheitsgesellschaft je in Kontakt geraten ist mit Marihuana, während viele Medizinexperten jener Zeit dessen Wirkung überdies als unbedenklich einstufen, schürt Anslinger mit allen Mitteln Angst. Sein Ziel: ein Verbot zu erreichen und damit die eigene Macht und Bedeutung zu mehren. So prägt der Hardliner die Drogenpolitik des 20. Jahrhunderts – mit dem Vorgehen gegen eine jahrtausendealte Substanz.

Der Hanf, botanisch *Cannabis*, im Ursprung vermutlich aus Zentralasien, kann auf viele Arten nützlich sein. Schon früh etwa erkennen die Menschen die Vorzüge der Fasern in den Stängeln, mit denen sich robuste Seile fertigen lassen oder Fäden für Stoffe. Die Samen enthalten ein nussig schmeckendes Öl.

Und ebenfalls fällt bald auf, dass die Blüten und einige Blätter der Pflanze (später Marihuana genannt) sowie deren Harz (Haschisch) eine spürbare Wirkung auf Körper und Geist haben. Bereits im alten China dient Cannabis deswegen als Beruhigungsmittel und Heilkraut. Im 5. Jahrhundert v. Chr. berichtet der berühmte griechische Geschichtsschreiber Herodot, dass die Reiterkrieger der Skythen nach Beerdigungen Hanfsamen in Zelten auf heißen Steinen rösten, um sich am Dunst zu benebeln. Auch in Indien verwenden Gläubige die Pflanze bei Ritualen, erlangen so meditative Zustände.

Von Asien aus verbreitet sich das Kraut in der ganzen Welt. Mitte des 19. Jahrhunderts empfehlen europäische Ärzte Cannabis bei Schlaflosigkeit und Migräne, Rheuma und Menstruationsbeschwerden, als Krampflöser.

Völlig andere Zwecke verfolgen etwa zur gleichen Zeit Intellektuelle um den Schriftsteller Charles Baudelaire in Paris. In ihrem „Club des Hachichins" („Klub der Haschischesser") suchen sie vor allem künstlerische Inspiration – und setzen dabei auf die psychoaktiven Effekte von Cannabis: Es kann die Wahrnehmung von Tönen und Farben intensivieren, traumähnliche Bilder auslösen.

In Europa spielt der Rausch allerdings lange eine sehr geringe Rolle – wie auch in den USA, wo Hanf bereits seit der Kolonialzeit als Rohstoff für Taue, Textilien und Papier angebaut wird. Vielmehr sind zwischen New York und Los Angeles um 1900 zahlreiche Heilpräparate und Hausmittel im Umlauf, lutschen Menschen Hanfbonbons bei Erkältung, tupfen Mütter Cannabis-Tinkturen in die Münder ihrer zahnenden Babys.

Diese unschuldigen Darreichungen muss auch der junge Harry J. Anslinger kennen, der 1892 als eines von neun Kindern deutsch-schweizerischer Immigranten im US-Bundesstaat Pennsylvania geboren wird. Anslinger arbeitet zunächst als Ermittler einer Eisenbahngesellschaft, kurz bei der Polizei,

ZU BEGINN seiner Karriere übernimmt Harry J. Anslinger unter anderem Geheimaufträge für das US-Militär, bekämpft Alkoholschmuggel, ehe er ab 1930 das Federal Bureau of Narcotics leitet. Mit einer drastisch übertriebenen, teils rassistischen Öffentlichkeitskampagne stellt Anslinger Cannabis als Inbegriff einer zerstörerischen Droge dar

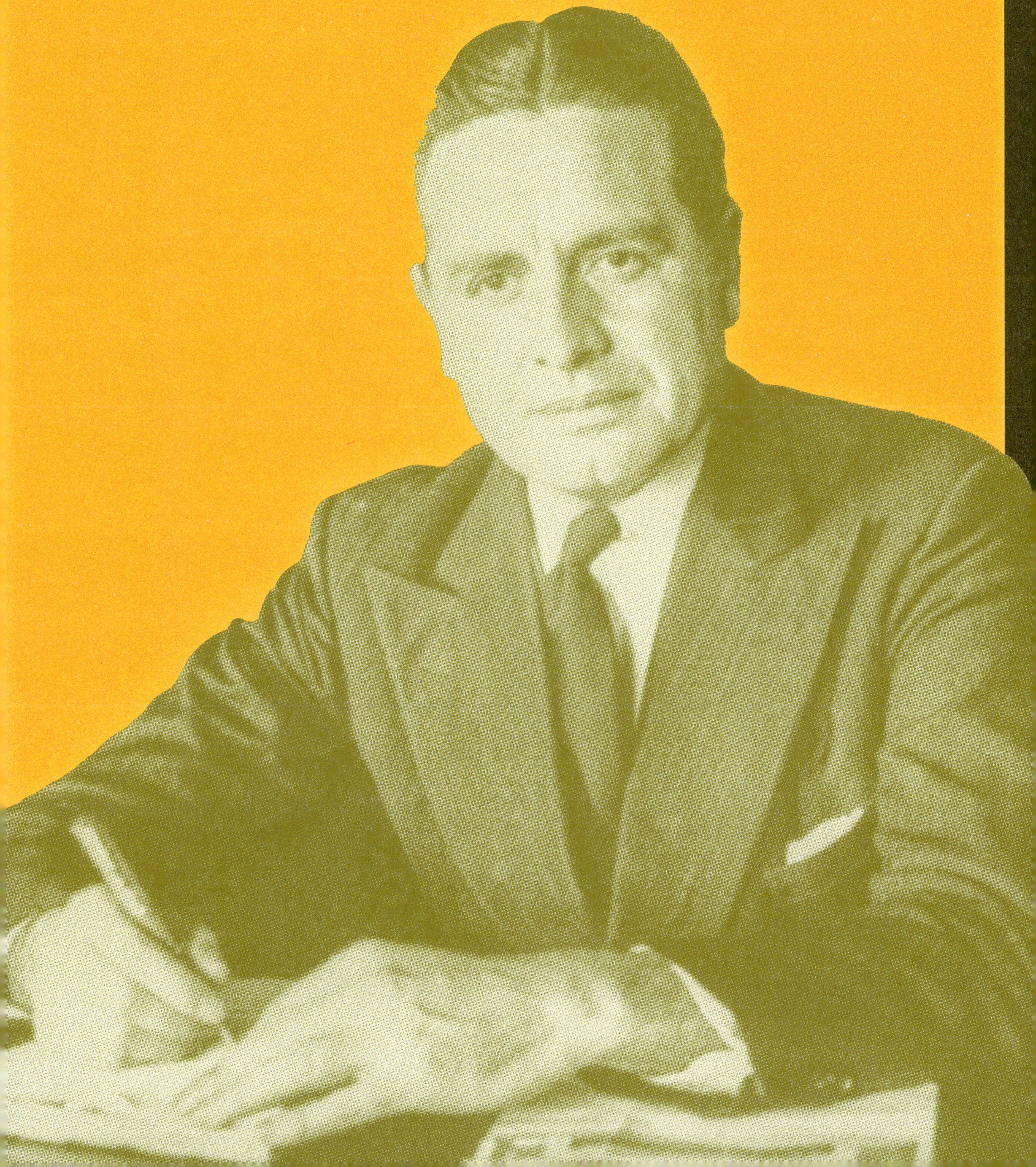

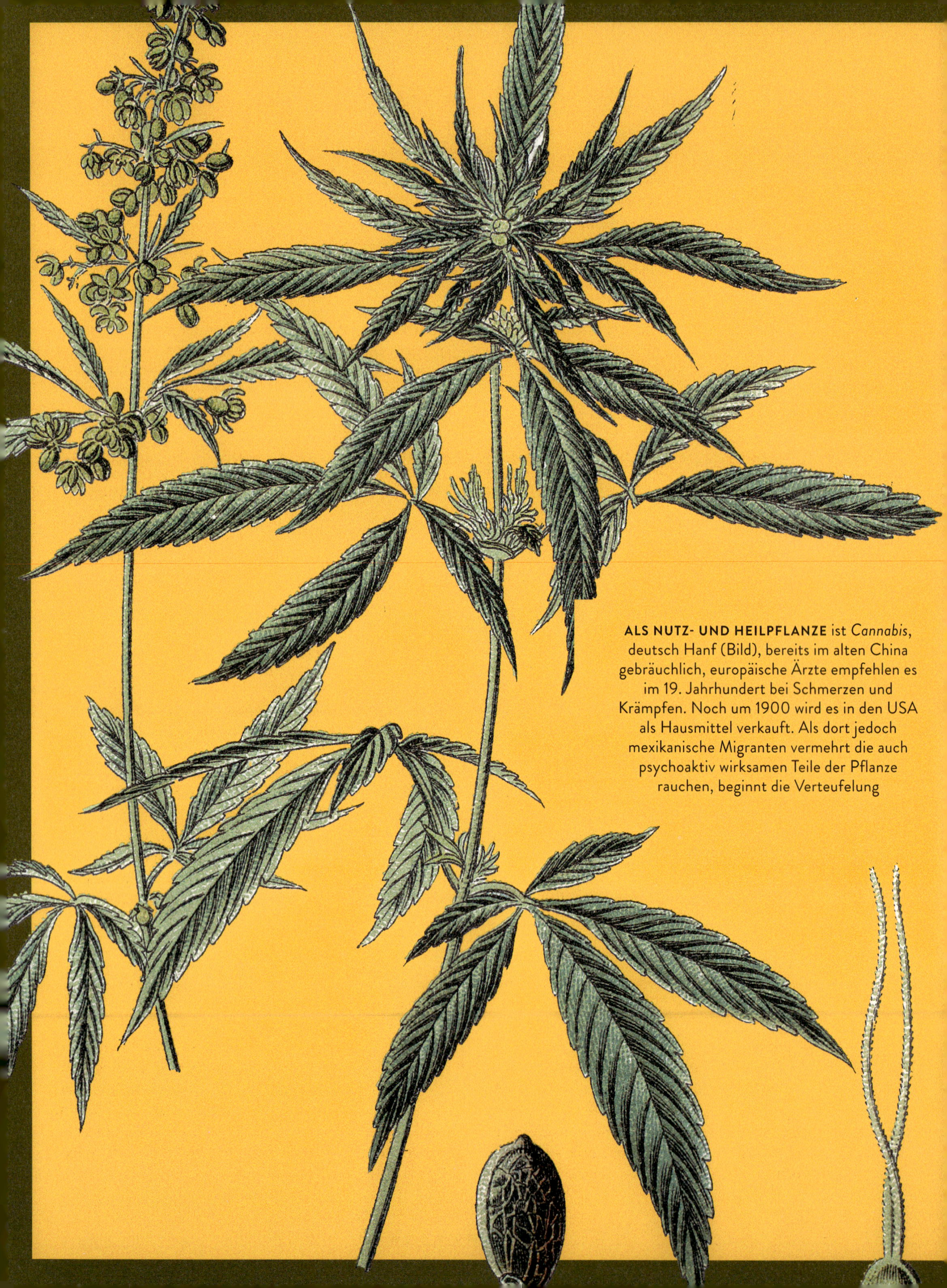

ALS NUTZ- UND HEILPFLANZE ist *Cannabis*, deutsch Hanf (Bild), bereits im alten China gebräuchlich, europäische Ärzte empfehlen es im 19. Jahrhundert bei Schmerzen und Krämpfen. Noch um 1900 wird es in den USA als Hausmittel verkauft. Als dort jedoch mexikanische Migranten vermehrt die auch psychoaktiv wirksamen Teile der Pflanze rauchen, beginnt die Verteufelung

übernimmt am Ende des Ersten Weltkriegs Geheimaufträge für das Militär, bekämpft später sehr erfolgreich den Schmuggel vor allem von Alkohol, der in den 1920er Jahren durch die sogenannte Prohibition in den USA verboten ist.

Als Washington 1930 die erste eigenständige Drogenbehörde auf Bundesebene gründet, das Federal Bureau of Narcotics (FBN), bekommt der zielstrebige 38-Jährige den Chefposten. Die neue Institution ist – verglichen etwa mit der Prohibitionsbehörde – eher klein und unbedeutend. Anslinger will das ändern. Mithilfe von Cannabis.

Dessen Ruf hat mittlerweile gelitten. Seit Ende des 19. Jahrhunderts sind Hunderttausende aus Mexiko in den Süden der USA geflohen, zunächst vor einer Diktatur, nach 1910 vor den Wirren der langen Revolution. Anfangs als günstige Arbeitskräfte geduldet, sehen sich die Einwanderer bald zunehmenden Anfeindungen gegenüber – nicht zuletzt, weil die Mexikaner in ihrer Freizeit das in ihrer Heimat verbreitete Marihuana rauchen, um zu entspannen.

Der wachsende Hass auf die Fremden und die Ablehnung der Droge bestärken sich nun gegenseitig. Cannabiskonsum wird zum Argument für den Ruf nach Ausweisung – umso mehr, als mit der Weltwirtschaftskrise eine immer schärfere Konkurrenz um einfache Jobs heraufzieht. Schon erlassen erste US-Bundesstaaten Gesetze gegen Hanf.

Auch weltweit gerät das Kraut unter Druck. Auf einer internationalen Konferenz 1925 in Genf, die sich mit der Eindämmung des globalen Handels mit Opiaten und Kokain befasst, wird – wenngleich eher beiläufig – Cannabis ebenfalls auf die Liste geächteter Stoffe gesetzt.

Als Anslinger Anfang der 1930er Jahre nach seinem Amtsantritt ein Thema sucht, um sich und seine Behörde um jeden Preis zu profilieren, bietet sich Cannabis förmlich an. Der Kern seiner Strategie: ein gewaltiges Problem zu konstruieren, um sogleich die Lösung anzubieten. Die, so sieht er es, besteht in einem strikten nationalen Verbot, getreu seiner Philosophie, nur Härte und Strafverfolgung seien sinnvolle Instrumente der Drogenpolitik.

Und so zieht der Behördenchef in den Krieg. Hält Reden, schreibt Artikel, erscheint vor parlamentarischen Gremien, hämmert die immer gleiche Botschaft in die Öffentlichkeit und die politischen Zirkel, Cannabis sei schlimmer als Opium, Morphium und Kokain, mache Menschen aggressiv, wahnsinnig und kriminell. Seine Mitarbeiter – das FBN wächst schließlich auf 400 Beamte an – sammeln Geschichten von abstrusen Verbrechen im angeblichen Cannabisrausch, ein Horrorfundus, aus dem Anslinger bei jeder Gelegenheit zitiert (spätere Analysen werden ergeben, dass viele Anekdoten aufgebauscht und verfälscht sind).

Deutlich versieht Anslinger seine Propaganda mit rassistischen Untertönen. Allein schon dadurch, dass die Anti-Cannabis-Agitatoren nun konsequent das spanische Wort „Marihuana" verwenden, machen sie die Droge zur fremdartigen Gefahr, die das weiße Amerika bedrohe, verknüpfen sie mit den mexikanischen Einwanderern. Auch Afroamerikaner werden stigmatisiert; Anslinger merkt einmal an, „Joints lassen Dunkelhäutige (er benutzt die abschätzige Bezeichnung *darkies*) denken, sie seien so gut wie Weiße".

Flankiert wird der Feldzug von der mächtigen Boulevardpresse des US-Medienmoguls William Randolph Hearst, die die Behauptungen des Drogenfahnders nur zu gern mit reißerischen Texten unterfüttert. Eine Empfehlung der American Medical Association, die keinerlei Notwendigkeit für neue Gesetze sieht, geht in der allgemeinen Hysterie fast unter.

Auf Anslingers brachialen Kurs folgt: mehr Drogenkonsum

1937 erreicht Anslingers beispiellose Verteufelung ihr Ziel: Der „Marihuana Tax Act", ein Bundesgesetz, kriminalisiert de facto erstmals landesweit den Besitz von Cannabis. Aus dem harmlosen Mittelchen für Säuglinge ist endgültig eine „böse" Substanz geworden.

Der oberste Drogenjäger, längst eine nationale Berühmtheit, steuert seinen harten Kurs an der Spitze des FBN weiter, konzentriert sich bald auf den Handel aller Rauschmittel, verfolgt mafiöse Drogenringe und setzt weitere Gesetze durch, die die Strafen beständig verschärfen. Seine Politik sorgt maßgeblich dafür, dass die UN im Jahr 1961 ein Abkommen verabschieden, das Cannabis nahezu weltweit verbieten soll. Es ist wie der Schlussstein von Anslingers Lebenswerk.

Und doch: Als er 1970, längst in Rente, einem Historiker ein Interview gibt, ist er fassungslos. Marihuana, das er in mehr als 30-jähriger Amtszeit unermüdlich bekämpft hat, dem er seine Karriere verdankt, ist – als Alltagsdroge der Hippie-Bewegung – verbreitet wie nie zuvor.

Eine Ironie der Ereignisse. Und für viele zugleich ein starkes Indiz dafür, dass eine radikal repressive, angstgesteuerte Drogenpolitik langfristig schwerlich Erfolg haben kann.

Fünf Jahre später stirbt Anslinger im Alter von 83 Jahren, umschattet von einer zweiten Ironie: Als Schmerzpatient ist der Drogendämonisierer bei seinem Tod schon seit einiger Zeit abhängig. Von Morphium. ◊

SIEG

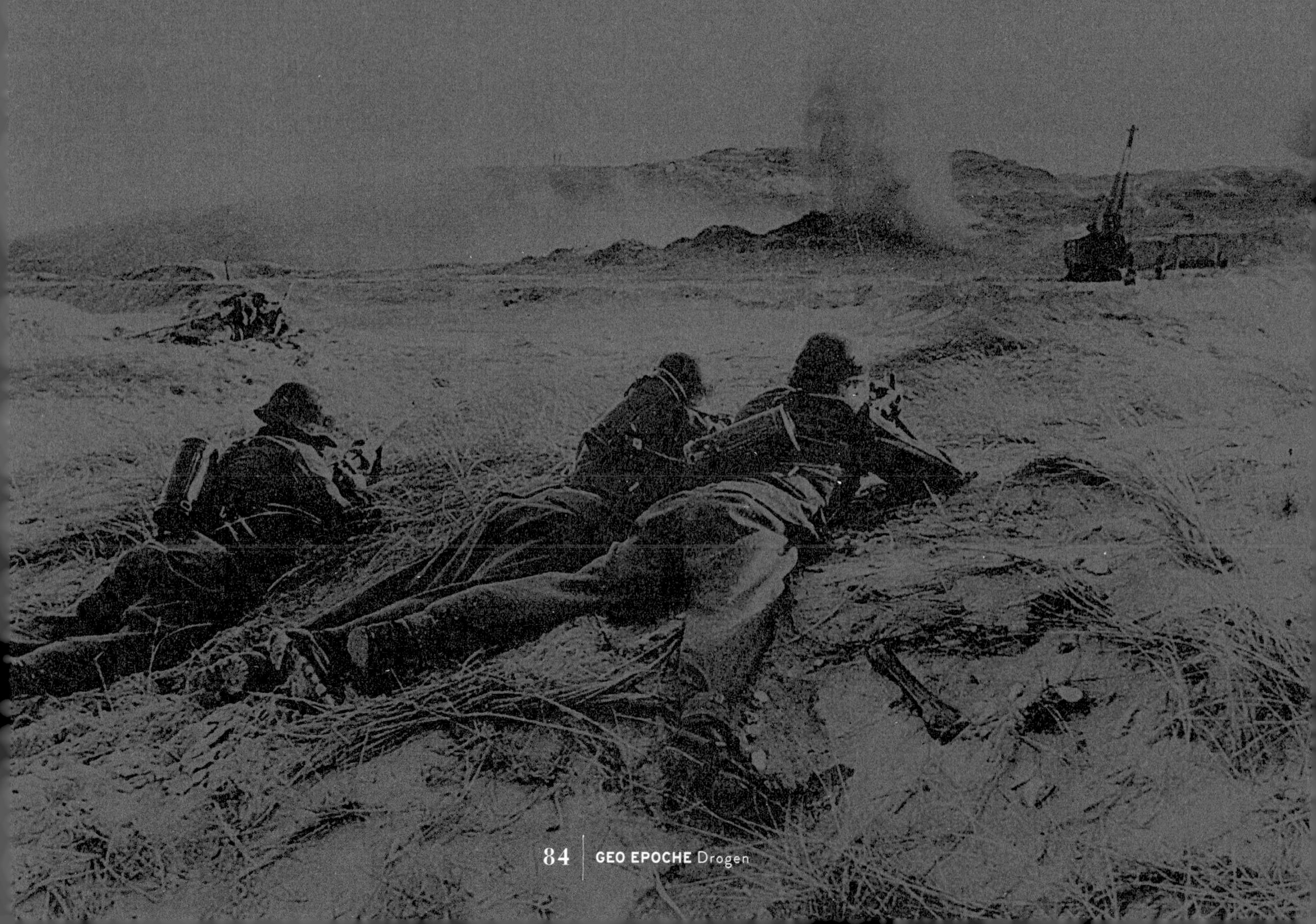

HIGH

»OHNE METHAMPHETAMIN WÄRE DER WESTFELDZUG ANDERS VERLAUFEN«

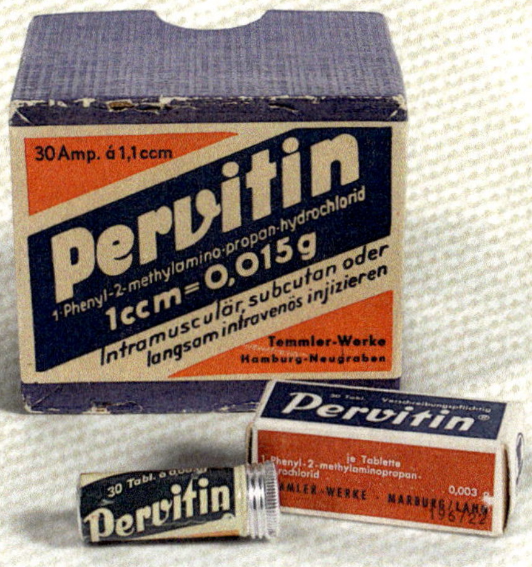

Im Mai 1940 überfällt die Wehrmacht Frankreich. Ihre Taktik des »Blitzkriegs« sieht vor, in nie gekannter Geschwindigkeit durch Feindesland vorzurücken. Damit die Soldaten tagelang wach bleiben, marschieren und kämpfen können, gibt die Armeeführung massenweise ein aufputschendes Arzneimittel an sie aus: Das Methamphetamin-Präparat »Pervitin« trägt zum fatalen Mythos von der »besten Armee der Welt« bei, wie Buchautor **NORMAN OHLER** recherchiert hat

WEHRMACHTSSOLDATEN 1940 bei einer Übung im von den Deutschen besetzten Frankreich (links). In der Vorbereitung auf den Westfeldzug hatte die Armeeführung den »Weckmittel-Erlass« ausgegeben: Er empfiehlt mindestens eine Tablette Pervitin pro Tag (oben Packungen aus der Nachkriegszeit)

DEUTSCHE SOLDATEN auf dem Marsch. An KZ-Insassen testen die Nationalsozialisten, wie viele Kilometer Männer mittels Drogen in einer Nacht zurücklegen können

»KONSUMENTEN VOLLER ENERGIE, UND DIE SINNE SIND BIS

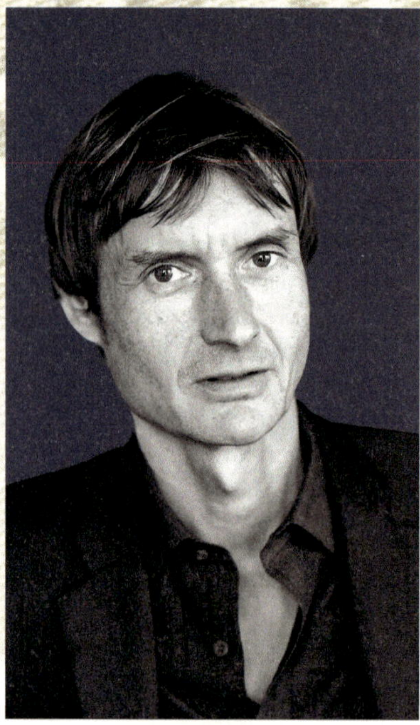

DER AUTOR Norman Ohler hat für sein Buch »Der totale Rausch« (Kiepenheuer & Witsch) über Drogen im Dritten Reich unter anderem die mit rätselhaften Kürzeln gespickten Tagebücher von Hitlers Leibarzt Theo Morell studiert, teils mit der Lupe

INTERVIEW: *Manuel Opitz*

GEO*EPOCHE*: Herr Ohler, die Wehrmacht orderte 1940 rund 35 Millionen Tabletten des Methamphetamins „Pervitin" in Vorbereitung auf den Westfeldzug gegen Frankreich. Sind deutsche Soldaten enthemmt und aufgeputscht durch diese Drogen in das Nachbarland einmarschiert? NORMAN OHLER: Heute lässt sich nicht rekonstruieren, wie viele Soldaten genau Pervitin genommen haben, aber wir können davon ausgehen, dass es sich um einen substanziellen Teil des Heeres gehandelt hat, also um Millionen Männer. Der Drogeneinsatz hatte System: Im April 1940 gab die Wehrmacht an die Truppenärzte, Korpsärzte und leitende Sanitätsoffiziere den sogenannten „Weckmittel-Erlass" aus.

Dieser Erlass beschreibt Pervitin als „Arzneimittel", das das Schlafbedürfnis beseitigt. Als Dosierung wurde eine Tablette am Tag empfohlen. Je nach Bedarf konnten aber auch alle drei bis vier Stunden zwei Tabletten genommen werden. Damit war die deutsche Wehrmacht die erste Armee der Welt, die auf eine chemische Droge setzte. Pervitin wurde standardmäßig in der Sanitätsausrüstung eingeführt. Verteilerlisten aus dem Zweiten Weltkrieg zeigen, dass die Tabletten in Vorbereitung auf den Westfeldzug nicht an alle Divisionen gleichmäßig ausgehändigt wurden, sondern insbesondere an die Panzereinheiten gingen. Schließlich kam denen im Mai 1940 beim Vorstoß in Frankreich – dem „Blitzkrieg" – eine besondere Bedeutung zu.

Auf den Markt kam das Methamphetamin unter dem Markennamen Pervitin im Jahr 1938. Was war das Neue an diesem Stoff? Es gab vorher schlicht keine vergleichbare Droge. Methamphetamin, heute auch „Crystal Meth" genannt, wirkte deutlich stärker als andere chemische Substanzen jener Zeit, etwa das Amphetamin Benzedrin. Methamphetamin wurde 1919 zum ersten

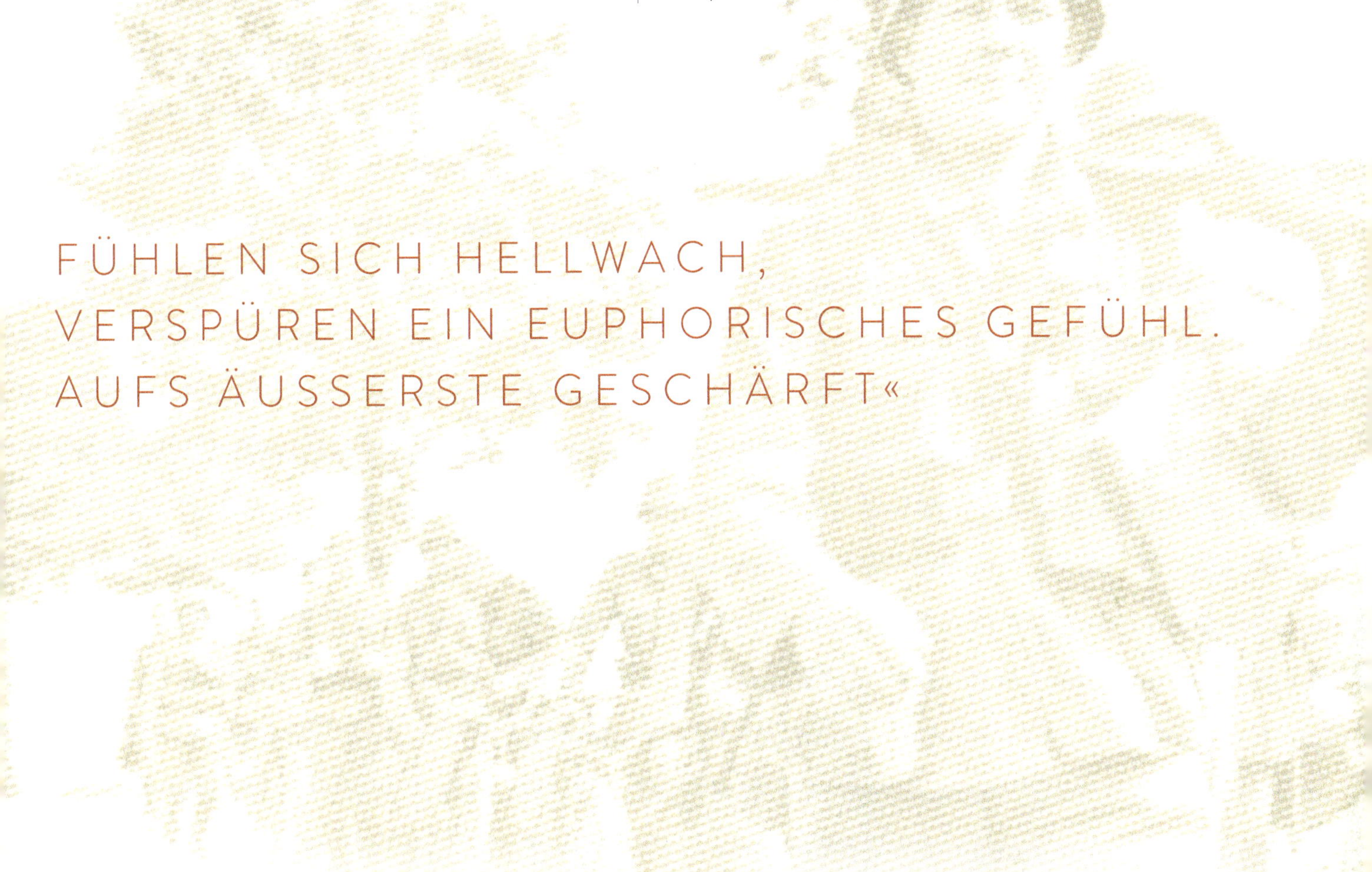

FÜHLEN SICH HELLWACH, VERSPÜREN EIN EUPHORISCHES GEFÜHL. AUFS ÄUSSERSTE GESCHÄRFT«

Mal von einem japanischen Forscher hergestellt, und zwar aus Ephedrin, einem Naturstoff der Meerträubel-Pflanzen, der die Bronchien erweitert, das Herz stimuliert und den Appetit hemmt. Massentauglich wurde das Mittel durch den deutschen Chemiker Fritz Hauschild, dem Chef-Pharmakologen der Arzneimittelfabrik Temmler in Berlin. Er suchte Mitte der 1930er Jahre einen neuen leistungssteigernden Stoff und entwickelte ein bahnbrechendes Syntheseverfahren für Methamphetamin in Tablettenform.

Wie kann man sich die Wirkung dieser Substanz vorstellen? Sie löst einen Ausnahmezustand im Gehirn aus. Konsumenten fühlen sich hellwach, voller Energie und verspüren ein euphorisches Gefühl. Die Sinne sind bis aufs Äußerste geschärft. Auch das Selbstvertrauen steigt.

Also ein Mittel für alle Fälle. Tatsächlich vermarkteten die Temmler-Werke Pervitin als Allheilmittel. Sie versprachen „wiedererwachende Lebensfreude bei resignierenden Menschen“ und einen positiven Einfluss auf die „Frigidität der Frauen“. Auf dem Beipackzettel stand außerdem, das Mittel gleiche Entzugserscheinungen von Alkohol, Kokain und Opiaten aus. So absurd es uns heute auch erscheinen mag: Das Methamphetamin sollte eine Art Gegenrauschgift gegen andere Drogen sein.

Wie gefragt war denn dieses vermeintliche Allheilmittel? Es galt von Anfang an als Sensation und verbreitete sich in allen Gesellschaftsschichten: Arbeiter schluckten die Tabletten, um ihr Pensum zu schaffen, Krankenschwestern, um den Nachtdienst durchzuhalten, Lernende, um Prüfungen zu meistern, Schriftsteller, um auf bessere Ideen zu kommen. Pervitin war einfach zu bekommen, denn praktisch jede Apotheke verkaufte die Tabletten. Zudem war es günstig herzustellen und entsprechend billig: Vier Tabletten kosteten 25 Pfennig, vier bis fünf Tassen Kaffee dagegen etwa 50 Pfennig. Pervitin wurde zu einer Volksdroge: Sogar eine mit Methamphetamin versetzte Pralinensorte kam auf den Markt.

Aber die Nationalsozialisten setzten doch bereits ab 1933 auf eine rigide Antidrogenpolitik: Abhängige wurden als „kriminelle Geisteskranke“ stigmatisiert und als Gefahr für die „Volksgesundheit“ gebrandmarkt. Warum entwickelte sich das Methamphetamin trotzdem zum Verkaufserfolg? Pervitin wurde zunächst gar nicht als Droge wahrgenommen, sondern kam als Arzneimittel auf den Markt und galt als völlig unbedenklich. Es erschien als perfekter Stoff für eine Gesellschaft, die – wie Nazi-Deutschland damals – nach immer mehr Produktivität und Leistung strebte. Dagegen bezog sich die Antidrogenpolitik des NS-Regimes in erster Linie auf Kokain und Morphin, deren Konsum als „jüdisch" dargestellt wurde.

Wie hat die Wehrmacht Pervitin schließlich für sich entdeckt? Das hängt mit dem Oberstabsarzt Otto F. Ranke zusammen, dem Leiter des Instituts für allgemeine und Wehrphysiologie. Als Hauptfeind der deutschen Truppen identifizierte er nicht etwa Franzosen, Briten oder Russen – sondern die Müdigkeit. Ein Soldat, der länger wach bleiben konnte, der konnte auch länger kämpfen, meinte Ranke. Er wurde sofort hellhörig, als er von dem neuen Mittel Pervitin hörte, und veranstaltete noch 1938 an der Militärärztlichen Akademie in Berlin den wohl ersten systematischen Drogenversuch der Militärgeschichte.

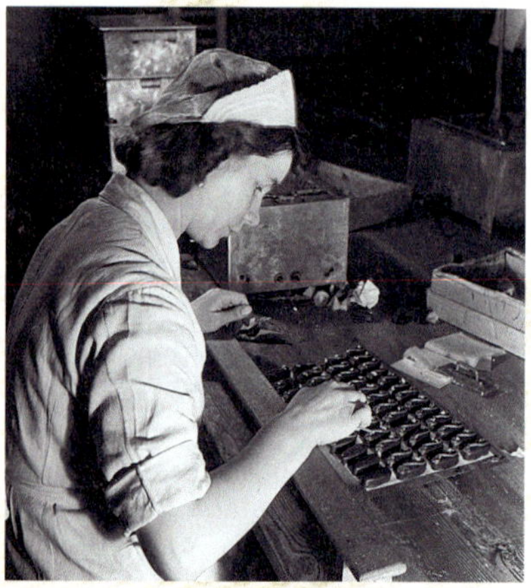

PERVITIN WIRD anfangs auch der Zivilgesellschaft als aufmunternd angepriesen. Die Berliner Schokoladenfabrik Hildebrand (oben) verkauft sogar Pralinen mit Methamphetamin-Zusatz

Wie sah dieser Versuch aus? Ranke gab angehenden Sanitätsoffizieren im Blindversuch Pervitin, Koffein, Benzedrin sowie Placebos und ließ diese die ganze Nacht hindurch mathematische und andere Aufgaben lösen. Die Männer, die Pervitin genommen hatten, blieben auch nach zehn Stunden noch fit. Für Ranke stand daraufhin fest, dass Methamphetamin ein militärisch wertvoller Stoff war.

Und daraufhin ließ das Oberkommando des Heeres großflächig Pervitin an die Soldaten verteilen? Nein, zunächst fand Ranke mit seinen Forschungen im Allgemeinen Heeresamt kein Gehör. Als Hitler am 31. August 1939 den Befehl zum Angriff auf Polen gab, erfolgte keine planmäßige Pervitin-Ausgabe. Viele Soldaten kannten aber natürlich das Aufputschmittel und brachten es privat mit an die Front. Dort verbreitete es sich dann rasend schnell, wie sanitätsdienstliche Berichte zeigen. Ranke warb weiter dafür, Pervitin zur Standardausrüstung zu machen. Bei den Vorbereitungen für den Angriff auf Frankreich hatte er dann schließlich Erfolg.

Warum erschien der Heeresführung Pervitin plötzlich interessant? Der Angriffsplan auf Frankreich sah einen raschen Vorstoß durch das belgische Ardennen-Gebirge vor, das eigentlich als unpassierbar galt. Binnen weniger Tage sollten die deutschen Truppen die französische Grenzstadt Sedan erreichen und dann weiter zum Ärmelkanal stürmen. So wollte General Erich von Manstein die Alliierten überrumpeln und einen Stellungskrieg wie im Ersten Weltkrieg verhindern. Voraussetzung für ein Gelingen dieser überaus riskanten Strategie war Schnelligkeit – und eine hellwache Truppe. Der Panzergeneral Heinz Guderian etwa verlangte von seinen Männern, dass sie, wenn nötig, drei Tage lang ohne Schlaf auskommen. Vor diesem Hintergrund wurde der Weckmittel-Erlass ausgearbeitet: Truppenärzte erhielten planmäßig Millionen Tabletten Pervitin und verteilten diese in den jeweiligen Einheiten.

Bekanntlich gelang der Wehrmacht nicht nur der Vorstoß durch die Ardennen; innerhalb von nur sechs Wochen errang NS-Deutschland im „Blitzkrieg" gegen Frankreich den Sieg. Wie entscheidend war dafür das Pervitin? Ein Feldzug ist ein überaus komplexer Vorgang, in dem zig Faktoren eine Rolle spielen – von der Ausbildung der Soldaten über die Bewaffnung bis hin zu Moral und Taktik. Pervitin war nur einer der Faktoren, aber ich denke, ohne Methamphetamin wäre der Westfeldzug anders verlaufen. So legte General Erwin Rommel mit seiner Panzerdivision am 17. Juni 1940 rund 240 Kilometer zurück und stellte damit eine Art militärischen Weltrekord auf. Sicher hat Pervitin auch zum Mythos von der Wehrmacht als „beste Armee der Welt" beigetragen und dem Gerücht, die Deutschen hätten vor nichts Angst. Denn tatsächlich schätzen Konsumenten dieser Droge Gefahren völlig anders ein und gehen mehr Risiken ein.

Wussten die Soldaten denn überhaupt, was sie da schluckten? Die einzigen negativen Folgen, die im Weckmittel-Erlass im Falle einer Überdosierung genannt werden, sind Schwindelgefühl, Kopfschmerz und gesteigerter Blutdruck. Für die Soldaten gab es schlicht keinen Grund, Pervitin nicht zu nehmen.

Schließlich versprach das Mittel den Männern, besser zu kämpfen und damit länger im Krieg zu überleben. Warnende Stimmen gab es zunächst nicht.

Aber es kam doch sicher auch zu Überdosierungen? Absolut. Gerade ältere Offiziere ab 40 spürten den Methamphetamin-Konsum mitunter am Herzen. Mehrere Personen erlitten einen Infarkt und starben. Auch Abhängigkeiten traten zutage. Immer mehr Männer kämpften mit den Nebenwirkungen des auszehrenden Mittels, litten an Antriebsschwäche, Depression. Für Ranke und das Oberkommando des Heeres waren das aber schlicht Kollateralschäden.

Den zivilen Pervitin-Konsum scheint das NS-Regime allerdings zunehmend kritisch gesehen zu haben, denn bereits im November 1939, also noch vor dem Westfeldzug, wurde Methamphetamin rezeptpflichtig. Dem Reichsgesundheitsamt blieb der Pervitin-Trend nicht verborgen. Reichsgesundheitsführer Leonardo Conti befürchtete, dass der massenhafte Methamphetamin-Gebrauch durch die Nebenwirkungen die Volksgesundheit „beeinträchtigen" würde. Deshalb stellte er Pervitin unter Rezeptzwang.

Und ging der Methamphetamin-Konsum daraufhin zurück? Im Gegenteil. Viele Apotheker hielten sich nur lax an die Verschreibungsregel. Es war kein Problem, sich pro Tag mehrere Pervitin-Ampullen zur Injektion oder auf einen Schlag Hunderte Pillen zu besorgen. Bis 1941 stieg der zivile Gebrauch auf mehr als eine Million Dosierungen pro Monat. In jenem Jahr unterstellte Conti Pervitin dem „Opiumgesetz" und erschwerte damit weiter die Verfügbarkeit des Mittels. Trotzdem ging der Konsum nicht zurück. Das liegt wohl auch daran, dass der Krieg immer mehr Menschen täglich belastete – und das Methamphetamin kurzfristig Stimmungsaufhellung versprach.

Welche Rolle spielte Pervitin beim Feldzug gegen die Sowjetunion, wo der anvisierte schnelle Sieg bereits im Dezember 1941 in weite Ferne rückte? An der Ostfront wurde das Aufputschmittel nicht mehr primär zum Stürmen und Erobern eingesetzt,

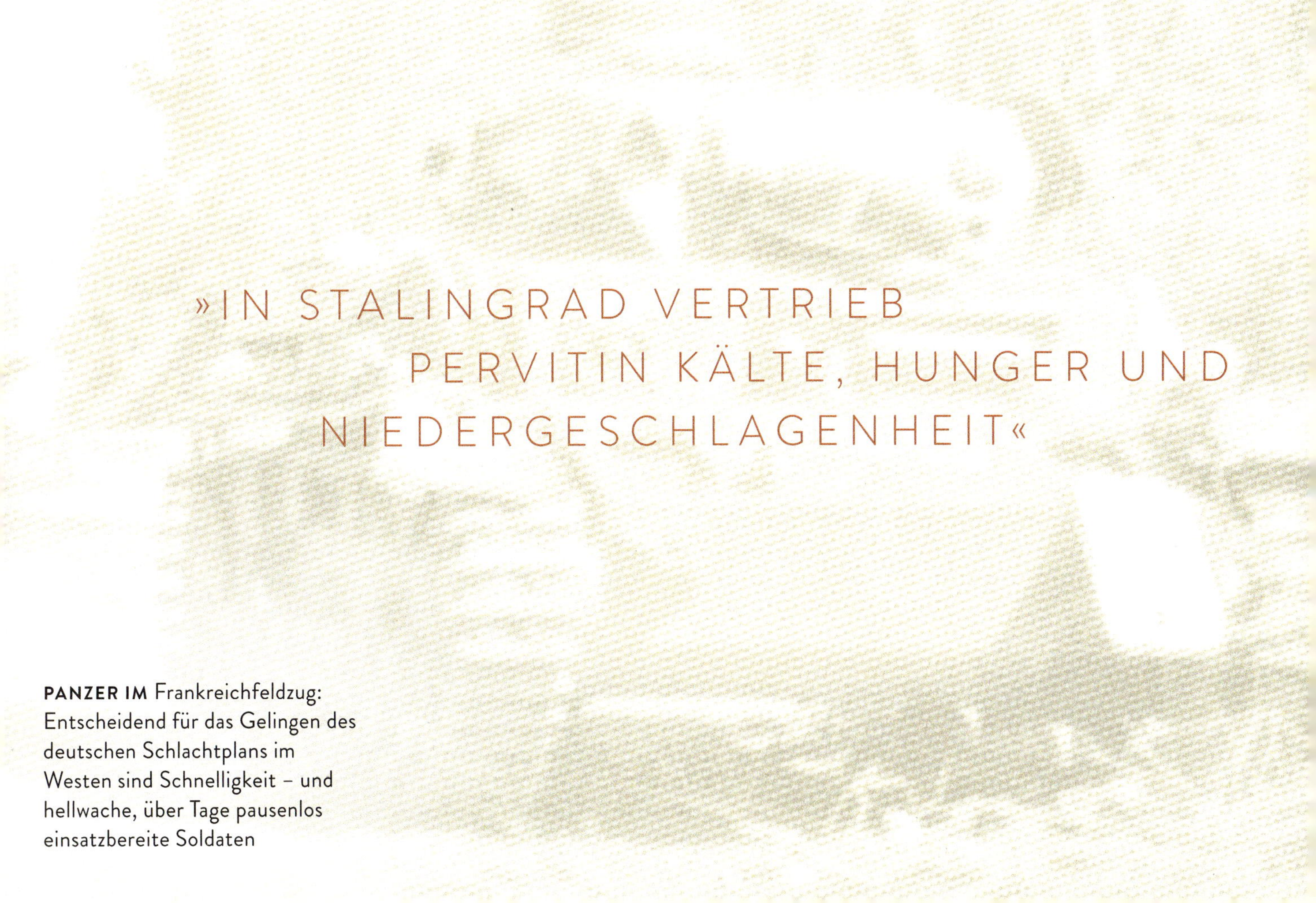

»IN STALINGRAD VERTRIEB PERVITIN KÄLTE, HUNGER UND NIEDERGESCHLAGENHEIT«

PANZER IM Frankreichfeldzug: Entscheidend für das Gelingen des deutschen Schlachtplans im Westen sind Schnelligkeit – und hellwache, über Tage pausenlos einsatzbereite Soldaten

sondern vor allem zum schieren Durchhalten und Überleben. Noch in Stalingrad vertrieb Pervitin den Soldaten Kälte, Hunger und Niedergeschlagenheit. Das Oberkommando der Wehrmacht hatte das Methamphetamin als „kriegsentscheidend" eingestuft. Auch deshalb lief die Produktion bis Kriegsende weiter.

Nicht nur die Deutschen nahmen im Weltkrieg Drogen. Welche Aufputschmittel waren bei den alliierten Soldaten verbreitet? Zunächst vor allem Alkohol, in Frankreich etwa Wein und in Russland Wodka. Die Briten und später auch die Amerikaner sind dann dazu übergegangen, ihre Soldaten mit Amphetaminen zu versorgen. Die haben sich den Drogengebrauch also von den Deutschen abgeschaut.

Die Wehrmacht versuchte nicht nur, mit vermeintlichen „Wunderwaffen" die drohende Niederlage im Zweiten Weltkrieg abzuwenden, sondern auch mit einer „Wunderdroge". Welche Stoffe wurden konkret getestet? Die Kriegsmarine wollte 1944 ein Rauschmittel herstellen, das es Fahrern neuartiger Klein-U-Boote ermöglichen sollte, mehrere Tage und Nächte lang, ohne zu schlafen, unter Wasser zu bleiben. Zunächst experimentierte man mit Tabletten, in denen unterschiedliche Mengen aus Pervitin, Kokain, dem Opioid Eukodal sowie dem Morphinderivat Dicodid bunt zusammengewürfelt wurden. Da diese Mittel nicht die gewünschte Wirkung erzielten, testete man im November 1944 Kokain und Methamphetamin in extrem hohen Dosierungen.

»ANGESICHTS DER RAUSCHMITTEL KONNTE HITLER KEINEN KLAREN BLICK AUF DIE REALITÄT MEHR HABEN«

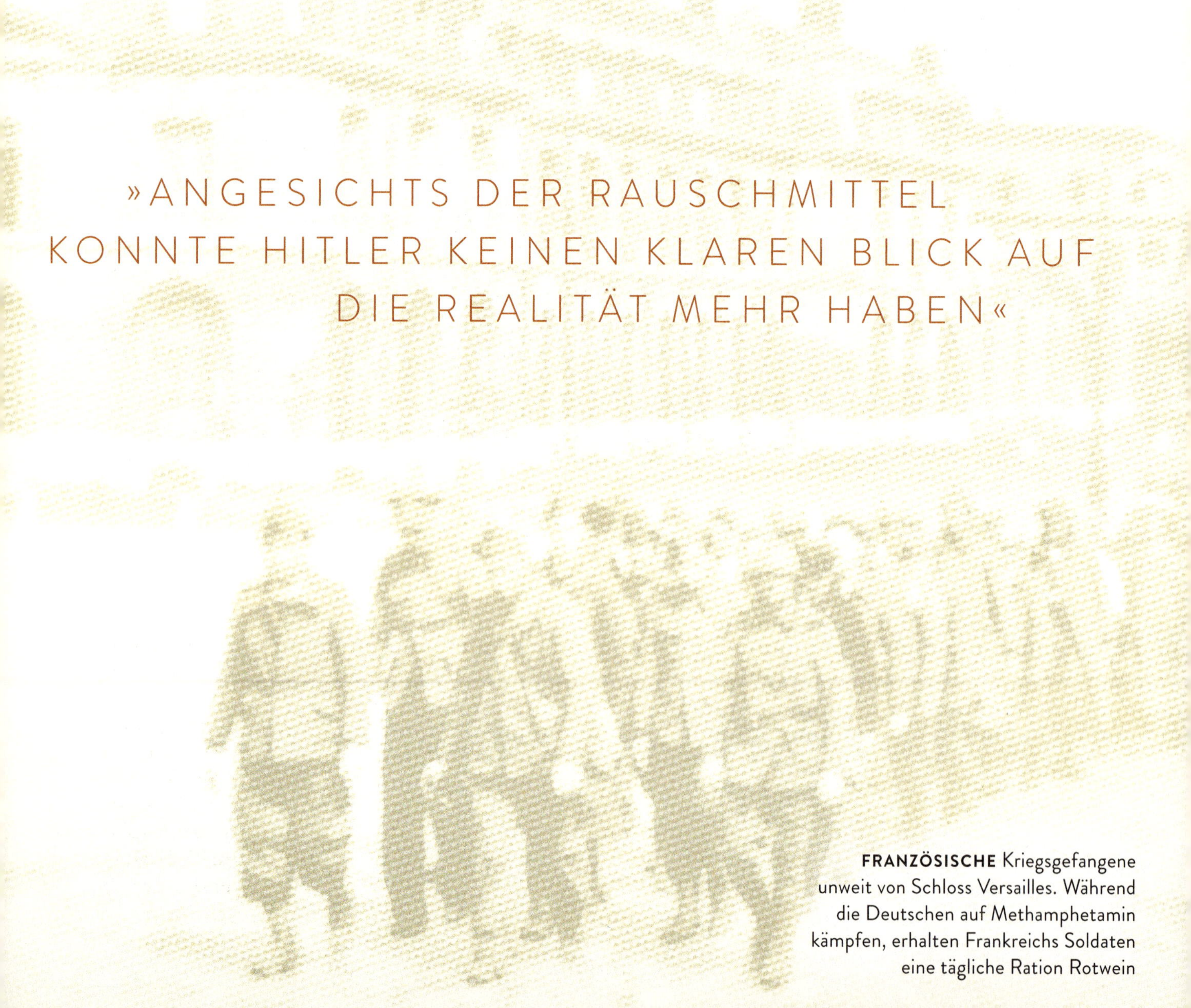

FRANZÖSISCHE Kriegsgefangene unweit von Schloss Versailles. Während die Deutschen auf Methamphetamin kämpfen, erhalten Frankreichs Soldaten eine tägliche Ration Rotwein

Wie funktionierten diese Tests? Die Marine richtete im November 1944 die sogenannte „Pillenpatrouille“ im KZ Sachsenhausen ein: In menschenverachtenden Experimenten setzte man Häftlinge unter Drogen. Sie erhielten bis zu 100 Milligramm reines Kokain in Pillenform, 20 Milligramm im Kaugummi oder 20 Milligramm Pervitin, ebenso als Kaugummi. Das war etwa die siebenfache Dosierung einer herkömmlichen Tablette der Temmler-Werke. Danach mussten die Häftlinge auf einer Teststrecke marschieren, und zwar die ganze Nacht hindurch, bis sie nicht mehr konnten. Ein Marinearzt notierte, dass einer der Männer zwischen 20.30 Uhr und elf Uhr am nächsten Vormittag 96 Kilometer zurücklegte. Für die unfreiwilligen Probanden muss die Pillenpatrouille eine furchtbare Tortur gewesen sein.

Was war das Ergebnis? Dass der Kokainkaugummi am wirksamsten war und Soldaten einen viertägigen Einsatz ohne Schlaf ermöglichen konnte. Tatsächlich schickte die Marine noch bis April 1945 junge Männer auf Drogen in Mini-U-Booten in den Krieg. Zahlreiche dieser Einsätze endeten tödlich.

Adolf Hitler galt einerseits als ausgewiesener Drogenfeind, andererseits gibt es zahlreiche Mythen über seinen angeblichen Drogenkonsum. Was weiß man über die Mittel, die er einnahm? Hitlers Leibarzt Theo Morell notierte sehr gewissenhaft, welche Stoffe er seinem Patienten verabreichte. Als Hitler 1941 an der Ruhr erkrankte, spritzte Morell ihm erstmals Dolantin, ein Opioid. In den Folgejahren erhielt Hitler dann immer häufiger regelmäßig Opioide wie Eukodal, vor allem nach dem Stauffenberg-Attentat 1944. Bei der Detonation der Bombe waren seine Trommelfelle geplatzt, und sein Arzt behandelte ihn wegen seiner Schmerzen auch mit Kokain. Hitler wurde, daran lassen Morells Aufzeichnungen keine Zweifel, schließlich abhängig.

Wie zeigte sich das? Aufgrund der Drogenwirkung lebte Hitler offensichtlich mehr und mehr in einer Fantasiewelt, in einem pharmazeutischen Bunker. Die Drogen sind sicherlich einer der Gründe dafür, warum Hitler zunehmend beratungsresistent wurde und schließlich gar nicht mehr für die Ratschläge seiner Generäle empfänglich war. Angesichts der Rauschmittel konnte er meiner Meinung nach keinen klaren Blick auf die Realität mehr haben. Ein Beispiel dafür ist die Ardennenoffensive im Winter 1944, die Hitler ausrief, obwohl die Wehrmacht gegenüber den Alliierten hoffnungslos unterlegen war.

ADOLF HITLER 1940 im »Führerhauptquartier Felsennest« mit seinem Leibarzt Morell: Der Diktator wird im Laufe des Krieges drogenabhängig und gleitet in eine Fantasiewelt ab, urteilt Buchautor Ohler

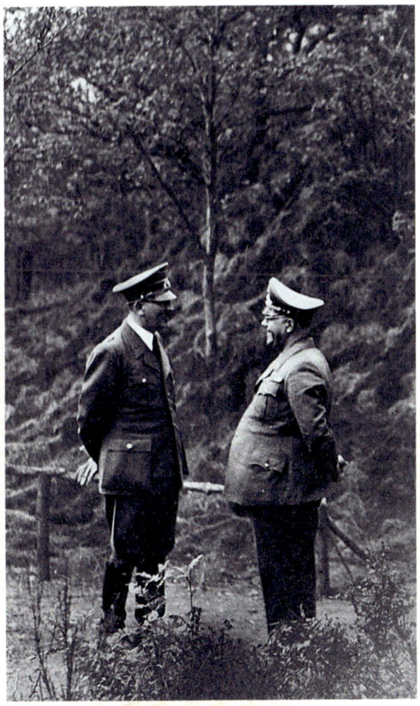

Heißt das, Hitler war nicht verantwortlich für seine Entscheidungen und Taten? Nein. Die Vernichtung der Juden, der Angriffskrieg und auch die anderen Verbrechen des Nationalsozialismus wurden nicht im Drogenrausch erdacht, sondern im Rahmen einer menschenverachtenden Ideologie.

Wenn, wie Sie sagen, Millionen Soldaten während des Krieges Pervitin genommen haben, welche Spätfolgen hatte dieser Konsum für diese Männer? Nach dem Krieg gab es keine Studie zur Pervitin-Abhängigkeit ehemaliger Wehrmachtssoldaten. Wir müssen uns klarmachen, dass Millionen Männer durch Krieg und Gefangenschaft traumatisiert und teils versehrt waren. Ob diese Menschen am Tag ein paar Tabletten Pervitin schluckten, war für die Betroffenen noch das geringste Problem. Außerdem erhielt man das Methamphetamin in der Nachkriegszeit einfach auf Rezept in der Apotheke.

Erst 1988 wurde Pervitin in der Bundesrepublik vom Markt genommen. Welche Rolle spielte das Mittel nach dem Krieg? In der Nachkriegszeit wurde sicherlich noch sehr viel Pervitin konsumiert, spätestens ab den 1960er Jahren war es dann aber einfach nicht mehr angesagt. Stattdessen kamen andere Drogen in Mode, Marihuana etwa und LSD. Wobei der Konsum von Methamphetamin in den vergangenen Jahrzehnten wieder zugenommen hat – als „Crystal Meth“ zählt es heute zu den gefährlichsten Drogen unserer Zeit. ◊

1943

LSD

TUR

TUNE IN

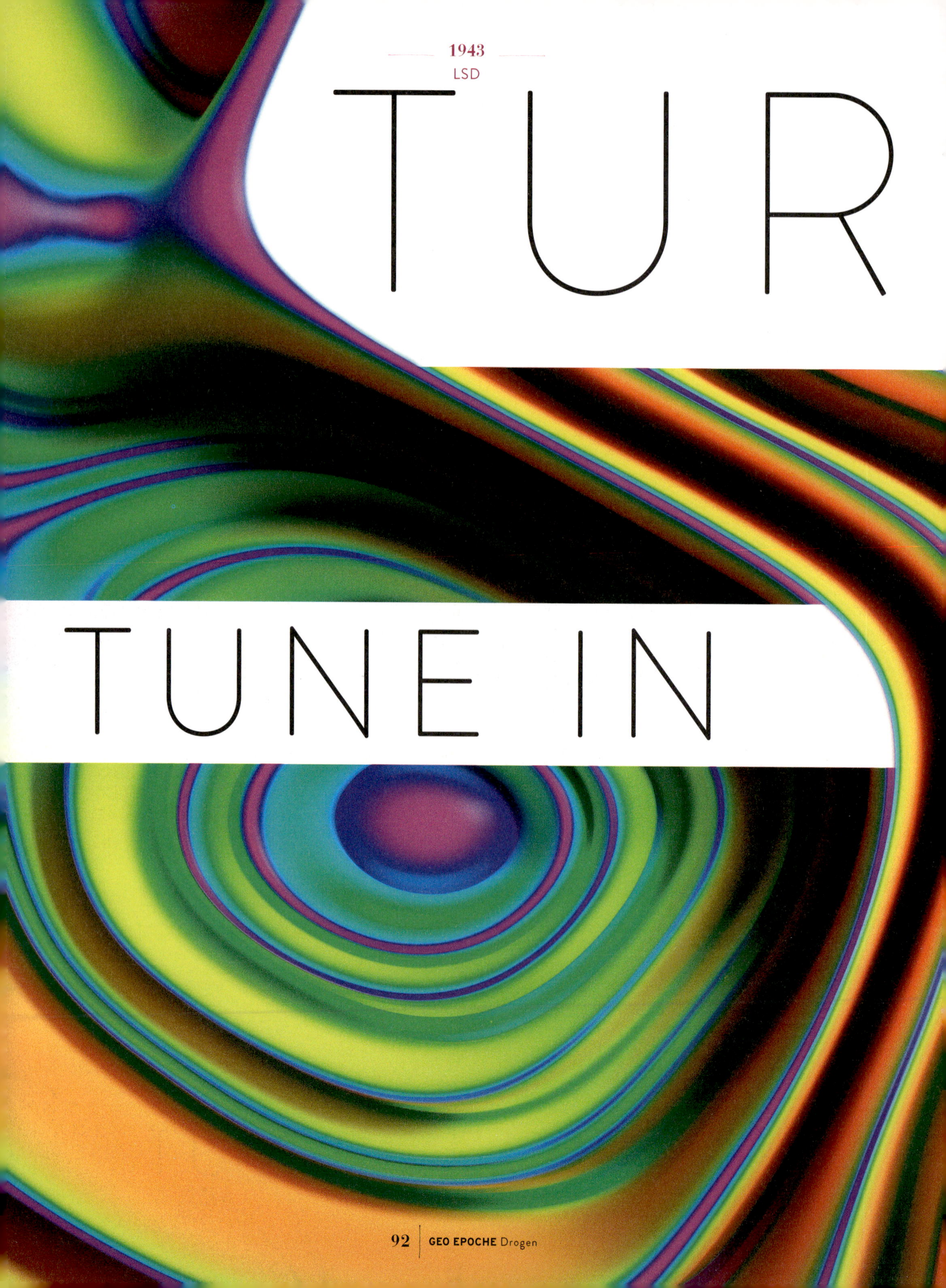

N ON

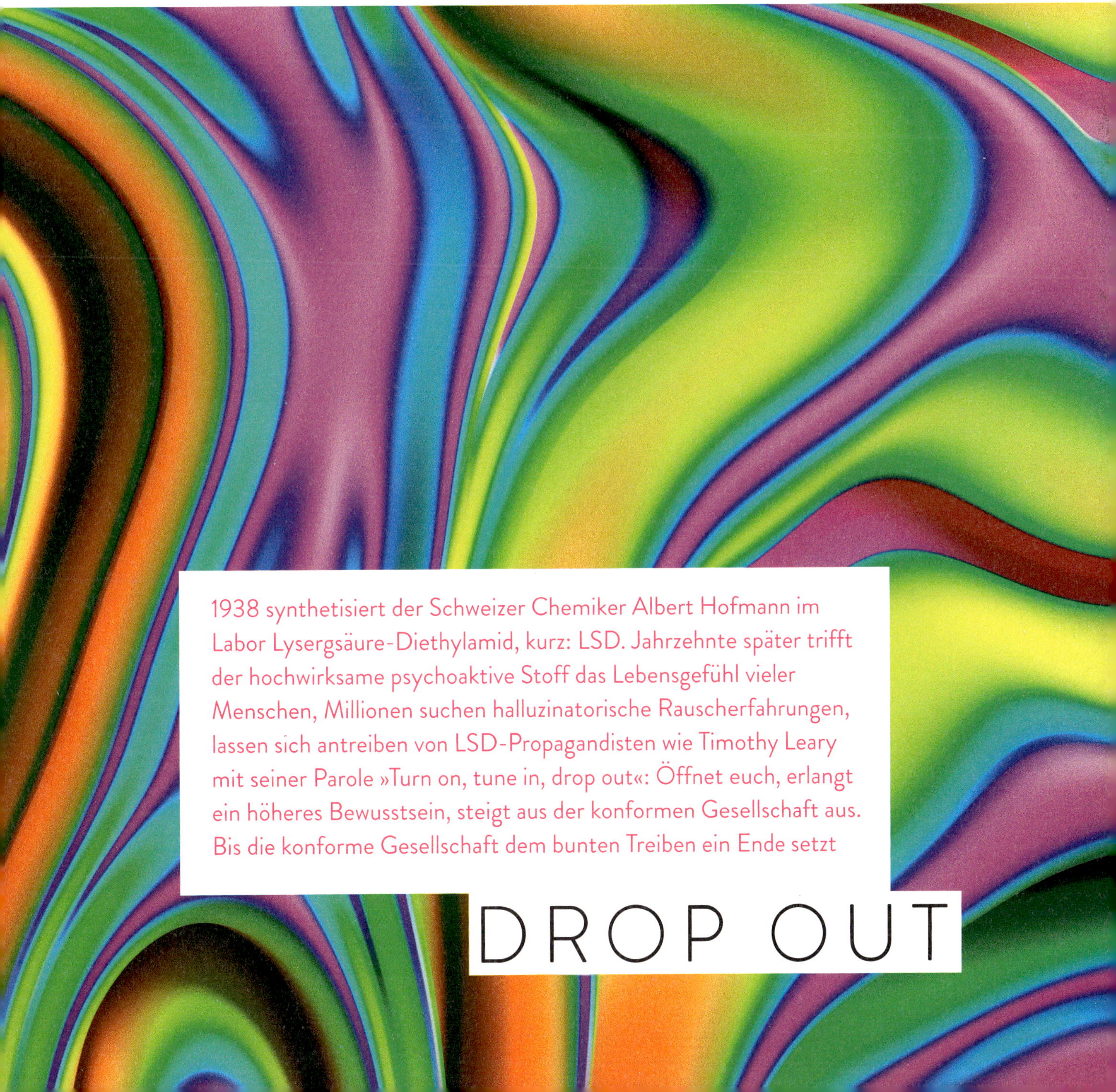

1938 synthetisiert der Schweizer Chemiker Albert Hofmann im Labor Lysergsäure-Diethylamid, kurz: LSD. Jahrzehnte später trifft der hochwirksame psychoaktive Stoff das Lebensgefühl vieler Menschen, Millionen suchen halluzinatorische Rauscherfahrungen, lassen sich antreiben von LSD-Propagandisten wie Timothy Leary mit seiner Parole »Turn on, tune in, drop out«: Öffnet euch, erlangt ein höheres Bewusstsein, steigt aus der konformen Gesellschaft aus. Bis die konforme Gesellschaft dem bunten Treiben ein Ende setzt

DROP OUT

TEXT: *Peter-Matthias Gaede*

VIELLEICHT MUSS ER STERBEN. Er wird von Schwindel gepackt, von Ohnmachtsgefühl und Angst. Er springt umher und schreit. Er sieht die Welt um sich herum in Zerfall. Er spürt einen Dämon in sich. Er blickt auf Fratzen, gefährlich verbogene Möbel, grotesk verformte Gegenstände. Er kann nicht mehr stehen. Sein Ich löst sich auf. Ja, wahrscheinlich muss er sterben.

Und dann – kann der herbeigerufene Arzt überhaupt nichts Bedrohliches finden. Puls, Blutdruck, Atmung: alles normal. Und dann – wird der Gepeinigte in ein Bett gelegt, und allmählich beginnt er, einen merkwürdigen Film zu genießen, der sich hinter seinen geschlossenen Augen abspielt. Sieht fantastische Gebilde, in bunten Spiralen und Kreisen sich öffnend, sieht bizarre Kaleidoskope, in farbigen Fontänen zersprühend. Auch die Töne, die er vernimmt, werden zu Bildern. Und als er am nächsten Morgen mit klarem Kopf erwacht, durchströmen ihn ein Gefühl von Wohlbehagen und eine äußerst gesteigerte Empfänglichkeit aller Sinne. Er tritt in den Garten hinaus, bewundert das Glitzern auf dem noch feuchten Gras. Aber viel mehr als das! Die ganze Welt erscheint ihm wie neu erschaffen.

Es ist ein Tag im April des Jahres 1943, und was den studierten Chemiker Albert Hofmann in seinem Haus in Bottmingen am Rande der Stadt Basel so aus der Fassung gebracht hat, erst in Panik, dann in seliges Schweben versetzt, ist der erste verbriefte LSD-Rausch der Geschichte.

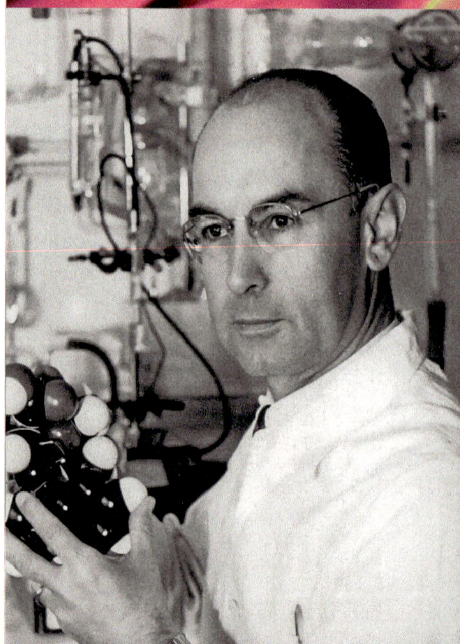

ALBERT HOFMANN will neue Arzneistoffe entwickeln und erzeugt dabei unter anderem LSD. 1943 lässt er sich von der Substanz in einen Rausch versetzen – als erster Mensch der Geschichte

Die Substanz, die Hofmanns fantastischen Trip beflügelt, ist zu diesem Zeitpunkt schon seit fünf Jahren in der Welt. Er selbst hat dieses LSD entwickelt, ein Kürzel für Lysergsäure-Diethylamid, entdeckt bei Experimenten mit Mutterkorn-Alkaloiden, organischen Verbindungen des Mutterkorns.

Allerdings hatte er dabei keine Psychodroge finden wollen, und dass sie Weltkarriere machen wird, ist ihm zu diesem Zeitpunkt, 37 Jahre alt, alles andere als bewusst. Hofmann, Sohn eines Werkmeisters in der Industrie, wird von der Hoffnung angetrieben, im pharmazeutischen Labor der Chemiefirma Sandoz ein grundsolides Medikament entwickeln zu können.

Naturstoff-Forschung, der Versuch, neue Heilmittel aus der Pflanzenwelt zu gewinnen, ist nicht neu, als Hofmann seine Arbeit beginnt. Das Mutterkorn, genauer: ein parasitärer Mutterkornpilz, der Getreide, bevorzugt Roggen, befallen kann, ist seit dem Mittelalter gefürchtet, weil er Brotvergiftungen und Massensterben auslösen kann. Doch hat das Mutterkorn auch eine Tradition als Wehenmittel und hilft, Blutungen nach der Geburt zu stillen.

Lässt sich womöglich noch anderer Gewinn aus ihm schlagen? Hofmann, nachdem er zuvor unter anderem an Wirkstoffen der Meerzwiebel zur Be-handlung von Herzschwäche geforscht hat, untersucht Mutterkorn-Alkaloide und beginnt dann, nach dem Vorbild der Natur neue Stoffe mit demselben Grundstoff, der Lysergsäure, zu synthetisieren, etwa um ein Kreislauf- und Atmungsstimulans zu gewinnen. Dass sein LSD etwas ganz anderes in ihm stimuliert, nämlich sein Gehirn auf wilde Ausflüge führt, schwant ihm erstmals, als im Laufe seiner Forschungen, am 16. April 1943 (fünf Jahre nach der Entdeckung), vermutlich über seine Haut oder die Atmung eine kleine Menge der Substanz in seinen Körper gelangt. Schon das reicht für einen Anflug von Unruhe und Schwindelgefühl, für einen irritierenden Ausfall seiner Selbstkontrolle.

Das Erlebnis bewegt den Forscher ein paar Tage später zu einem Selbstversuch, an dessen Ende zweifelsfrei ist: LSD, von seinen Millionen Nutzern später schlicht *Acid* („Säure") genannt, kann aus Menschen Traumtänzer machen. Kann sie in eine Anderswelt entführen. Kann sie sehen lassen, was sie im Normalzustand unfähig sind zu sehen. Macht sie zu Regisseuren komplett verrückter Illusionsfilme, verändert temporär ihre gesamte Wahrnehmungswelt.

Und das bereits, wie sich zeigen wird, bei einer Dosis weit unter jener, die sich Hofmann im Unwissen der Wirkung selbst einverleibt. Als er sich, begleitet von einer Assistentin, an jenem Apriltag 1943 bei Sandoz auf sein Fahrrad schwingt, um bereits berauscht nach Bottmingen zu radeln – der Jahrestag wird in die internationale LSD-Szene als „Bicycle Day" eingehen –, hat er sich 250 Mikrogramm, also 250 Millionstel

HOFMANN ARBEITET beim Schweizer Chemieunternehmen Sandoz (hier die Zentrale in Basel). Doch die Firma wird LSD nie als verschreibbares Medikament auf den Markt bringen

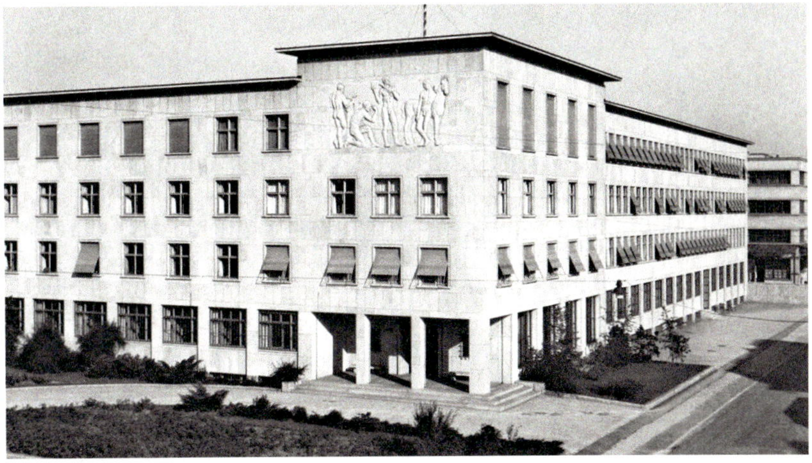

Gramm der farb- und geruchlosen Substanz eingeflößt. Das ist die 25-fache Menge dessen, was nötig ist, um erste Effekte wahrzunehmen. Dass er nach dem anfänglichen Horrortrip, geschuldet der hohen Dosierung, am Morgen danach trotzdem geradezu euphorisch und auch völlig ohne spätere negative Folgeerscheinungen in seinem durchsonnten Garten steht, macht nicht nur ihn selber, sondern auch die Sandoz-Kollegen neugierig.

Was hat Hofmann da bloß entdeckt?

So viel ist sicher: LSD bindet sich im Gehirn an bestimmte Rezeptoren des Neurotransmitters Serotonin sowie an die von weiteren Botenstoffen, beeinflusst damit die Aktivität von Teilen der Großhirnrinde und deren Zusammenspiel mit anderen Regionen. Aber über die genauen biochemischen Mechanismen, über die es seine Wirkung entfaltet, wird immer wieder gerätselt werden.

Tierversuche werden in den Folgejahren angestellt. Mäuse unter LSD-Einfluss zeigen Bewegungsstörungen und Veränderungen im Leckverhalten. Katzen sträubt sich das Fell, und sie entwickeln offenbar Angst ausgerechnet vor Mäusen. Fische machen merkwürdige Schwimmbewegungen, Spinnen gerät der filigrane Netzbau durcheinander, Schimpansen scheinen die feste Sippenordnung nicht mehr einzuhalten. Indizien für von LSD ausgelöste Halluzinationen gibt es also auch im Tierreich. Nur können Mäuse halt nicht reden, weshalb sich weitere Sandoz-Mitarbeiter zu Selbstversuchen bereit erklären, um Hofmanns Beschreibungen eigene und ganz ähnliche Erlebnisse hinzuzufügen.

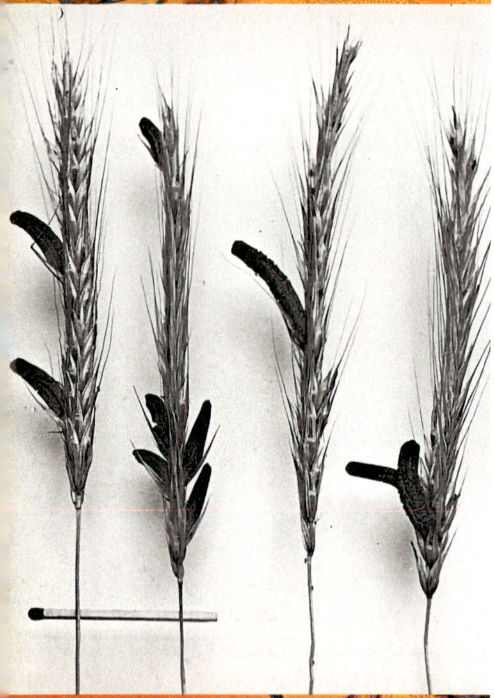

HOFMANN GEWINNT das LSD bei Experimenten mit Stoffen aus dem parasitären Mutterkornpilz (dunkle Auswüchse), der Getreide befällt und im Mittelalter Brotvergiftungen und Massensterben zeitigte

Dabei ist bald klar: Hofmann hat nur synthetisch ein Pendant hergestellt zu dem, was alte Kulturen aus der Natur gewonnen haben. An psychoaktiven Pilzen haben sich wohl bereits Könige im alten Ägypten berauscht. Sie galten vermutlich als ein Geschenk von Osiris, dem Gott der Unterwelt. Teile der weiblichen Hanfpflanze, also Cannabis, sind in China wahrscheinlich schon vor 8000 Jahren bei Heilungszeremonien geraucht oder verspeist worden, lösen jene Halluzinationen aus, von denen sich die Nutzer erhoffen, in Kontakt mit Geistern treten zu können.

In den südamerikanischen Anden nutzen die Menschen zu diesem Zweck den San-Pedro-Kaktus, die Maya wiederum versuchen, sich mit Pflanzen und Pilzen in außergewöhnliche Bewusstseinszustände bei religiösen Handlungen zu versetzen; Darstellungen davon gibt es aus dem 1. Jahrtausend v. Chr. Die gedrungenen Körper des Peyote-Kaktus, der im Norden Mexikos wächst, sollen, getrocknet und gekaut, schon die Azteken berauscht haben. Spanische Kolonisatoren gruseln sich vor dieser „teuflischen Wurzel", die, wie es in einem Bericht aus dem 16. Jahrhundert heißt, die Konsumenten „ihre Sinne verlieren" lässt, zu schrecklichen Visionen führe, aber auch in die Lage versetze, die Zukunft vorherzusagen. Chemiker in Deutschland isolieren in den 1890er Jahren das Alkaloid Meskalin aus dem Peyote-Kaktus.

Und die Iboga-Pflanze schließlich, ein Regenwaldstrauch, wird in Zentralafrika schon bei spirituellen Ritualen und für Heilbräuche verwendet, bevor es

Hunderte Jahre später französischen Forschern gelingt, die psychoaktive Substanz Ibogain aus dem Gewächs zu extrahieren.

Was sind Hofmanns Hoffnungen, während er sich weiter mit seinem LSD befasst? Er sei Chemiker geworden, wird er später schreiben, weil er „Einblick in den Bau und das Wesen der Materie gewinnen" will. Und das führt ihn gedanklich hinaus über die Entwicklung von Medikamenten aus Pflanzen- und Pilzstoffen, wie sie etwa 1897 bei der deutschen Firma Bayer gelungen ist. Dort ist aus der schmerzlindernden Salicylsäure, die in Weiden und anderen Gewächsen vorkommt, eine besser verträgliche chemische Variante in Reinform gewonnen worden; sofort darauf als „Aspirin" ein Welterfolg.

Schon fast ein Jahrhundert zuvor noch, 1804, ist es einem 21-jährigen Apothekergehilfen in Paderborn gelungen, aus dem getrockneten Saft unreifer Samenkapseln des Schlafmohns (auch als Opium bekannt) einen Wirkstoff zu isolieren, der sich als überaus radikales Schmerzmittel erweist: Morphium. Rund ein halbes Jahrhundert später, 1860, isoliert ein 25-jähriger Chemiker in Göttingen ein Alkaloid der Kokapflanze, das seinen Durchbruch als Lokalanästhetikum bei Zahn- und Augenoperationen sowie als Mittel gegen Heuschnupfen erleben wird: Kokain.

AUCH IN HOFMANNS ARBEITSSTÄTTE, dem pharmazeutischen Labor bei Sandoz, werden fast am Fließband Medikamente aus pflanzlichen Wirkstoffen entwickelt, darunter mehrere von ihm selbst aus den Alkaloiden des Mutterkorns: Sie sollen bei Migräne und anderen Kopfschmerzformen helfen, zur Stabilisierung des Blutdrucks, bei Parkinson. Gegen Durchblutungsstörungen und Altersbeschwerden.

Aber LSD? Es führt zu vorübergehender Pupillenerweiterung, kann temporär die Körpertemperatur und den Blutdruck beeinflussen. Hofmann aber traut ihm nun eine andere Kraft zu. Die nämlich, wie er später in seinen Erinnerungen schreiben wird, den Menschen die „visionäre Schau" in eine tiefer gelegene Wirklichkeit zu ermöglichen, zu einem ganzheitlichen Erlebnis, in dem sich „der Mensch eins weiß mit der lebendigen Natur und der ganzen Schöpfung".

Das hat eine esoterische Note, zumindest passt es zu Hofmanns später offen geäußerter Aversion gegen das vorherrschende „materialistische Weltbild" der „westlichen Industriegesellschaft", das den Menschen aus der Natur, aus der Umwelt löse. Hat ihn das LSD nicht in einen Zustand „höchster Empfindsamkeit" versetzt?

Eine erste wissenschaftliche Untersuchung der Wirkungen startet 1945 Werner A. Stoll, der an der psychiatrischen Universitätsklinik in Zürich praktiziert. Bei einem Selbstversuch des Psychiaters halluziniert er eine ihm bis dahin unbekannte Begegnung mit „Gebilden", die emporschießen, kreiseln, strudeln, sprühen, regnen, sich umranken. Stoll fühlt sich eins mit Schriftstellern der Romantik. Sieht die Farben des berühmten Isenheimer Altars von Matthias Grünewald ebenso vor sich auftauchen wie die Wolkenkratzer New Yorks, fühlt sich durch Grotten mit fantastischen Tropfsteinen wandelnd.

Lässt sich diese Kraft des LSD nicht doch auch in der Medizin anwenden, in der Psychiatrie? Womöglich, um Wahnvorstellungen auf

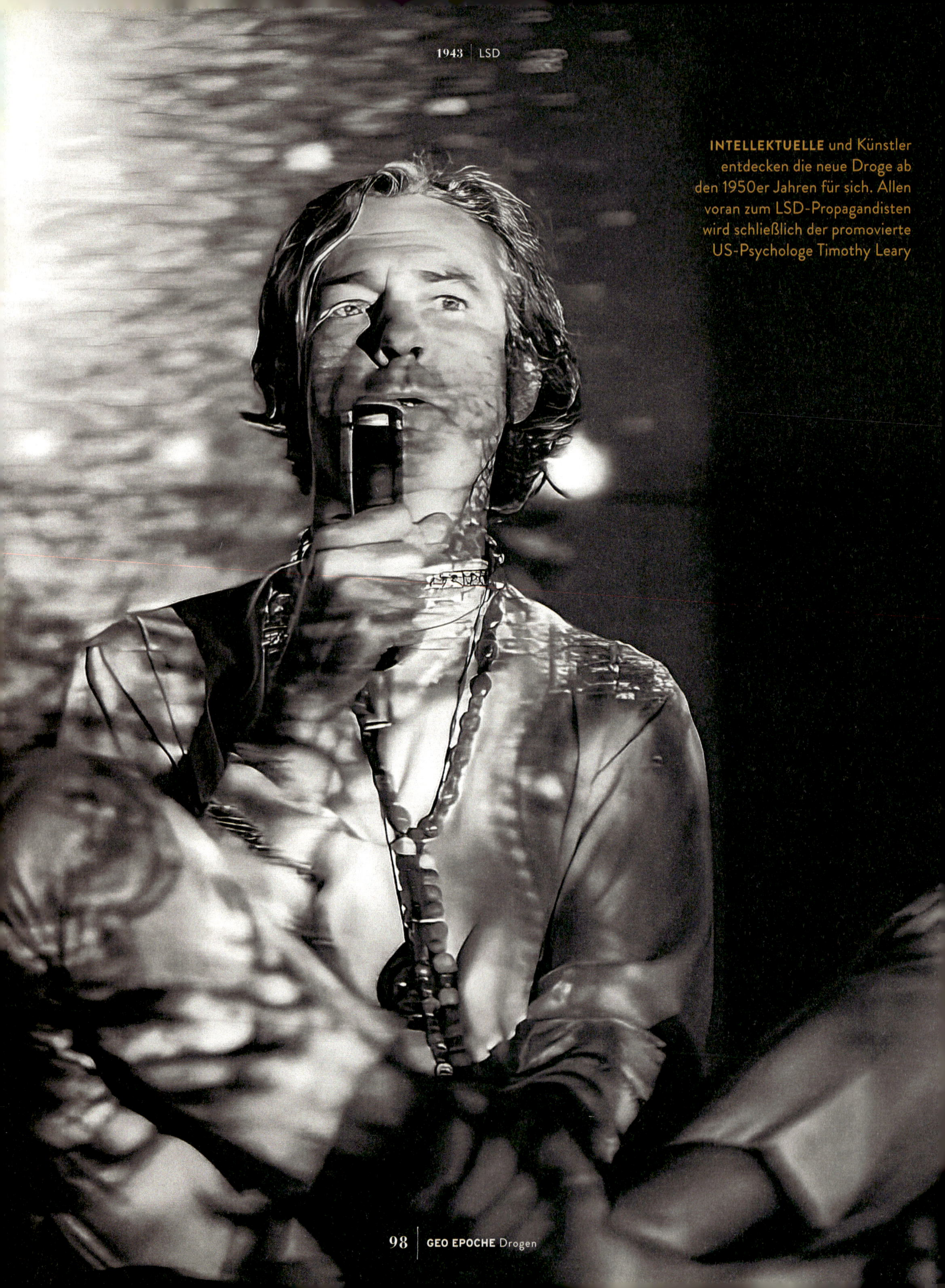

INTELLEKTUELLE und Künstler entdecken die neue Droge ab den 1950er Jahren für sich. Allen voran zum LSD-Propagandisten wird schließlich der promovierte US-Psychologe Timothy Leary

die Spur zu kommen? Womöglich, um die verschlüsselte Gedankenwelt depressiver Menschen zu öffnen? Um durch die Wucht der Erlebnisse im Rausch einen heilsamen Schock, eine Art Neustart der Psyche auszulösen? Um Suchterscheinungen, etwa Alkoholismus, zu bekämpfen? Und womöglich auch als Wahrheitsdroge, eingesetzt bei Verhören?

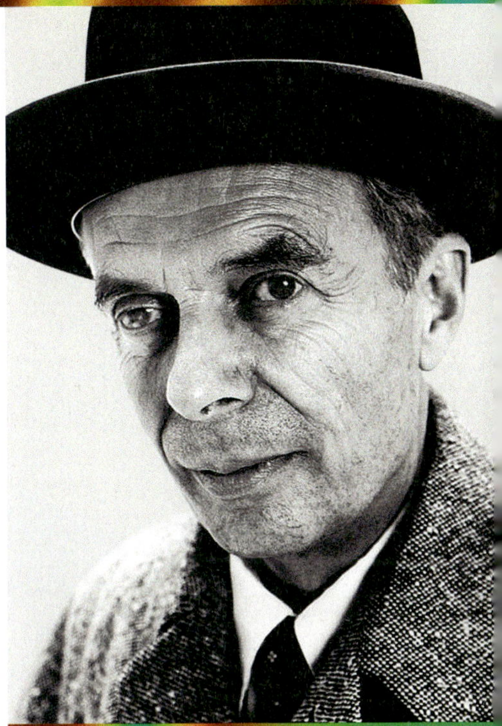

IN EINEM BRIEF an den drogenerfahrenen Schriftsteller Aldous Huxley (r.) bezeichnet der Psychiater Humphry Osmond erstmals Substanzen wie LSD als *psychedelic* (»die Seele offenbarend«)

Alle diese Fragestellungen führen dazu, dass nach Hofmanns Entdeckung und Stolls erster Studie reihenweise Untersuchungen angestellt werden und wissenschaftliche Veröffentlichungen über halluzinogene, bewusstseinsverändernde Substanzen erscheinen. Über 1000 sind es bis in die 1960er Jahre. In Deutschland und der Schweiz, von der Tschechoslowakei über Frankreich bis England und in den USA. Eine psychedelische Wissenschaft entsteht.

An rund 40 000 Menschen werden LSD und ähnlich wirkende Stoffe getestet. Um die Behandlung schwerer psychischer Erkrankungen geht es, darum, so die Spekulation, psychotische Symptome imitieren zu können, und um die Hoffnung, unter LSD-Einfluss den Bausteinen menschlichen Bewusstseins auf die Spur zu kommen.

In zumeist geringen Dosierungen hat schon Werner A. Stoll das LSD sowohl an gesunden Versuchspersonen wie an schizophrenen Patienten getestet. Während von Psychiatern und Psychologen die Hoffnung gehegt wird, helfen und heilen zu können, hat eine andere Gruppe von Menschen längst begonnen, sich mit ganz anderen Zielen für Drogenexperimente zu interessieren: In Deutschland sind es die Nationalsozialisten.

Mit dem als „Wahrheitsdroge“ bezeichneten Scopolamin, einem Alkaloid der Nachtschattengewächse, haben sie bereits 1933 versucht, den Angeklagten Marinus van der Lubbe im Prozess um den Reichstagsbrand in einen Zustand der Willenlosigkeit zu versetzen. Mit dem Stimulansmittel Methamphetamin, das als „Pervitin“ auf dem Markt ist (siehe Seite 84), haben sie – vergeblich – versucht, die Zunge des Georg Elser zu lösen, der 1939 im Münchner Bürgerbräukeller ein misslungenes Sprengstoff-Attentat auf Adolf Hitler verübt hat. Im Lauf des Zweiten Weltkriegs wird gefangenen sowjetischen Fallschirmjägern bei Verhören wiederum Scopolamin injiziert, um sie gesprächig zu machen, womöglich auch Meskalin. Da liegt es nahe, dass Hofmanns LSD ebenfalls die NS-Elite interessiert.

Und tatsächlich liefert Sandoz. Im November 1943 bedankt sich Richard Kuhn, Chemie-Nobelpreisträger von 1938 und seit dem Jahr zuvor Leiter des Kaiser-Wilhelm-Instituts für medizinische Forschung in Heidelberg, bei Sandoz-Direktor Arthur Stoll für „die Überlassung von 5 x 0,1 g Ergotamintartrat“. Ergotamin gehört zur Gruppe der Mutterkorn-Alkaloide, auf deren Basis Hofmann das LSD synthetisiert hat, und dient als Grundstoff für die Gewinnung der dafür benötigten Lysergsäure.

Kuhn ist in die Gift- und Kampfgasforschung der Nationalsozialisten involviert, entwickelt 1944 das Giftgas „Soman“, weiß

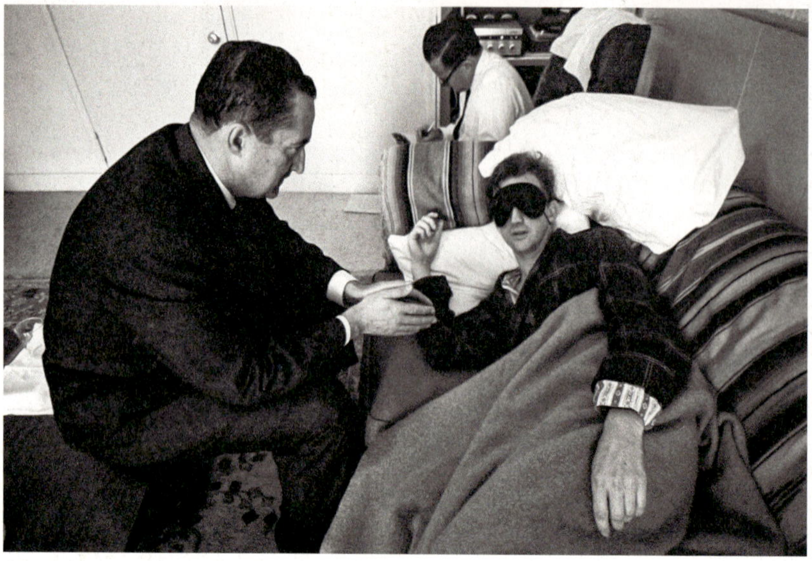

LSD LÖST EINE Welle von Forschungsprojekten aus: An rund 40 000 Menschen testen Wissenschaftler die Droge (hier 1964) und ähnlich wirkende Stoffe wie Meskalin und Psilocybin

um Menschenversuche in den Konzentrationslagern. Aus der Lieferung von Sandoz lassen sich 2500 hohe LSD-Dosen fertigen.

Ob – und wenn ja: wie – sie zur Anwendung kommen, ist nicht geklärt. Aber Richard Kuhn sitzt im Mai 1948, unbeschadet von seiner Vergangenheit, unter den Zuhörern in Heidelberg, als Sandoz-Chef Stoll dort einen Vortrag vor Biochemikern, Neurologen und Psychiatern hält. Der US-amerikanische Chemiker John P. Clay, hochrangiger Berater der US Army in Europa, verfasst Monate später einen vertraulichen Bericht dazu. Bei Sandoz sei ein „potenter halluzinatorischer Wirkstoff" entdeckt worden, schreibt Clay und meint LSD, der „für die Angelegenheiten der psychologischen Kriegsführung nützlich sein" könnte.

In diesem Moment teilt sich die Geschichte des LSD in zwei Stränge. In einen, der mit dem Wunsch auf Befreiung, Ausstieg aus dem System, mit Widerstand und Protestkultur verbunden sein wird. Und in einen anderen, in dem LSD zu einem Machtinstrument werden soll, zu einem Mittel der Beherrschung in einem Kampf um die Gehirne. Beide Linien verlängern sich vor allem in den USA. Zunächst die auf der Herrschaftsseite.

Sandoz-Direktor Stoll sinnt auf einen Start der Vermarktung des LSD. Noch ist es ja nur ein Stoff für Experimente, findet sich in keiner Apotheke, während andere Produkte aus dem Mutterkorn schon Bestseller sind.

1950 reist Stoll nach New York, wo sein Unternehmen mittlerweile über eine Niederlassung verfügt. In Cambridge, Massachusetts, hält er einen Vortrag über Mutterkorn-Alkaloide an der renommierten Harvard University, tritt an weiteren Hochschulen und in mehreren Großstädten der USA auf. Dabei erregt er nicht nur die Neugier verschiedener ziviler Wissenschaftler, sondern zudem von Männern, die davon ausgehen, dass man auch in der Chemie den Krieg der Systeme gegen die Sowjetunion führen müsse. Dort sollen, so heißt es in Washington, Abertausende Wissenschaftler an Me-

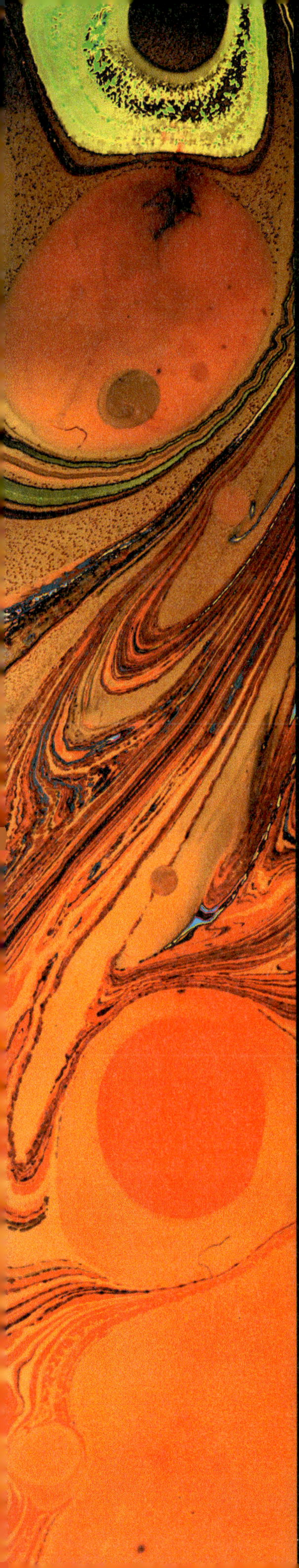

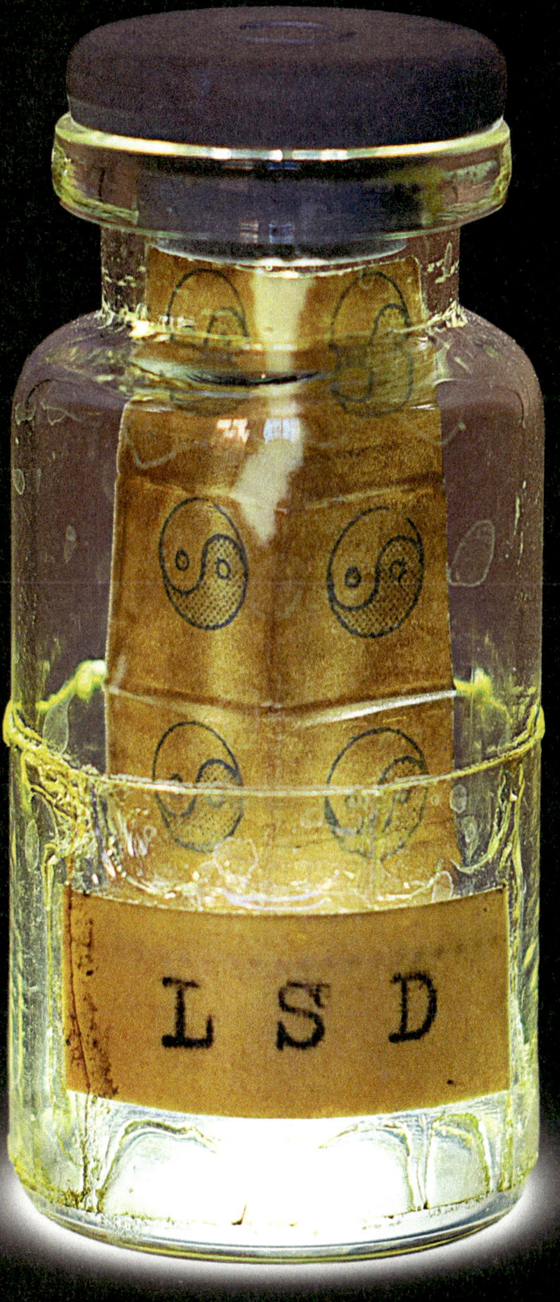

IN DEN 1960ER JAHREN verbreitet sich das Rauschmittel rasant. Bald stellen etliche Labore LSD her; ein hochverdünnter Tropfen auf einem Stück Löschpapier genügt für einen Trip

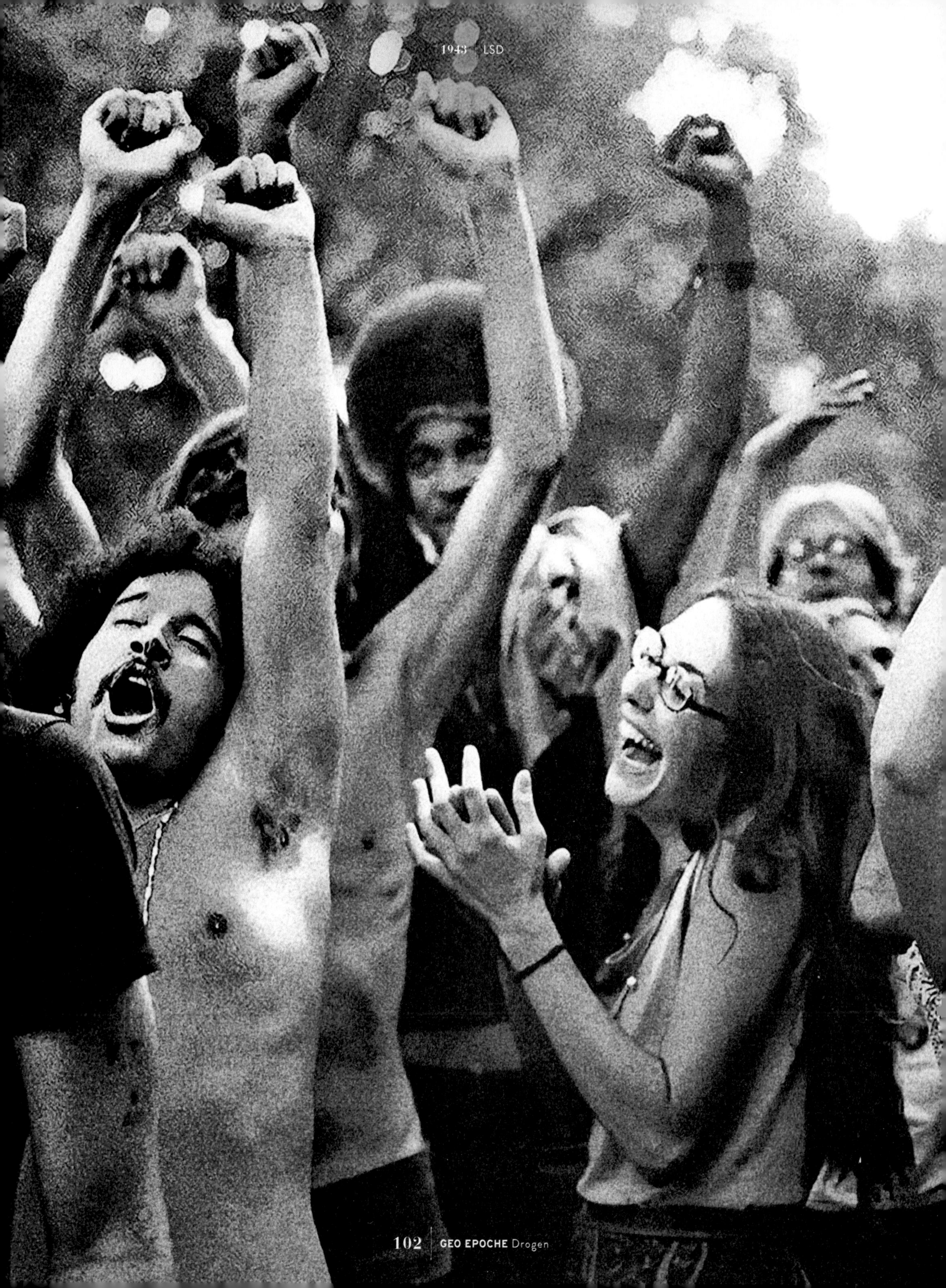

VIELE JUNGE MENSCHEN verbinden den LSD-Konsum mit Werten wie Freiheit, Unangepasstheit, Friedfertigkeit (»Holy Man Jam«-Festival in Boulder, Colorado, 1970)

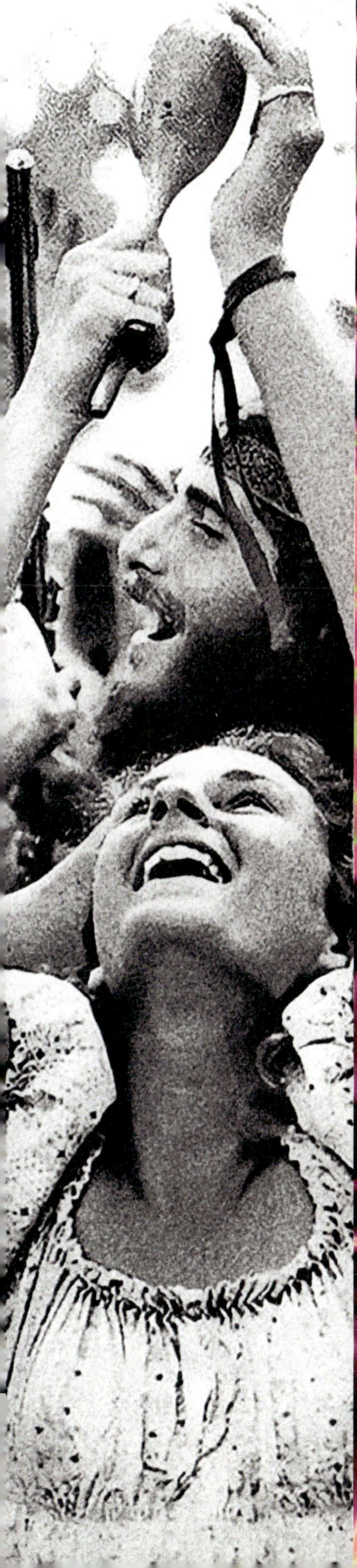

thoden arbeiten, den menschlichen Willen mit Psychopharmaka zu manipulieren.

Das US-Imperium müsse zurückschlagen, findet etwa der Mediziner Henry K. Beecher, Lehrstuhlinhaber für Anästhesieforschung an der Harvard Medical School, seit mindestens 1947 in Kontakt mit entsprechenden Stellen der Army. Beecher wird Experimente mit verschiedenen Substanzen, darunter auch LSD, am, wie er schreibt, „notwendigen Versuchstier, dem Menschen" unternehmen – und zwar ohne die Probanden darüber zu informieren, welchem Stoff er sie dabei aussetzt. Er stellt zwar panische Reaktionen der Ahnungslosen fest, hält das aber für den notwendigen Preis bei der Erforschung von Drogen, mit denen sich psychologische Kontrolle ausüben lassen könnte.

Um die gleiche Zeit wird auch Allen Dulles, Chef der Central Intelligence Agency, CIA, tätig. Vor Absolventen der Princeton University sagt er im April 1953, dass die USA im Kalten Krieg aktiver in der *brain warfare* werden müssen, im Kampf um den Geist des Menschen. Und das auf kollektiver wie auch auf individueller Ebene.

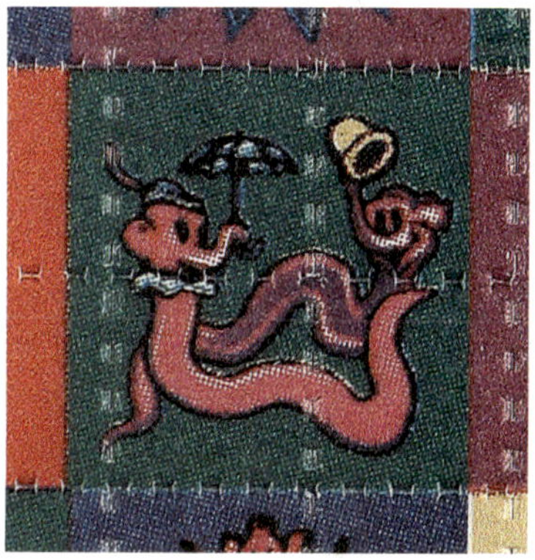

WENIGE DOLLAR kosten mit LSD betröpfelte Papierschnipsel, oft mit bunten Motiven bedruckt. Dieses Exemplar spielt auf eine Szene des Disney-Films »Dumbo« an, in der der Elefant halluziniert

LSD wird eine Rolle spielen in dem wenige Tage später unter dem Decknamen „MKUltra" aufgelegten CIA-Programm zur klandestinen Forschung an biologischen und chemischen Stoffen. LSD als Waffe. Was, wenn sowjetische Agenten an LSD gelangten, es in amerikanischen Trinkwasser-Reservoiren verteilen würden, auf einer Bomber-Basis, auf einem Kriegsschiff?

Für Sidney Gottlieb, den Chef des geheimen Programms, ist klar: Man muss mehr über den Stoff erfahren – und dringend verhindern, dass der Gegner Kontrolle darüber erlangt.

Bald nach dem Start von MKUltra reisen zwei Abgesandte der CIA nach Basel. Mit 240 000 Dollar in bar tauchen sie vor Sandoz-Direktor Arthur Stoll auf, um den gesamten LSD-Vorrat aufzukaufen, denn der dürfe keinesfalls jemals in kommunistische Hände fallen. In Washington geht man von zehn Kilogramm aus, die das Unternehmen zur Verfügung habe – genug für etwa 100 Millionen LSD-Trips. Doch die Sandoz-Leute müssen den Amerikanern sagen, dass sie bis dahin lediglich 40 Gramm davon hergestellt haben. Auf 100 Gramm pro Woche lasse sich die Produktion allerdings steigern, um sie an die US-Regierung zu verkaufen.

Dazu kommt es nicht. Der Sandoz-Vertreter in den USA schreibt bereits im Mai 1953 an Albert Hofmann, man habe „etwas kalte Füße" bekommen in dem Gefühl, das Interesse „befugter und unbefugter Leute" gehe weit über das

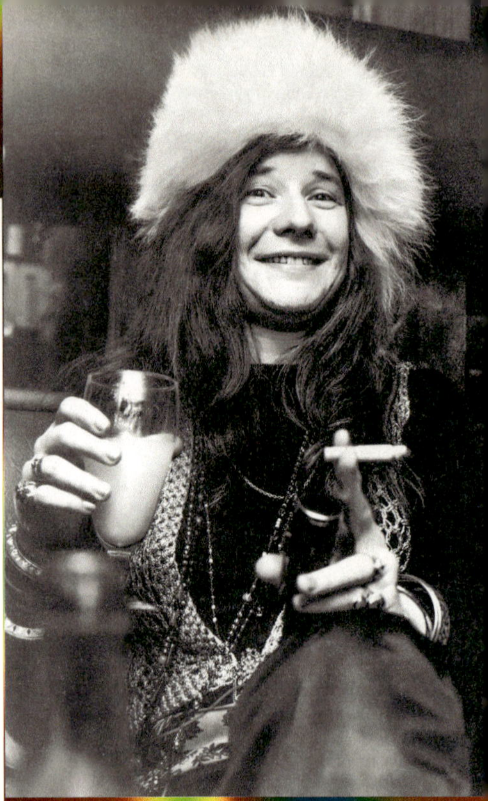

normale Maß hinaus. Und der US-amerikanischen Gesundheitsbehörde lässt er bald nach dem CIA-Besuch in Basel mitteilen, dass Sandoz von einer Zulassung des LSD als Medikament absehen wolle.

Mit den Mengen an LSD, die sich die CIA bereits beschafft hat, unternimmt sie daraufhin eigene Versuche – mit allerdings mäßigem Erkenntnisgewinn, was die gewünschte Beeinflussung und Steuerung der Testpersonen betrifft. Manche heulen oder bekommen Angst vor Autoscheinwerfern, andere werden ganz friedlich und zu Schwärmern. Oder geraten, wie der Bakteriologe Frank Olson, Experte für chemische und biologische Kampfstoffe, der ohne sein Wissen unter LSD gesetzt wird und dabei einen paranoiden Schub erfährt, in Konflikt mit der CIA. In einer Novembernacht des Jahres 1953 stürzt er gegen halb drei Uhr nachts durch das Glas eines geschlossenen Fensters im zehnten Stock eines New Yorker Hotels in Manhattan, stirbt auf dem Bürgersteig der Seventh Avenue. Was ihm geschehen ist, wird nie ganz geklärt.

Den US-amerikanischen Geheimdienstlern aber schwant, dass sich das LSD schwerlich nutzen lässt, um Menschen etwas Verborgenes abzupressen und sie im besten Fall umzudrehen. Auch wenn noch eine ganze Reihe Studien dazu an diversen Universitäten in Auftrag gegeben werden. Mal geht es darum, wie das Erinnerungsvermögen manipuliert werden kann, mal um die Veränderung einer Persönlichkeitsstruktur, mal um die Untersuchung von sexuellen Präferenzen.

Aber da hat das LSD schon eine ganz andere Gruppe in seinen Bann gezogen: Intellektuelle, Künstler, Dichter, Maler, Musiker. Solche, die sich auch der Erfinder des LSD, Alfred Hofmann, als Nutzer vorstellen kann. Solche, denen das LSD neue kreative Horizonte erschließen soll. Denen es, wie sich

AUCH IMMER mehr Rockmusikerinnen und -musiker nehmen LSD, verarbeiten ihre Drogenerfahrungen in Songtexten und neuartigen Klängen. Die Sängerin Janis Joplin (hier 1969) lässt sogar ihren Porsche mit psychedelischer Malerei verzieren (unten)

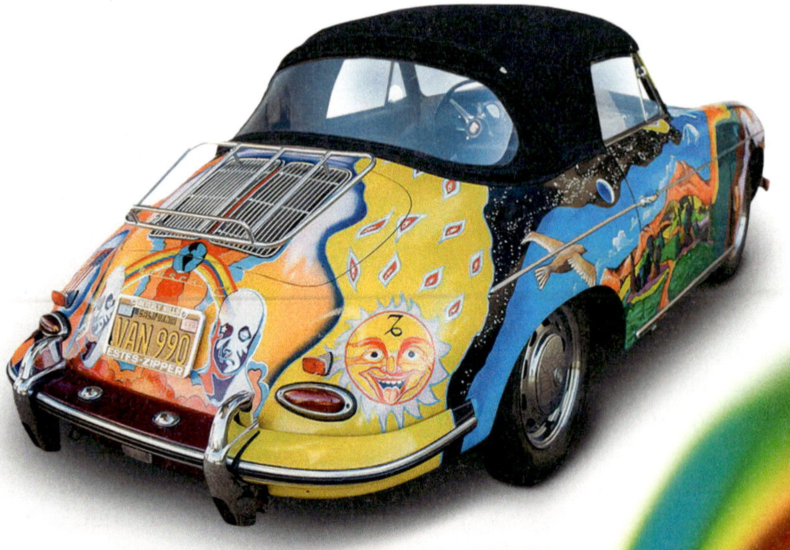

Hofmann ausmalt, „mystische Erfahrungen" bescheren und so ihren schöpferischen Prozess beflügeln kann. Die Karriere des LSD als „Phantastikum", als Kontraindikation zum Materialismus hat begonnen.

Eine der Initialzündungen dafür: ein sich ab 1957 entwickelnder Hype um jene *magic mushrooms*, denen die einflussreiche Zeitschrift „Life" einen mehrseitigen Artikel widmet. Ein an Mykologie interessiertes Ehepaar aus New York, sie Kinderärztin, er Vizepräsident einer Bank, hat von einer Reise nach Mexiko ekstatische Erlebnisse nach dem Genuss der „magischen Pilze" mitgebracht. Von Pilzen aus der Gattung der Kahlköpfe mit psychoaktiven Inhaltsstoffen, an denen sich schon die Azteken berauscht haben.

Im fernen Basel gelingt es Albert Hofmann, die wirksamen Substanzen der Pilze zu isolieren, die chemische Struktur zu entschlüsseln und das wichtigste Alkaloid im Glaskolben künstlich herzustellen. Nach dem wissenschaftlichen Gattungsnamen der Kahlköpfe nennt er es Psilocybin, und es hat eine molekulare Verwandtschaft zum LSD. In den USA ist die „Life"-Veröffentlichung nicht nur Startschuss eines neuen Mexiko-Tourismus. Sie zieht auch Hollywoodstars in ihren Bann.

DIE PILZE UND DAS LSD: Der britische Psychiater Humphry Osmond ist der Erste, der das Wort *psychedelic* („die Seele offenbarend") für das Gemeinsame dieser Drogen ins Spiel bringt, in einer Korrespondenz mit dem Meskalin-erfahrenen Schriftsteller Aldous Huxley. Und vor allem der promovierte US-Psychologe Timothy Leary ist es, der zum Propagandisten des Rausches wird. Nachdem auch er im Sommer 1960 getrocknete Pilze zu sich genommen hat, macht er „die tiefste religiöse Erfahrung" seines Lebens. Entdeckt, „dass Schönheit, Offenbarung, Sinnlichkeit, Gott, der Teufel allesamt innerhalb meines Körpers liegen und außerhalb meines Geistes".

Ein transzendentes Erlebnis, das Leary, seit Kurzem Dozent an der Harvard University, von einer ganz neuen Freiheit des Geistes träumen lässt, von der Überwindung des langweiligen US-amerikanischen Mainstream-Lebens. Schnell steigt er zum beliebtesten Lehrer an seiner Hochschule auf, bis die ihn 1963 hinauswirft, propagiert die psychedelischen Drogen auch danach an Ost- und Westküste.

Seine Botschaft dabei, aufgezeichnet bereits 1966, berühmt geworden bei einer Rede 1967 in San Francisco: „Turn on, tune in, drop out." Es sind die Wörter, die zum Mantra der Hippie-Generation werden. Turn on – öffnet euch neuen Erfahrungen! Tune in – verschafft euch Zugang zu einem höheren Bewusstsein! Drop out – steigt aus der Konformität einer Gesellschaft aus, die euer Potenzial erstickt!

Um Leary herum: Jazzmusiker wie Charles Mingus und Maynard Ferguson, Literaten wie der Beatpoet Allen Ginsberg, der im Drogenrausch eine „Friedens- und Liebesbewegung" starten will.

Zum Vorbild der Gegenkultur wird auch Ken Kesey, Autor des 1962 erschienenen psychiatriekritischen Buches „Einer flog über das Kuckucksnest", das ihn berühmt macht (und dessen Kinoadaption fünf Oscars gewinnen wird). Kesey tourt 1964 mit einem kunterbunt bemalten Bus durch die USA, an Bord

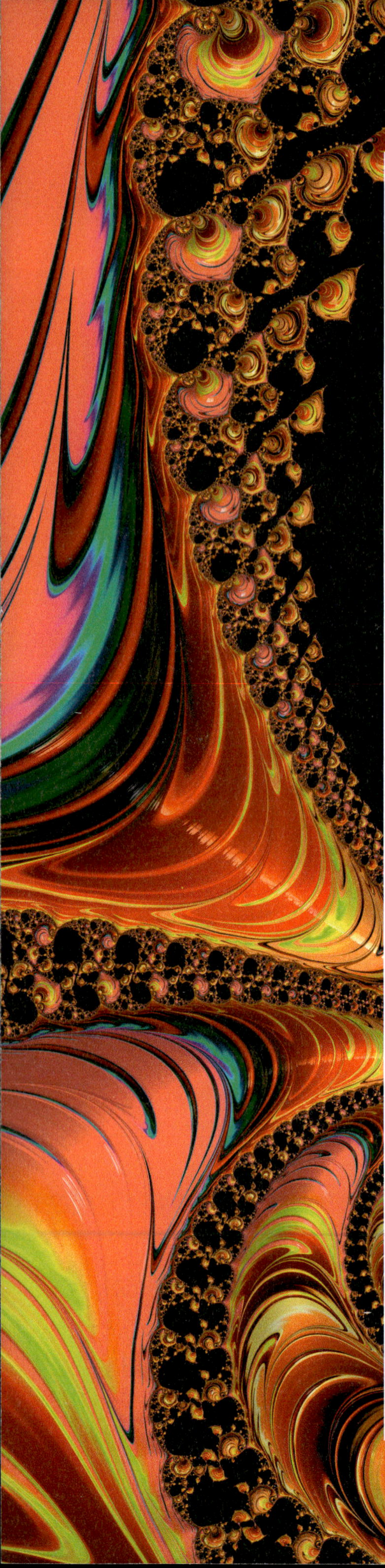

eine ebenso bunt kostümierte Mischung aus Künstlern, Literaten und politisch Bewegten. „Further“, „weiter“, steht auf der Zielanzeige des Busses.

Weiter hinaus aus der US-amerikanischen Konsumgesellschaft ist gemeint, aus dem Amerika der gleichförmig akkuraten Vorstädte, aus dem Amerika anhaltender Rassendiskriminierung, aus dem Amerika bigotter Frömmigkeit, aus dem Amerika, das in Vietnam seit 1964 einen schrecklichen Krieg führt. Die „Merry Pranksters“, die fröhlichen Witzbolde, nennen sich die Frauen und Männer an Bord des Busses: eine alternative Boheme, ein Anti-Establishment, das sich mit LSD und anderen Drogen aus den real existierenden Verhältnissen schießt.

Sie werden zu Trendsettern eines drogengetriebenen Hedonismus für Hunderttausende junge Amerikanerinnen und Amerikaner. Längst lässt sich LSD (das Sandoz-Patent darauf ist 1963 erloschen) in Laboren überall in den USA reproduzieren. Ein hochverdünnter Tropfen LSD-Lösung auf einem Stück Löschpapier zum Preis von ein paar Dollar genügt für einen Trip. In Kalifornien lädt Ken Kesey ab 1965 zu „Acid Tests“, multimedialen Happenings mit extravaganten Lichteffekten. Auch der Dandy-Schriftsteller Tom Wolfe, Repräsentant eines „New Journalism“ und späterer Autor von „Fegefeuer der Eitelkeiten“, schreibt über solche Zusammenkünfte, macht ihr Credo berühmt. Freie Liebe gehört dazu. Politisches Aufbegehren. Und Musik.

Immer mehr Singer und Songwriter, Rockgruppen und auch Jazzer werden zu rauscherfahrenen Protagonisten der psychedelischen Gegenkultur, andere begründen ihre Karriere als solche, Jimi Hendrix, Janis Joplin, The Doors, die Grateful Dead. Und die Band Jefferson Airplane mit ihrer Frontfrau Grace Slick, die mit „White Rabbit“ so etwas wie die Hymne der Bewegung in ihren ätherischen Gesang kleidet: eine Hommage an Lewis Carrolls berühmtes Kinderbuch „Alice’s Adventures in Wonderland“. Es ist der Aufruf, sich auf Reisen in ein Reich des Fantastischen zu begeben. Und wenn Slick, die „Acid Queen“, im Refrain singt „feed your head, feed your head“, so ist klar, dass mit dem Nährstoff für den Kopf nichts anderes als Drogen gemeint sein können.

„White Rabbit“ wird später als einer der 500 einflussreichsten Songs aller Zeiten in eine Liste der „Rock & Roll Hall of Fame“ aufgenommen. Einflussreich vor allem in einem Jahrzehnt, den 1960ern, von dem Grace Slick sagen wird, es sei die Zeit gewesen, „in der Leute mit E-Gitarren naiv, aber edelmütig glaubten, sie könnten den gesamten genetischen Code der Aggression verändern“.

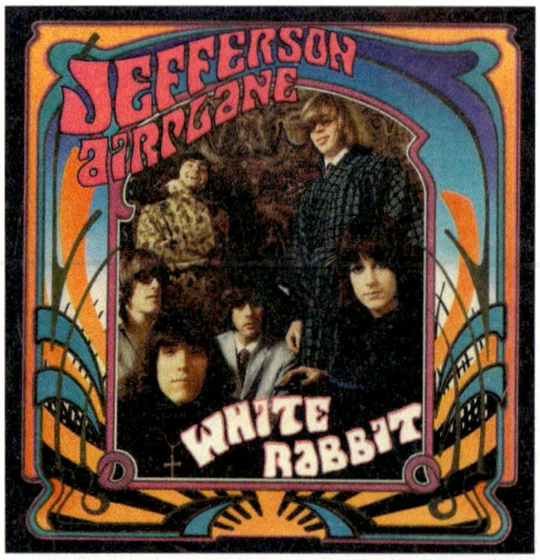

MIT »WHITE RABBIT« liefert die US-Band Jefferson Airplane 1967 so etwas wie die Hymne der LSD-Bewegung, gespickt mit Anspielungen auf Lewis Carrolls »Alice im Wunderland«

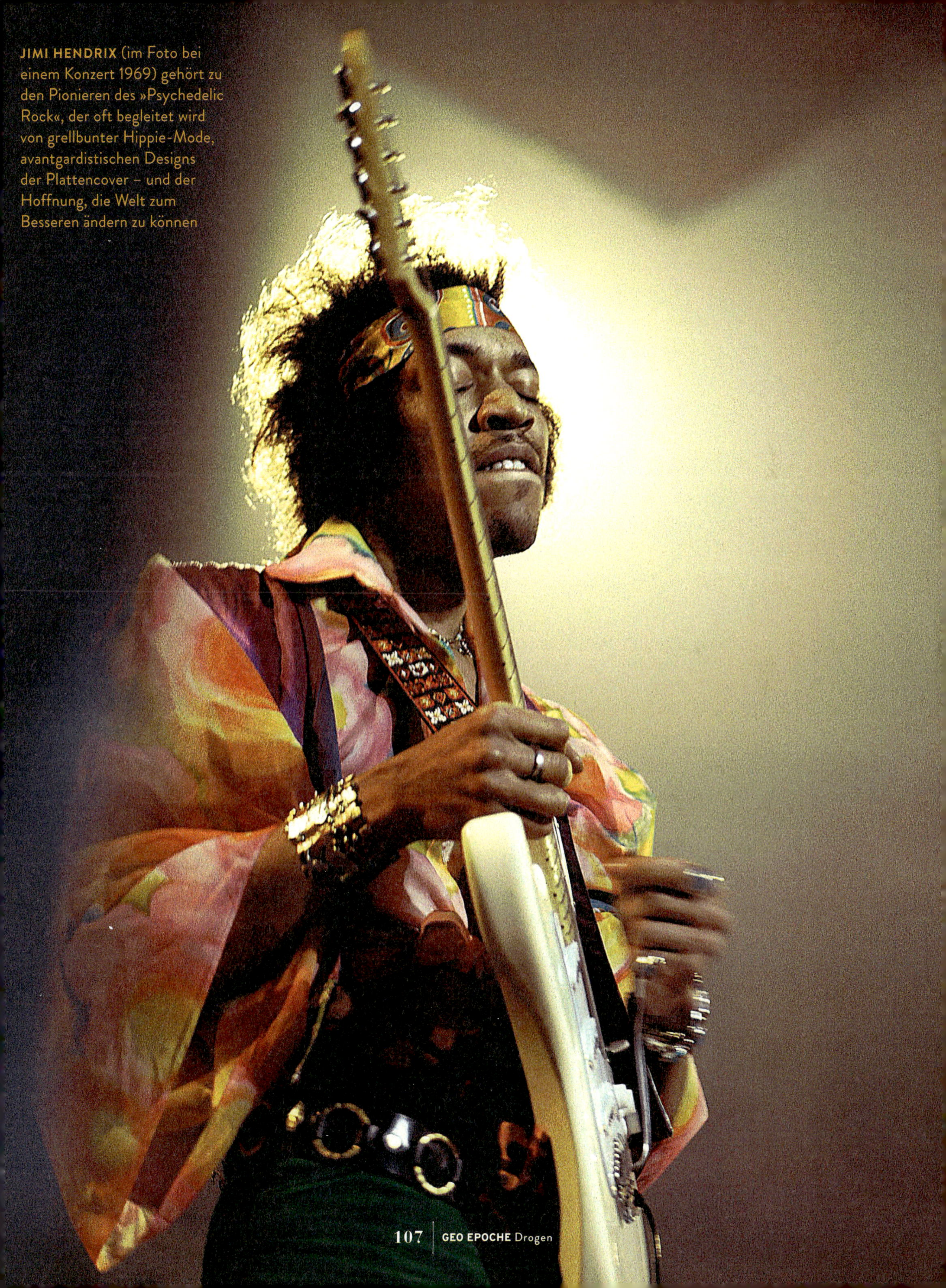

JIMI HENDRIX (im Foto bei einem Konzert 1969) gehört zu den Pionieren des »Psychedelic Rock«, der oft begleitet wird von grellbunter Hippie-Mode, avantgardistischen Designs der Plattencover – und der Hoffnung, die Welt zum Besseren ändern zu können

Das allerdings ist tatsächlich eine Illusion. „Psychedelic Rock" und seine eigene Ästhetik, seine Bühnenshows, die gefärbten Textilien der Hippie-Mode, die ausgeflippten Designs von Plattencovern, Postern, Büchern, Journalen, die literarischen Drogentrips: Sie ersetzen die real existierenden Verhältnisse nicht. Selbst wenn es da auch einige Verbindungen zu politischen Formationen gibt: zu Studentenbewegungen wie dem Free Speech Movement an der University of California in Berkeley, zu linken Organisationen wie den Students for a Democratic Society, zu den Black Panthers und feministischen Gruppen.

Der Erfinder des LSD, Albert Hofmann, sieht sein Wundermittel da längst in den falschen Händen; denen von Laien, denen der Allgemeinheit. Als Partydroge. An Religionswissenschaftler und Philosophen hat er gedacht, an Hirnforscher und Ärzteschaft, an Vertreter der Künste auch als „Quelle der Inspiration". Nicht aber daran, dass sich LSD „epidemieartig als sensationelle Rauschdroge" ausbreitet, sosehr er den massenhaften Konsum als Folge von „Langeweile und Ziellosigkeit in einer gesättigten Wohlstandsgesellschaft" auch verstehen kann. Er macht Naturentfremdung und „mangelnde Befriedigung in der beruflichen Tätigkeit in einer mechanisierten, entseelten Arbeitswelt" als Ursachen aus. Aber dass, schon 1954, die deutsche Illustrierte „Quick" oder später das amerikanische „Look" von LSD-Erlebnissen berichten, findet Hofmann dubios.

LSD kommt auch bei Sandoz auf den Prüfstand, als einer der größten und frühesten Verehrer des Stoffes, der Harvard-Dozent Timothy Leary, 100 Gramm davon und gar 25 Kilogramm Psilocybin bei den Baslern bestellen will. Es wäre ein Geschäft im Wert von fast zwei Millionen Schweizer Franken für die Firma. Nur will sie sicherstellen, dass die Lieferung auch die Unterstützung der US-Behörden hat. Um dieselbe Zeit stellt die Food and Drug Administration gegenüber der Niederlassung des Unternehmens in den USA allerdings klar, dass von allen Drogen, die man kenne, es keine gebe, „die eine staatliche Kontrolle in einem größeren Ausmaß verdienen als diese".

Und tatsächlich kann Leary keine Einfuhrerlaubnis beibringen. Nach einigem Hin und Her erhält er eine Absage aus der Schweiz. Wenig später verliert er seine Stelle an der Universität, die sich, das ergibt eine Nachfrage von Sandoz, zuvor bereits von ihm distanziert hatte.

Bald werden auch andere Stimmen laut. Vom Schriftsteller William S. Burroughs, eigentlich einem weiteren Helden der Aussteigerszene, Autor des Romans „Naked Lunch", dessen Buch „Junkie" sich 1953 über 100 000 Mal verkauft hat, sind 1964 Zeilen wie diese zu lesen: „Spülen Sie die Räusche Ihrer Drogen in den Ausguss" und „Lernen Sie, es ohne diesen chemischen Dreck zu schaffen". Und der Musiker Frank Zappa hält den „Bewusstseinserweiterungs-Hype" gar, wie er später sagen wird, für eine Finte der CIA, um die amerikanische Jugend zu befrieden und von ernsthaftem Aufstand abzuhalten.

Dabei sind die Behörden der USA selbst längst dabei, sämtliche psychedelische Substanzen zu kriminalisieren.

Schon 1966 wird LSD in Kalifornien und einigen anderen US-Staaten für illegal erklärt, zwei Jahre später auch auf Bundesebene. Eine Einordnung, die dann 1971 von den Vereinten Nationen übernommen wird und mithin global in allen Mitgliedsländern gelten soll. LSD steht nun auf der Stufe von Heroin; jeglicher bekannter medizinischer Nutzen wird ihm abgesprochen.

Sandoz stellt bereits 1966 weltweit die Lieferung von LSD an Wissenschaftler ein; schon angelaufene Projekte in den USA werden unter staatlichem Druck beendet. Der im Lande verbliebene Vorrat von 21 Gramm mit einem Schwarzmarktpreis von schätzungsweise drei Millionen Dollar wird in einem gepanzerten Auto beim National Institute of Mental Health abgeliefert.

LSD sei „die größte Bedrohung, der das Land heute gegenübersteht, gefährlicher als der Vietnamkrieg“, findet ein Politiker aus New Jersey, der dort einer Kommission zu „narkotischen Drogen“ vorsitzt. „Diese Pulver und Pillen bedrohen die Gesundheit, Lebenskraft und Selbstachtung unserer Nation“, erklärt US-Präsident Lyndon B. Johnson 1968.

„LSD-Apostel“ Timothy Leary wird im folgenden Jahr zu 20 Jahren Haft verurteilt, nachdem man kleine Mengen von LSD und des schon seit 1937 verbotenen Marihuana bei ihm gefunden hat. Leary gelingt 1970 die Flucht aus einem kalifornischen Gefängnis; er setzt sich über Algerien, dann die Schweiz und Österreich nach Afghanistan ab, wo ein US-Drogenagent ihn verhaftet. Abermals wandert er in den USA ins Gefängnis, erst 1976 wird er freikommen.

Johnson-Nachfolger Richard Nixon erklärt den Drogenmissbrauch 1971 zum „Staatsfeind Nummer eins“ und startet einen „Krieg gegen Drogen“. Jene, die Drogen verwendeten, so Nixon im Vorjahr bei einem Gespräch mit Elvis Presley, seien auch die Vorreiter der antiamerikanischen Proteste.

Das Wandeln in künstlichen Paradiesen, das mithilfe von Opium schon Ikonen der Weltliteratur wie Novalis, E. T. A. Hoffmann, Charles Baudelaire probierten, mithilfe von Haschisch intellektuelle Größen wie Victor Hugo und Honoré de Balzac, mithilfe von Meskalin und LSD der deutsche Schriftsteller und Goethepreisträger Ernst Jünger, ein Freund des LSD-Schöpfers Hofmann: Es ist seither, was es für die Mehrheitsgesellschaft im Grunde immer war, ein Vorstoß in verbotene Zonen. Nach offizieller Norm eine moralische Verfehlung. Eine Degeneration, ein Schaden am gesellschaftlichen Kollektiv. Haltlosigkeit. Sünde. Wahnsinn.

Ist noch einmal eine Wende möglich? Viele Jahre später, im Januar 2006 findet in Basel zu Ehren Albert Hofmanns ein internationales Symposium statt. Titel: „LSD – Sorgenkind und Wunderdroge“. Rund 1500 Expertinnen und Experten aus aller Welt nehmen teil. Ein „Appell betreffend die Förderung der wissenschaftlichen Erforschung bewusstseinsaktiver Stoffe“ wird an verschiedene Regierungen verschickt. Hofmann – kurz zuvor 100 Jahre alt geworden, er wird noch zwei weitere Jahre leben – gefällt das sehr. Ein Bundesrat seines Heimatlandes stellt wenig später die Zulassung weiterer Experimente mit LSD in Aussicht.

Ein Jahr darauf darf der Schweizer Psychotherapeut Peter Gasser bei der Behandlung von Patienten danach zu suchen beginnen, was der beste Effekt von LSD sein könnte: Er darf versuchen, herauszufinden, ob es ein Penicillin für die Seele sein könnte. ◊

LITERATURTIPPS

ALBERT HOFMANN
»LSD – mein Sorgenkind«
Die Erinnerungen des Entdeckers, differenziert und gedankentief verfasst (Klett-Cotta).

ERIKA DYCK
»Rausch – Eine Kulturgeschichte der Psychedelika«
Guter Überblick (Haupt).

GEO+ EPOCHE DOSSIER

Lesen Sie auch **»Der Sound der Revolte«** (aus GEO*EPOCHE* Nr. 88) über den psychedelischen Rock und die Musikrevolution der 1960er Jahre auf *www.geo-epoche.de*

IN KÜRZE

LSD, 1943 erstmals im Selbstversuch eines Chemikers getestet, löst wie verwandte »Psychedelika« halluzinatorische, bewusstseinsverändernde Rauschzustände aus. Besonders im Zuge der Hippie-Bewegung versprechen sich viele Konsumenten auch spirituelle Erlebnisse von der Droge. Ein medizinischer Nutzen bleibt trotz aufwendiger Forschung ungewiss. Die USA verbieten den Stoff noch in den 1960ern, die meisten Länder ziehen bald nach.

GEO**EPOCHE**

Das Magazin für Geschichte

IMPRESSUM

VERLAG: Gruner + Jahr Deutschland GmbH, Koreastraße 7, 20457 Hamburg, Postanschrift: Brieffach 24, 20444 Hamburg
Eingetragen beim Amtsgericht Hamburg unter der Registernummer HRB 145255 und vertreten durch die Geschäftsführung Ingrid Heisserer und Christian Behr.
Umsatzsteuer-ID: DE 310194027
REDAKTION: RTL News GmbH, Koreastraße 7, 20457 Hamburg, Telefon: 040/37 03-0, Internet: www.geo.de/epoche

---

CHEFREDAKTION: Jürgen Schaefer, Katharina Schmitz
MANAGING DESIGNERIN: Tatjana Lorenz
GESCHÄFTSFÜHRENDE REDAKTEURIN: Maike Köhler
TEXTREDAKTION: Kirsten Bertrand (Konzept dieser Ausgabe), Jens-Rainer Berg, Insa Bethke, Dr. Anja Fries, Melissa Hertwig (Volontärin), Dr. Mathias Mesenhöller, Joachim Telgenbüscher, Johannes Teschner
BILDREDAKTION: Julia Franz, Christian Gargerle
GRAFIK: Frank Strauß
KARTOGRAFIE: Ralf Bitter (frei), Klaus Kühner (frei)
QUALITY BOARD – VERIFIKATION, RECHERCHE, SCHLUSSREDAKTION: Leitung: Tobias Hamelmann, Stellvertreterin: Melanie Moenig; Dirk Krömer, Andreas Sedlmair, Stefan Sedlmair (Koordination GEO*EPOCHE*); Elke von Berkholz, Lenka Brandt, Regina Franke, Hildegard Frilling, Dr. Götz Froeschke, Cornelia Haller, Sandra Kathöfer, Judith Ketelsen, Petra Kirchner, Jeanette Langer, Michael Lehmann-Morgenthal, Kirsten Maack, Susan Molkenbuhr, Alice Passfeld, Christian Schwan, Bettina Süssemilch, Torsten Terraschke
HONORARE/SPESEN: Andrea Gora-Zysno, Heidi Hensel, Daniela Klitz, Katrin Schäfer, Carola Scholze, Katrin Ullerich
VERANTWORTLICH FÜR DEN REDAKTIONELLEN INHALT: Jürgen Schaefer, Katharina Schmitz

CHIEF PRODUCT & REVENUE OFFICER: Johannes Vogel
SENIOR PRODUCT MANAGER: Saskia Schröder
PRODUCT MANAGER DIGITAL: Saskia Schröder
ANZEIGEN: Ad Alliance GmbH, Picassoplatz 1, 50679 Köln, Arne Zimmer (verantwortlich). Es gilt die aktuelle Preisliste. Infos hierzu unter www.ad-alliance.de
VERTRIEB: DPV Deutscher Pressevertrieb, Sales Director: Mona Biehl
MARKETING: Stefan Bromberg (Leitung), Siri Henkel (Managerin)
PRESSE- UND ÖFFENTLICHKEITSARBEIT: Bettina Klauser (Leitung), Michelle Wilbois
HERSTELLUNG: G+J Herstellung, Heiko Belitz (Ltg.), Oliver Fehling
Druckvorstufe: Mohn Media Mohndruck GmbH, Gütersloh
Druck: Quad/Graphics, Wyszków
LIZENZEN: BRANDS Licensing by G+J: Siegel und Sonderdrucke, Koordination: Petra Martens, E-Mail: imme.tilessen@rtl.de
DVD: Barbara Baltes
SYNDICATION: Picture Press, E-Mail: sales@picturepress.de

Heftpreis: 14,00 Euro (mit DVD: 19,50 Euro)
ISBN: 978-3-652-01527-1; 978-3-652-01533-2 (Heft mit DVD)
ISSN: 1861-6097

Bankverbindung: Deutsche Bank AG Hamburg, IBAN: DE 30 2007 0000 0032 2800 00, BIC: DEUTDEHH

GEO-LESERSERVICE

FRAGEN AN DIE REDAKTION
E-Mail: briefe@geo-epoche.de

BESTELLADRESSE FÜR GEO-BÜCHER, GEO-KALENDER, SCHUBER ETC.
Anschrift: GEO-Versand-Service, 74569 Blaufelden
Telefon: +49 / 40 / 42 23 64 27
Telefax: +49 / 40 / 42 23 66 63
E-Mail: guj@sigloch.de

ABONNEMENT- UND EINZELHEFTBESTELLUNG
Online-Kundenservice: www.geo.de/epoche
Telefon: 0049 / 40 / 55 55 89 90
Service-Zeiten: Mo–Fr 7.30 bis 20.00 Uhr, Sa 9.00 bis 14.00 Uhr
Postanschrift: GEO*EPOCHE* Kundenservice, 20080 Hamburg

Preise Jahresabonnement:
98,00 € (D), 108,50 € (A), 154.00 sfr (CH)
mit DVD:
129,00 € (D), 145,50 € (A), 217.00 sfr (CH)
Studentenabonnement:
58,80 € (D), 65,10 € (A), 92.40 sfr (CH)
mit DVD:
81,20 € (D), 94,50 € (A), 138,60 sfr (CH)
Preise für weitere Länder auf Anfrage erhältlich

USA: GEO*EPOCHE* is published by Gruner + Jahr Deutschland GmbH
K.O.P.: German Language Pub., 153 S Dean St, Englewood NJ 07631.
Periodicals Postage is paid at Paramus NJ 07652.
Postmaster: Send address changes to GEO*EPOCHE*, GLP, PO Box 9868, Englewood NJ 07631
KANADA: Sunrise News, 47 Silver Shadow Path, Toronto, ON, M9C 4Y2, Tel.: +1 647-219-5205, E-Mail: sunriseorders@post.com

Alle Fakten und Daten in dieser Ausgabe sind vom Verifikations- und Rechercheteam im Quality Board auf ihre Richtigkeit überprüft worden.

FOTOVERMERK NACH SEITEN

Anordnung im Layout: l.= links, r.= rechts, o.= oben, m.= Mitte, u.= unten

Titelbild: Die Frau, die ein überdimensionales Glas mit übersprudelndem Schaumwein hält, ziert eine Anzeige des piemontesischen Spumante- und Wermut-Herstellers Contratto, gezeichnet 1922 von dem Plakatkünstler Leonetto Cappiello (1875–1942)
Rückseite: unreife Kapselfrucht des Schlafmohns *Papaver somniferum*; aus der milchigen Flüssigkeit, die aus den eingeritzten Samenkapseln austritt, wird Opium gewonnen

TITEL: »Contratto« by Leonetto Cappiello/artvee.com

EDITORIAL: Malte Joost für GEO*EPOCHE*

INHALT: Scherl/SZ Photo: 4 o. l.; S. Vannini/DeA Picture Library/bpk: 4 o. r.; The Metropolitan Museum of Art: 4 m. l.; Hulton-Deutsch Collection/Corbis/Getty Images: 4 m. r.; Robert Altman/Michael Ochs Archives/Getty Images: 4 u. r.; Witters: 5 o.; UIG/Bildagentur-online/akg-images: 5 m. l.; El Tiempo: 5 m. r.; Sam Faulkner: 5 u.

DIE WELT AUF DROGEN: Scherl/SZ Photo: 6/7; brandstaetter images/ullstein bild: 8; brandstaetter images/Austrian Archives/picture-alliance: 9 o.; Photo12/imago images: 9 u.; Print Collector/Getty Images: 10/11; adoc-photos/bpk: 12 o.; Roger Viollet/Getty Images: 12 u.; Jacques Boyer/Roger Violet/ullstein bild: 13; Mary Evans Picture Library/picture alliance: 14/15; Hulton-Deutsch Collection/Getty Images: 16; Evans/Three Lions/Getty Images: 17; Missouri History Museum: 18/19; Lewis W. Hine/akg-images: 20; Historic England/Bridgeman Images: 21 o.; bpk: 21 u.; Edward S. Curtis/Library of Congress/Corbis/VCG via Getty Images: 22/23

AM ANFANG WAR DAS BIER: ARTGEN/Alamy/mauritius images: 24; S. Vannini/DeA Picture Library/bpk: 25; The Metropolitan Museum of Art: 26, 31, 32, 33, 38; The Trustees of the British Museum: 27; IBERFOTO/ullstein bild: 28/29; DeAgostini/Getty Images: 30 o., 36; VTR/Alamy/mauritius images: 30 u.; Berthold Steinhilber/laif: 34/35; BEBA/PHOTOAISA/INTERFOTO: 37

DER PATE DES NIKOTINS: TopFoto/INTERFOTO: 40/41; Granger/Bridgeman Images: 43

GIN: The Metropolitan Museum of Art: 44–49, 52–55; Bridgeman Images: 50/51; The Trustees of the British Museum: 56

BEKENNTNISSE EINES SÜCHTIGEN: Bridgeman Images: 60; Archiv Gerstenberg/ullstein bild: 63

AUFSTIEG UND FALL EINES WUNDERSTOFFS: Bridgeman Images: 64; Hulton-Deutsch Collection/Corbis/Getty Images: 65; The Advertising Archives/INTERFOTO: 66 o., 67; John van Hasselt/Sygma/Getty Images: 66 m.; GL Archive/Alamy/mauritius images: 66 u.; Universal History Archive/INTERFOTO: 68; Merck KGaA, Darmstadt, Deutschland: 69; Glasshouse Images/akg-images: 70/71; American Druggist and Pharmaceutical Record, volume 36/nyamcenterforhistory.org: 72; George Stacy/Buyenlarge/Getty Images: 73; Bettmann Archive/Getty Images: 74; brandstaetter images/akg-images: 75; Bridgeman Images: 76 o.; New Picture Library/DeAgostini/bpk: 76 m.; Aymon de Lestrange/Bridgeman Images: 77; Mary Evans/INTERFOTO: 78; Georg Pahl/Bundesarchiv Bild 102-07741: 79

KRIEG DEM MÖRDERISCHEN KRAUT: AP/picture alliance: 81; H. Tschanz-Hofmann/imago images: 82

SIEG HIGH: Fotoarchiv für Zeitgeschichte/SZ Photo: 84, 88/89; Bridgeman Images: 85; Deutsches Apotheken-Museum/bpk: 85 m.; Bauer/Bundesarchiv Bild 146-1981-060-03: 86/87; privat: 86; Herbert Werner Gewande/bpk: 88 m.; Heinrich Hoffmann/Bayerische Staatsbibliothek/bpk: 90/91; Heinrich Hoffmann/bpk: 91 m.

TURN ON, TUNE IN, DROP OUT: Olga/stock.adobe.com: 92/93, 108/109; annats/stock.adobe.com: 94/95, 103; AFP/Novartis: 94 m.; Novartis International AG, BaselVertrieb im Buchhandel: NZZ Libro, Schwabe Verlagsgruppe AG, Basel: 95 u.; Cavan Images/stock.adobe.com: 96/97, 100; Institut für Medizingeschichte Universität Bern: 96 o.; ZUMA Wire/imago images: 98; VectorShop/stock.adobe.com: 99, 104/105; SMITHSONIAN INSTITUTION/SCIENCE PHOTO LIBRARY/akg-images: 99 o.; Ted Spiegel/GEO Image Collection/Bridgeman Images: 100 o.; pond5 images/imago images: 101; Robert Altman/Michael Ochs Archives/Getty Images: 102/103; DEA/SCIENCE SOURCE/akg-images: 103 m.; Photoshot/picture alliance: 104 o.; dpa/picture-alliance: 104 u.; Robbie Goodall/Getty Images: 106; privat: 106 u.; David Redfern/Redferns/Getty Images: 107

LESEZEICHEN: Mirrorpix/Getty Images: 111

TOUR DE FORCE: Bride Lane Library/Popperfoto/Getty Images: 112/113; Horstmüller/imago images: 114; TV-Yesterday/INTERFOTO: 114 o.; STR/Keystone/akg-images: 115; TobiasSagmeisterPhotography/Getty Images: 116/117; Photosport/Shutterstock: 116 o.; Stan Meagher/Express/Hulton Archive/Getty Images: 117 o.; Frank Albert Charles Burke/Fairfax Media/Getty Images: 118; Witters: 119, 126, 127; iStockphoto/Getty Images: 120/121; John Pierce Owner PhotoSport Int/Shutterstock: 120 o., 121 o.; Bernard Allemane/INA/Getty Images: 122; AFP/Getty Images: 123, 128; Sandro Bisaro/Getty Images: 124/125; dpa/picture-alliance: 124 m.; Georges Menager/Paris Match/Getty Images: 125 o.; Gamma-Keystone/Getty Images: 129

DAS REICH DER »SCHWARZEN WITWE«: El Tiempo: 131; UIG/Bildagentur-online/akg-images: 132

KAMPF GEGEN DIE KARTELLE: Sam Faulkner: 134–137, 139–141, 144–146, 148/149; Eric Vandeville/akg-images: 138; Romano Cagnoni/Getty Images: 142/143; Susan Meiselas/Magnum Photos/Agentur Focus: 147

»VERBOTE FUNKTIONIEREN NICHT«: Penguin Random House: 150; histopics/ullstein bild: 151; Bettmann Archive/Getty Images: 152; Rainer Unkel/imago images: 154; Zerah Oriane/ABACA/picture alliance: 155; David Tesinsky/ZUMA Wire/picture alliance: 156

MENSCHEN DAHINTER: Jonas Niesmann: 160 o. l.; privat: 160 o. r.; Paul Schimweg: 160 u.

VORSCHAU: The Picture Art Collection/Alamy/Mauritius images: 162; Jost Schilgen/akg-images: 163 o. l.; Rasiel Suarez: 163 o. r.; Seemuller/DeA Picture Library/Bridgeman Images: 163 m. l.; KHARBINE-TAPABOR/imago images: 163 m. r.; akg-images: 163 m. m.; University Library/Leiden, Niederlande: 163 u. l.

RÜCKSEITE: Bridgeman Images

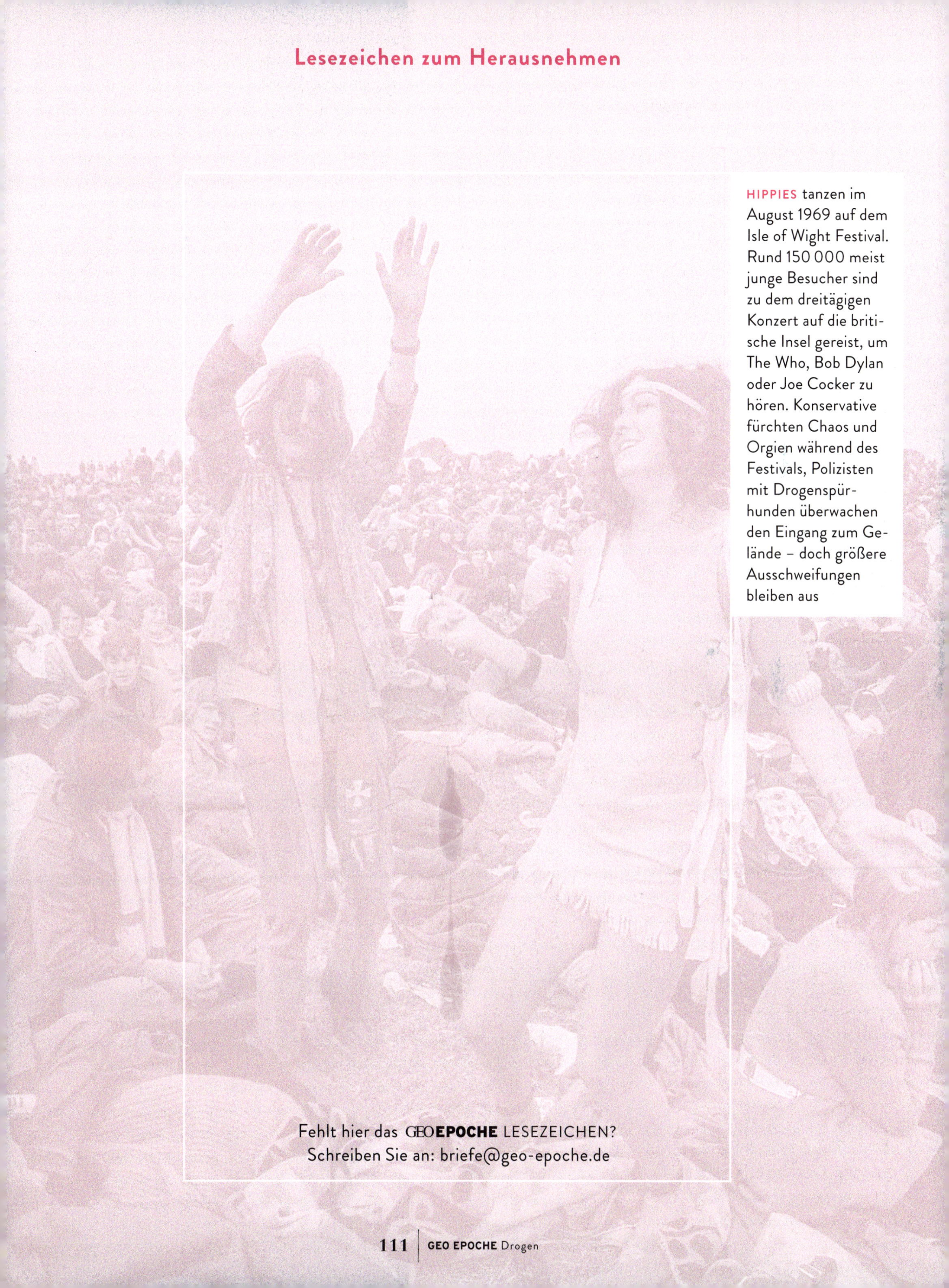

HIPPIES tanzen im August 1969 auf dem Isle of Wight Festival. Rund 150 000 meist junge Besucher sind zu dem dreitägigen Konzert auf die britische Insel gereist, um The Who, Bob Dylan oder Joe Cocker zu hören. Konservative fürchten Chaos und Orgien während des Festivals, Polizisten mit Drogenspürhunden überwachen den Eingang zum Gelände – doch größere Ausschweifungen bleiben aus

Fehlt hier das GEO**EPOCHE** LESEZEICHEN?
Schreiben Sie an: briefe@geo-epoche.de

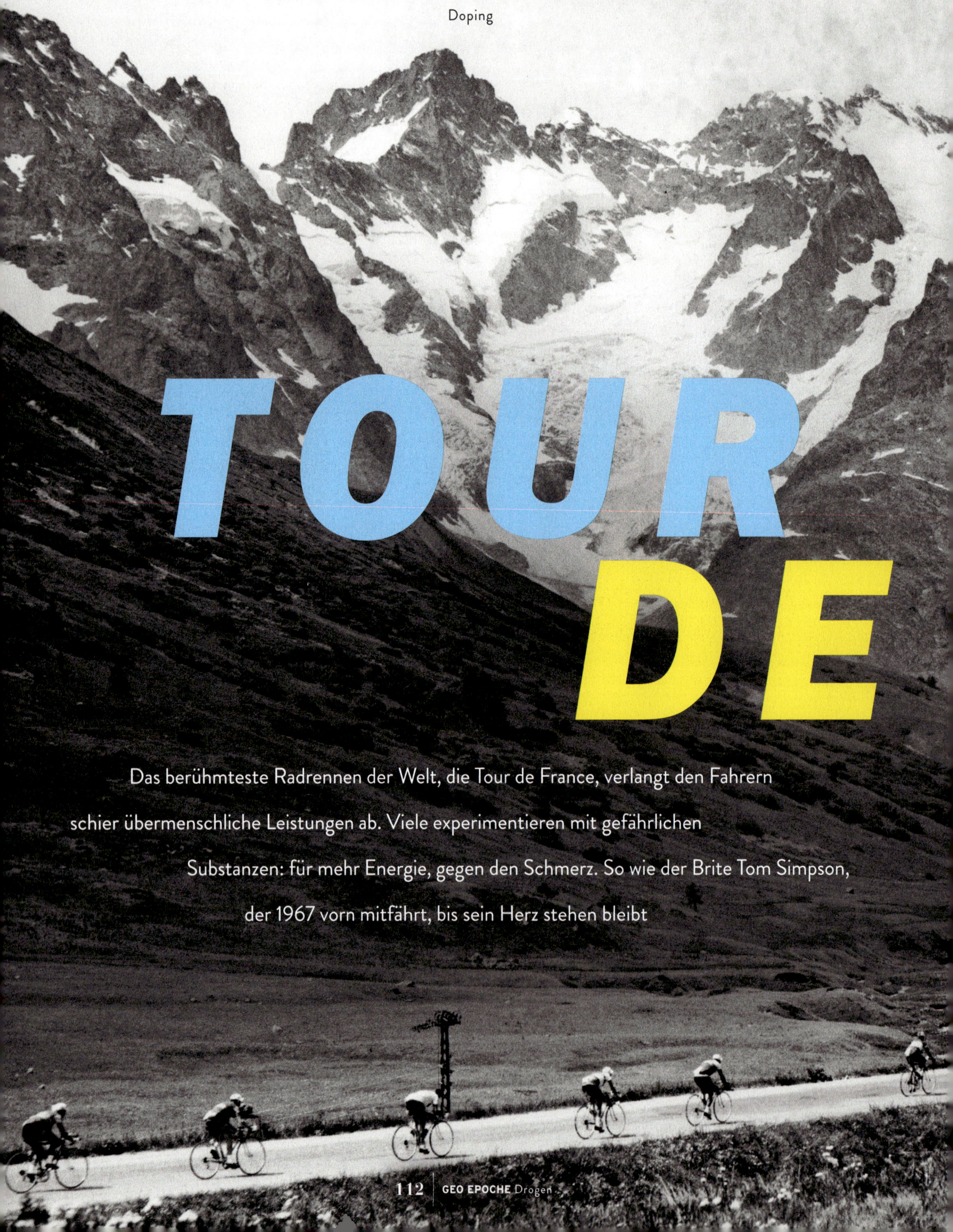

TOUR DE

Das berühmteste Radrennen der Welt, die Tour de France, verlangt den Fahrern schier übermenschliche Leistungen ab. Viele experimentieren mit gefährlichen Substanzen: für mehr Energie, gegen den Schmerz. So wie der Brite Tom Simpson, der 1967 vorn mitfährt, bis sein Herz stehen bleibt

FORCE

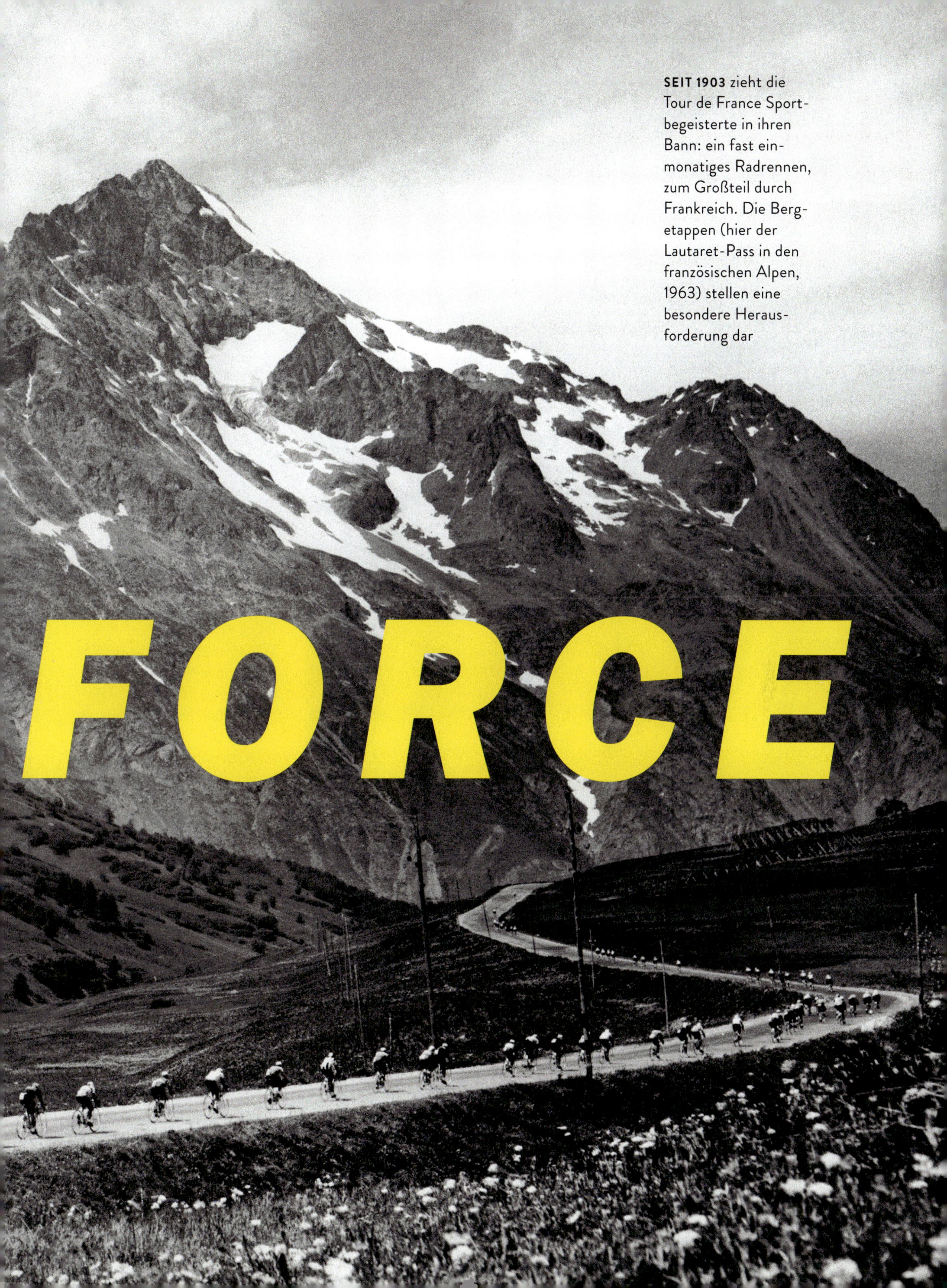

SEIT 1903 zieht die Tour de France Sportbegeisterte in ihren Bann: ein fast einmonatiges Radrennen, zum Großteil durch Frankreich. Die Bergetappen (hier der Lautaret-Pass in den französischen Alpen, 1963) stellen eine besondere Herausforderung dar

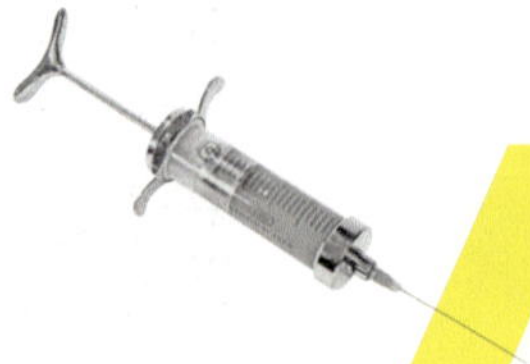

DER BRITE TOM SIMPSON entdeckt als Teenager seine Liebe zum Radsport. Doch in seiner Heimat lässt sich damit kaum Geld verdienen. Mit 21 Jahren wandert er deshalb nach Frankreich aus

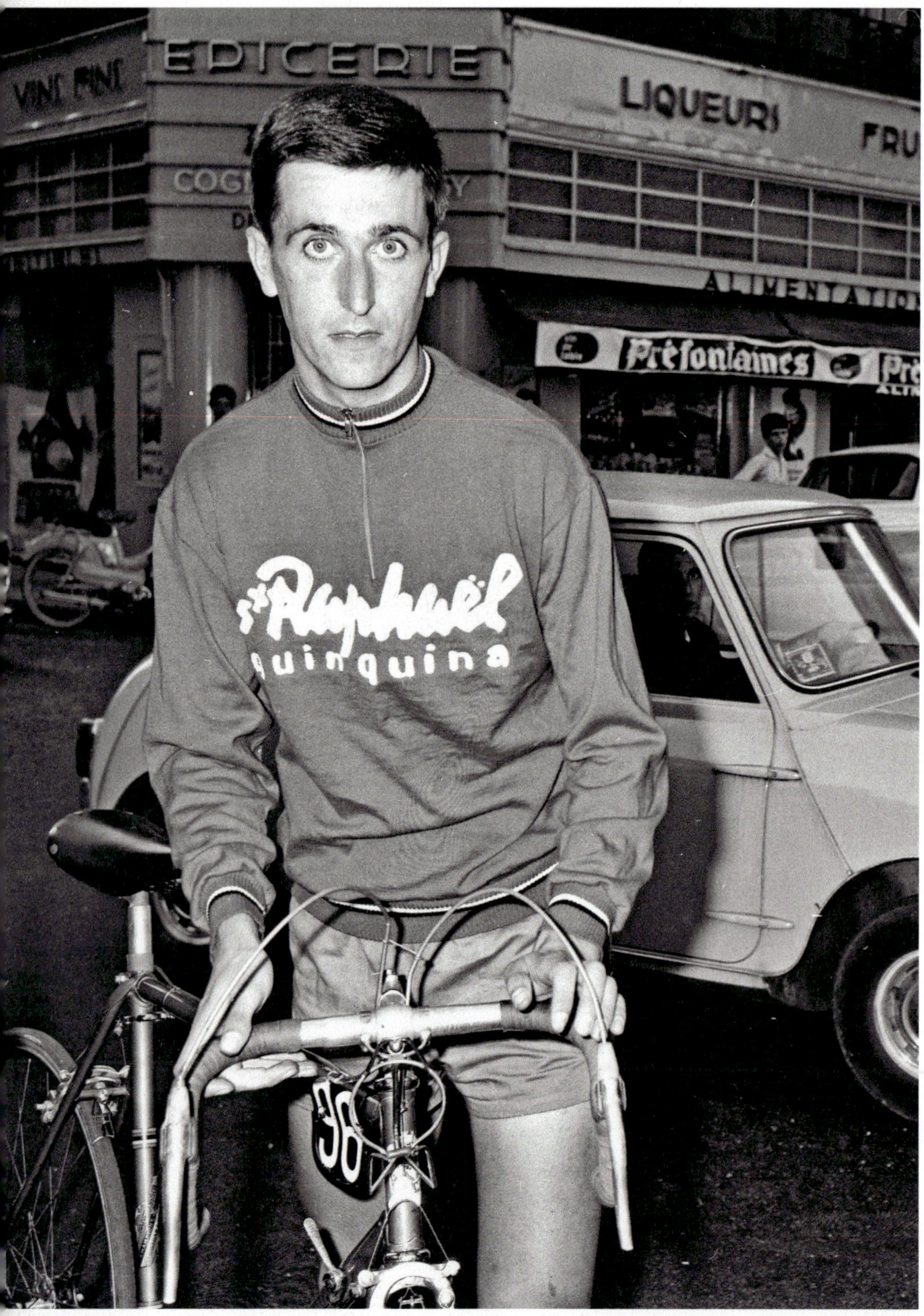

TEXT: *Jonas Niesmann und Alana Tongers*

Als die Fahrer den Schatten der letzten Kiefern verlassen, trifft sie die Hitze so erbarmungslos, als hätte jemand eine Ofenklappe geöffnet. Es ist eine karge Landschaft, die sich vor den Männern auf ihren Rennrädern erstreckt: Leuchtend weiße Kalksteinbrocken bedecken die Flanken des Berges wie Knochensplitter. Eine schmale Straße bahnt sich ihren Weg hinauf zu einem alten Observatorium auf dem Gipfel des Mont Ventoux, hoch über der Provence im Südosten Frankreichs. Kein Baum, kein Strauch wächst hier oben. Über den Steinen flirrt die Luft.

Der steile Anstieg bietet den Fahrern die entscheidende Chance, sich von den Konkurrenten abzusetzen. Schweiß tränkt ihre Wolltrikots und Schirmmützen, auf denen die Namen der großen Sponsoren prangen: Michelin, Pelforth, Peugeot. Selbst hier oben stehen die Zuschauer am Straßenrand, feuern ihre Favoriten an.

Es ist der 13. Juli des Jahres 1967. Bei mehr als 40 Grad im Schatten quälen sich knapp 100 Männer die Hänge des Mont Ventoux hinauf, auf einer der Königsetappen des berühmtesten Radrennens der Welt: der Tour de France.

Tom Simpson, der Kapitän des britischen Teams, ist Favorit für eine vordere Platzierung, charismatisch, Weltmeister von 1965, Gewinner einiger der wichtigsten Radrennen seiner Zeit. Noch nie hat es ein Brite so weit gebracht wie er. Doch mit seinen 29 Jahren macht sich Simpson Sorgen um seine sportliche Zukunft – und diese, die 13. Etappe der Tour de France soll seiner Karriere neuen Schwung verleihen.

In der Gesamtwertung belegt Simpson den siebten Platz, mehr als die Hälfte der 22 Etappen haben die Fahrer bereits hinter sich. Wenn er heute nicht ganz vorn mit dabei ist, das weiß er, bleiben ihm während dieser Tour kaum noch Gelegenheiten, die Aufmerksamkeit der Fachwelt und der Fans auf sich zu ziehen und Plätze gutzumachen.

Viele seiner Konkurrenten sind weit zurückgefallen. Zwei Spitzenfahrer aber haben sich vorne abgesetzt. Simpson fährt in einem Feld von sechs Verfolgern. Bis zum Gipfel ist es nicht mehr weit.

Da bemerkt der Mechaniker Harry Hall im Teamauto hinter Simpson, wie sein Freund plötzlich langsamer wird. Er schlingert von rechts nach links, kommt dem Abhang gefährlich nahe, ein paar Hundert Meter weiter droht er zu stürzen. Hall springt aus dem Auto, stützt Simpson auf seinem Rennrad und sagt: „Komm schon, Tom, das war's." Die Augen des Briten sind tief in ihre Höhlen gesunken, sein Blick ist fiebrig und leer. „Nein, nein, nein!", mur-

SPRITZEN, SCHLUCKEN, WEITERRADELN

DOPING begleitet den Radsport seit seinen Anfängen. 1961 entdecken Prüfer während eines Rennens in der Schweiz einen Medikamentencocktail, darunter das Amphetamin-Präparat Tonedron

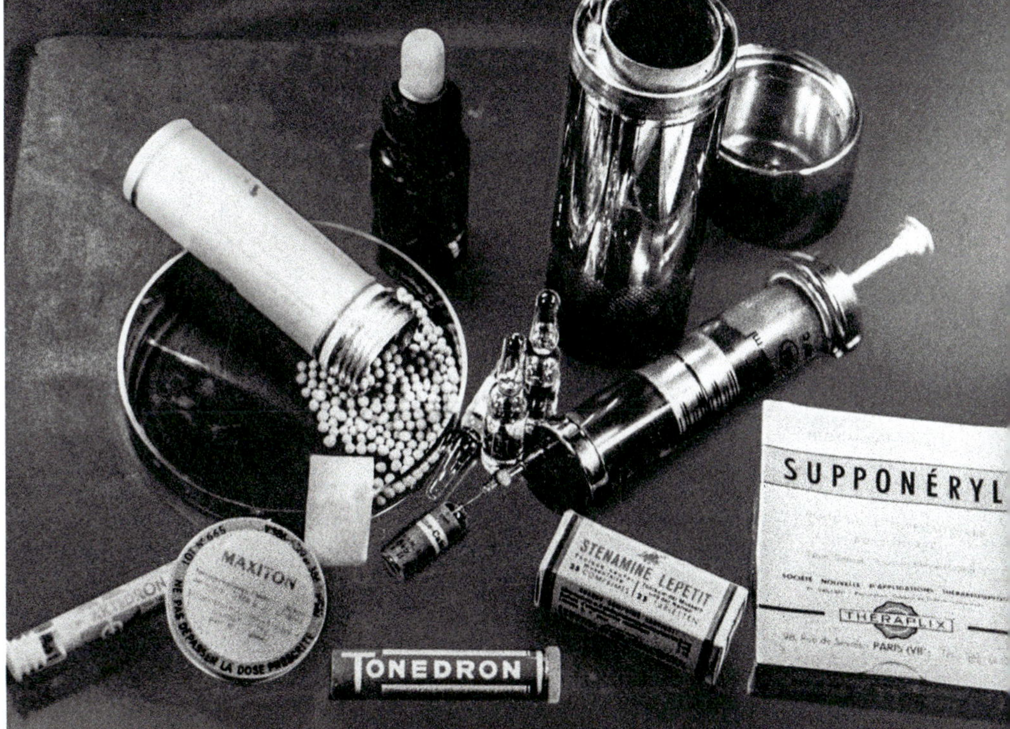

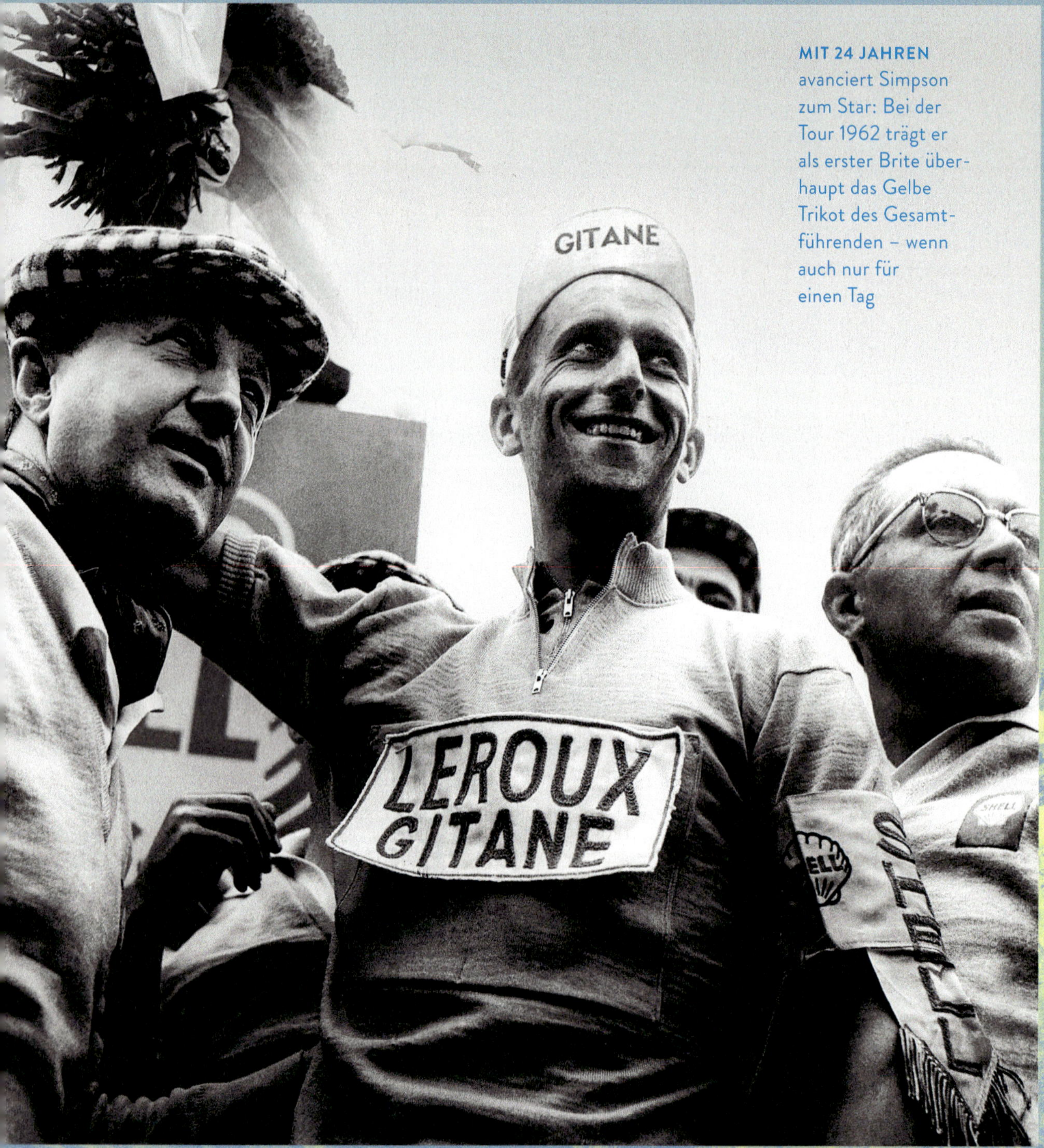

MIT 24 JAHREN avanciert Simpson zum Star: Bei der Tour 1962 trägt er als erster Brite überhaupt das Gelbe Trikot des Gesamtführenden – wenn auch nur für einen Tag

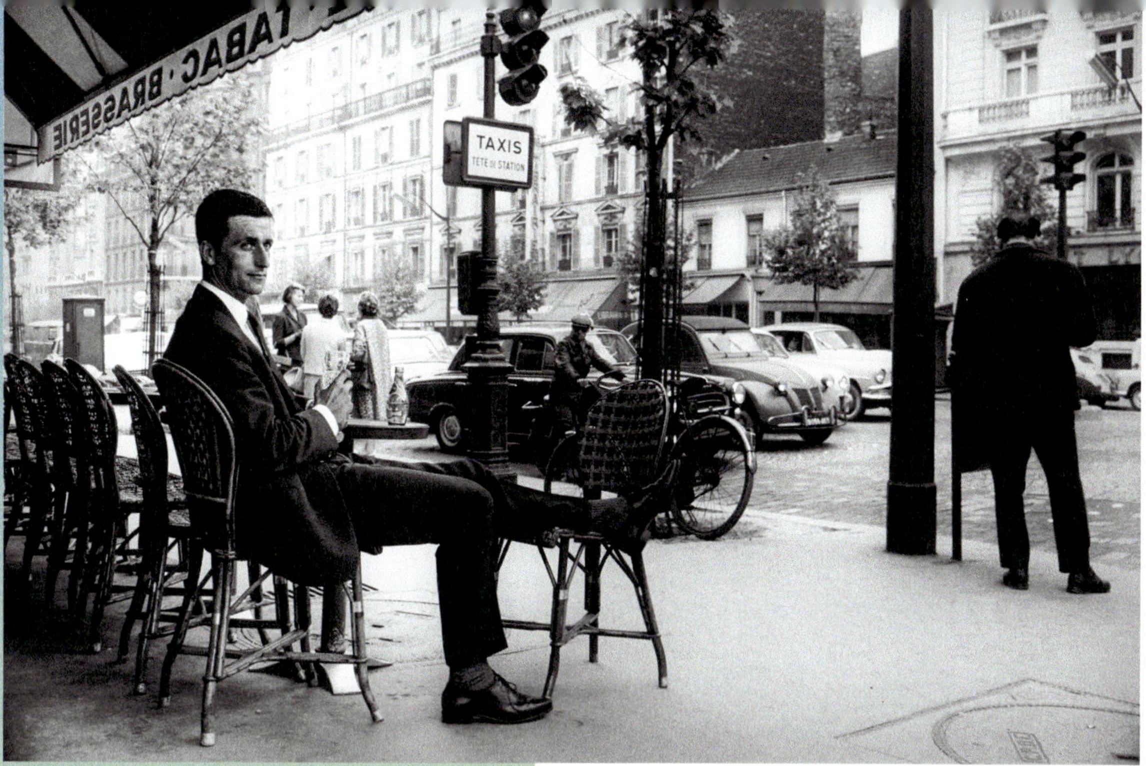

SIMPSON genießt den Luxus, den er sich durch seine Erfolge leisten kann – und den französischen Lebensstil. Kurz nach einem Rennsieg 1963 entspannt er in einem Pariser Café

melt er. „Ich will weiterfahren." Als Hall seinen Kapitän anschiebt, hört er ihn noch flüstern: „Weiter, weiter, weiter."

Es werden seine letzten Worte sein. Kurz darauf bricht er zusammen und stirbt. Später finden Ärzte in Simpsons Körper neben Alkohol auch große Mengen eines Amphetamins, eines hochpotenten Aufputschmittels. Simpson wird in die Geschichte des Radsports eingehen – als erster Doping-Toter der Tour de France. Sein Tod wird die öffentliche Meinung über Doping für immer verändern. Und doch nicht verhindern, dass Athleten auch viele Jahrzehnte später noch lebensgefährliche leistungssteigernde Mittel nehmen, um für Ruhm und Geld über ihre Grenzen zu gehen.

Der Wunsch, Kraft und Ausdauer künstlich zu steigern, existiert, seit Menschen sich körperlich miteinander messen. In der Antike versuchten Olympioniken, ihre Leistung durch das Verspeisen testosteronhaltiger Stierhoden zu verbessern. Die Berserker, besonders gefürchtete Krieger aus den Reihen der Wikinger, versetzten sich mit Nachtschattengewächsen in tranceartige Raserei und steigerten ihre Kampfkraft angeblich bis auf das Zwölffache. Die Inka in den peruanischen Anden, berichten spanische Chronisten im 16. Jahrhundert, können Kokablätter kauend Hunderte Kilometer laufen.

Vor allem Kriege treiben die Erprobung leistungssteigernder Mittel voran. Kokain lässt Piloten im Ersten Weltkrieg länger durchhalten, Soldaten der Wehrmacht bekämpfen Müdigkeit und Mitgefühl mit Methamphetamin (siehe Seite 84). Die Droge sorgt dafür, dass die Männer willig weiterkämpfen, selbst wenn sie körperlich am Ende sind. Eine Eigenschaft, die bald auch das Interesse von Sportlern weckt.

Als die Schrecken des Zweiten Weltkriegs gerade fünf Jahre

AMPHETAMIN PUSCHT DIE ZUVERSICHT

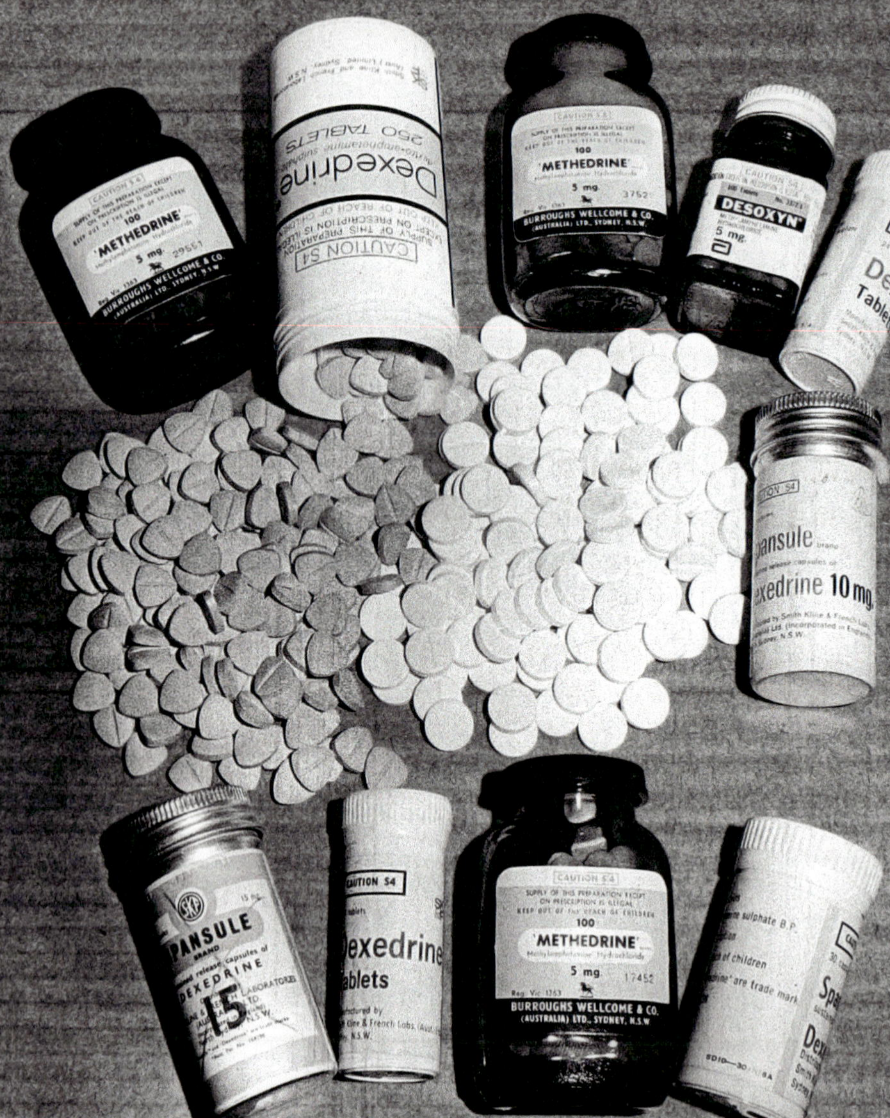

SEIT DEN 1930ER JAHREN werden Amphetamine unter anderem gegen Asthma verschrieben. Doch die Mittel putschen auch auf, lösen ein Gefühl von Unbesiegbarkeit aus – und halten Einzug in den Profi-Radsport

vorbei sind, fährt in einer Kleinstadt in Zentralengland der 13-jährige Tom Simpson, jüngster Sohn eines Bergarbeiters, sein erstes Rennen – auf einem klobigen Fahrrad mit Korb, auf dem er sonst Lebensmittel ausliefert. Bald tauscht er es gegen sein erstes Rennrad. Er gewinnt Jugendmeisterschaften, schnell auch größere Rennen. Wenn er nicht als Erster ins Ziel kommt, dann oft, weil er zu viel riskiert und stürzt. Selten sieht man ihn ohne Verband oder Pflaster.

Bald ist klar, dass Simpson außergewöhnliches Talent besitzt. Mit 19 Jahren gewinnt er in Melbourne bei den Olympischen Spielen 1956 die Bronzemedaille in der Mannschaftsverfolgung. Ein Star ist er deshalb nicht: Im Großbritannien der 1950er Jahre hat der Radsport, anders als Nationalsportarten wie Fußball oder Cricket, kaum Bedeutung, die Preisgelder reichen gerade eben zum Leben.

Mit zwei Rennrädern und 100 britischen Pfund macht sich Simpson deshalb im April 1959 auf den Weg nach Frankreich. Dort zahlen die großen Sponsoren ihren Fahrern ein Vermögen. Dort begeistert der Radsport die Massen. Und dort findet das eine große Rennen statt, dessen Gewinn für alle Zeiten Ruhm und Reichtum bedeutet: die Tour de France.

Ein halbes Jahrhundert zuvor, im Jahr 1903, hatte ein französischer Journalist eine Vision – auch, um die lahmende Auflage der Sportzeitung anzuheizen, deren Chefredakteur er ist.

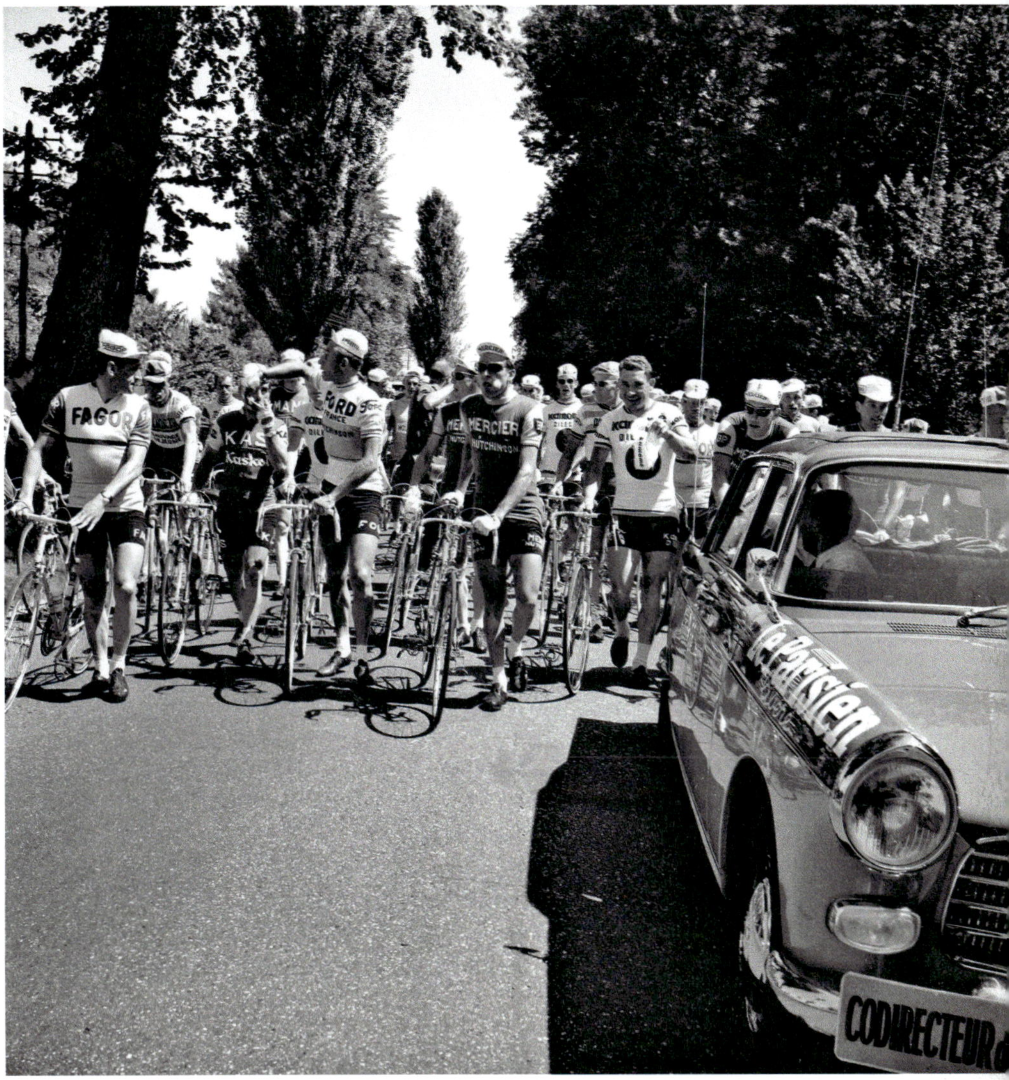

1965 VERBIETET Frankreich das Doping. Im Jahr darauf werden die Profis nach der 8. Etappe der Tour de France erstmals getestet. Aus Protest steigen viele am nächsten Tag vom Rad

Er will ein Radrennen, wie es die Welt noch nie gesehen hat. Über unbefestigte, meist staubige Wege quälen sich die Teilnehmer in sechs Etappen durch Frankreich, Tag und Nacht, knapp 2500 Kilometer weit. Von 60 Startern erreichen nur 21 das Ziel.

Die Zuschauer und Leser sind begeistert: Niemand hätte es für möglich gehalten, dass Fahrradfahrer solche Strapazen ertragen können. Schon im zweiten Jahr überschatten dreiste Schummeleien die Tour. Auf der Straße liegen Reißnägel, Trikots werden mit Juckpulver präpariert, Fahrer legen gar einzelne Etappen mit dem Zug zurück. Dennoch entwickelt sich die Tour de France bald zu einem der bedeutendsten Sportereignisse der Welt.

Dass im Radsport – mit seinen Extremanforderungen an Mensch und Material – damals bereits seit Jahren mit leistungssteigernden Mitteln experimentiert wird, interessiert dagegen niemanden. Um mitzuhalten, schlucken die Männer Koffein-Mixturen, lutschen Äther auf Zuckerstücken, trinken Alkohol mit Kokain, nehmen Opium, Morphium, Nitroglycerin, Arsenik und sogar kleine Dosen Strychnin. Noch existiert kein Verbot, das sie davon abhalten könnte – oder davor schützt.

Als der 21-jährige Tom Simpson 1959 in Frankreich ankommt, kennt ihn kaum jemand. Das ändert sich, als er 1961 die Flandern-Rundfahrt gewinnt, eines der härtesten Eintagesrennen des Radsports. Ein Jahr später fährt er bereits als Kapitän des Teams Gitane-Leroux bei der Tour de France und erkämpft sich als erster Brite überhaupt das gelbe Trikot. Es ist ein gewaltiger Triumph.

Trotz seines Ehrgeizes ist Simpson in der eingeschworenen Gruppe der Profis beliebt. Nach einem Jahr spricht er fließend Französisch. Mit seinem charmanten, betont britischen Auftreten gewinnt er die Medien und auch die Frauen für sich. Gierig saugt er alles auf, was ihm sein neues Leben zu bieten hat: Von seinen Preisgeldern kauft er einen Aston Martin, einen 1913er Peugeot und einen Jaguar, mit denen er gleich mehrere Unfälle verursacht. Schon 1959 hat er Helen kennengelernt, ein 19-jähriges Au-pair aus Yorkshire. Die beiden heiraten und bekommen zwei Kinder.

Tom Simpson liebt das Leben. Aber er lebt für den Radsport. Seiner Karriere ordnet er alles andere unter: seine Freizeit, seine Familie, seinen Körper. Der Brite fährt Rennen um Rennen, reist dafür durch halb Europa. Intensiv beschäftigt er sich mit seiner Ernährung. Helen kauft säckeweise Karotten und schält sie, bis ihre Hände sich gelb färben. Simpson trinkt bis zu einem Liter Karottensaft am Tag – ob er schon mal ein erkältetes Kaninchen gesehen habe, fragt er einen Teamkollegen.

Die Sportwissenschaft steckt zu dieser Zeit noch in ihren Anfängen, die Fahrer glauben an das Prinzip: je mehr, desto besser. Manche essen 20 gekochte Eier am Tag, und weit verbreitet ist der Glaube, es sei schädlich, während des Rennens Wasser zu trinken.

Für solche Tipps vertrauen die Profis ihren „Soigneuren" – ursprünglich Masseure, die schon bald zu umfassenden Gesundheitsberatern avancieren. Eine medizinische Ausbildung haben sie selten: Die Soigneure von Simpsons Teamkollegen waren zuvor Fischhändler und Bestatter. Nun rühren sie in den Küchen der Teamhotels allerlei fragwürdige Geheimrezepte an. Eingekochtes Viehfutter soll die krampfenden Bauchmuskeln entspannen, gegen Schmerzen raten sie zu Bienen- oder Krötengift.

Doch das sind harmlose Quacksalbereien im Gegensatz zu den harten Drogen, die fast jeder nimmt. Die Fahrer spritzen sich Morphium in die Oberschenkel, um ihre Schmerzen zu betäuben, bekämpfen die Schlaflosigkeit mit Tabletten – und entdecken bald auch Amphetamine für sich. Die synthetischen Wirkstoffe stimulieren das zentrale Nervensystem, sorgen dafür, dass Botenstoffe wie Noradrenalin und Dopamin ausgeschüttet werden. Sie verhelfen den Athleten nicht zu mehr Kraft. Aber sie verändern ihre Wahrnehmung, versetzen ihren Körper in eine Art Notfallmodus und lösen ein Gefühl von Zuversicht und Unbesiegbarkeit aus.

Auch Simpson macht sich diese Eigenschaften zunutze.

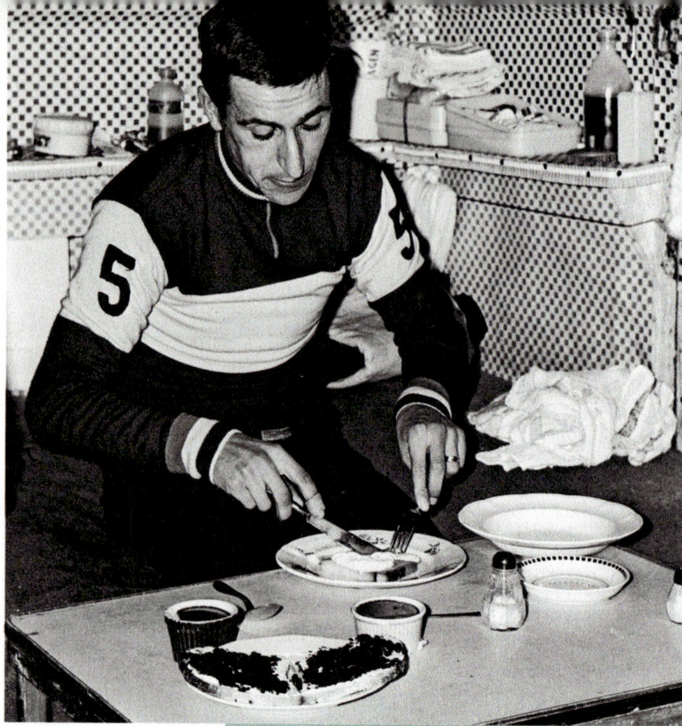

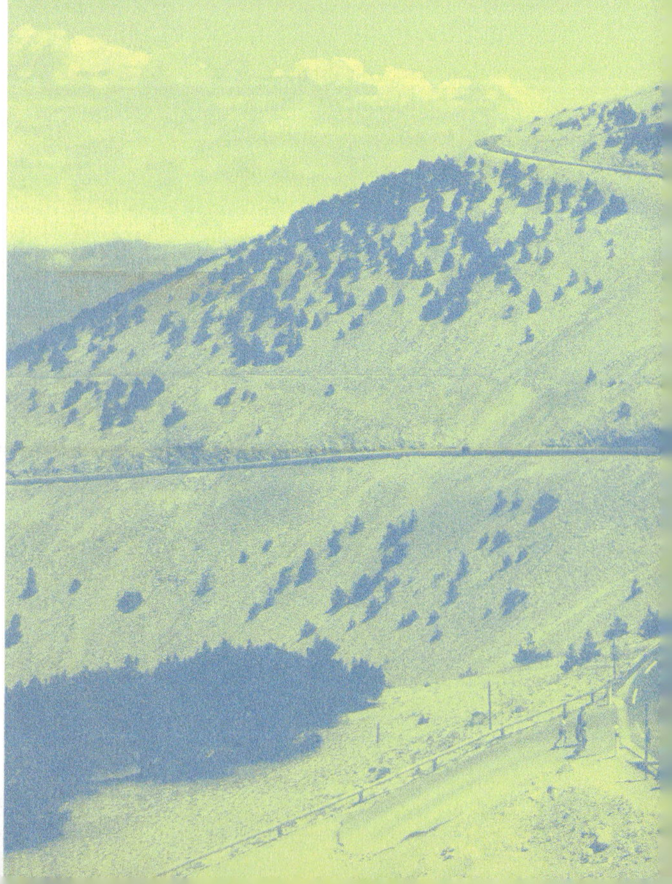

ESSEN, SCHLAFEN, fahren – um wenig mehr dreht sich das Leben der Profis. Manche vertilgen 20 Eier am Tag. Auch Simpson beschäftigt sich eingehend mit seiner Ernährung (hier 1965)

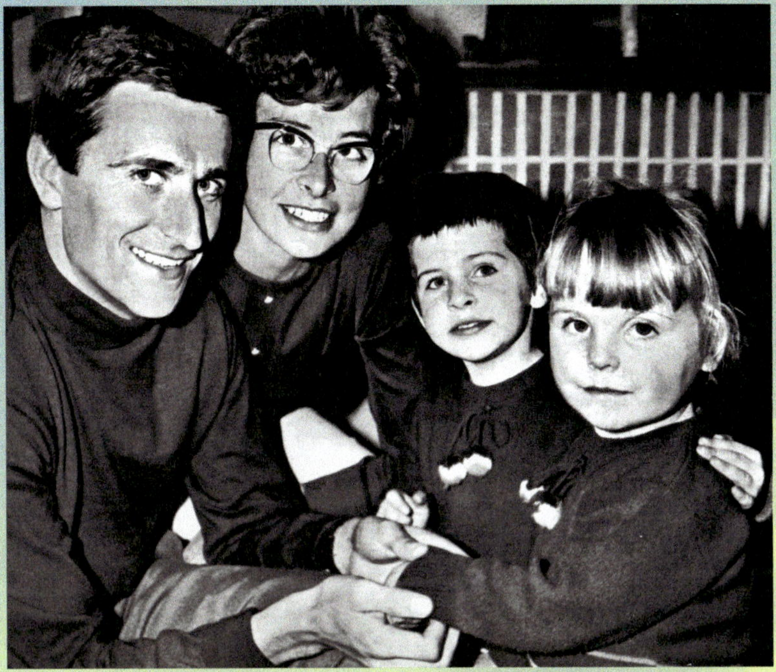

IN FRANKREICH lernt Tom Simpson Helen Sherburn kennen, ein Au-pair aus Yorkshire. Sie heiraten 1961 und bekommen zwei Töchter: Jane und Joanne

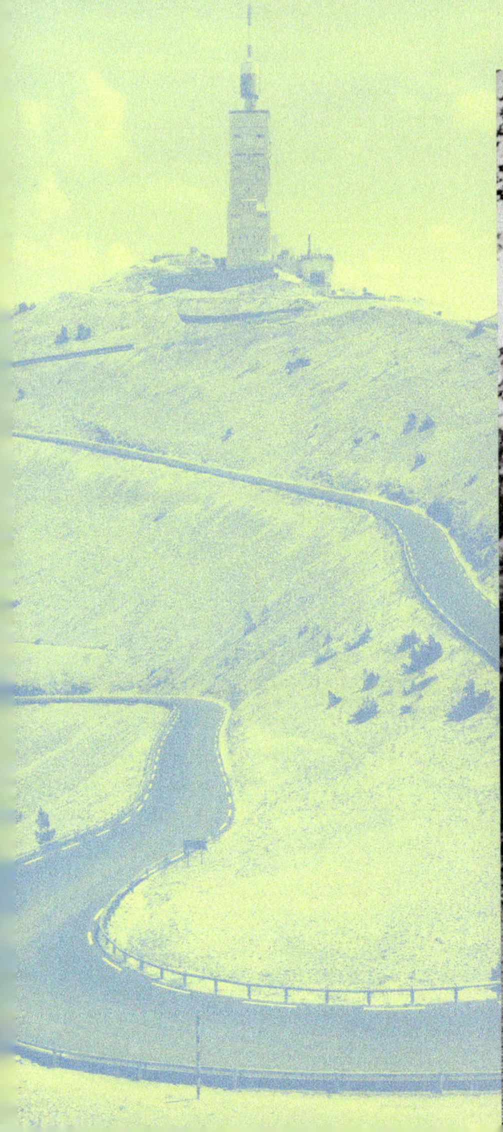

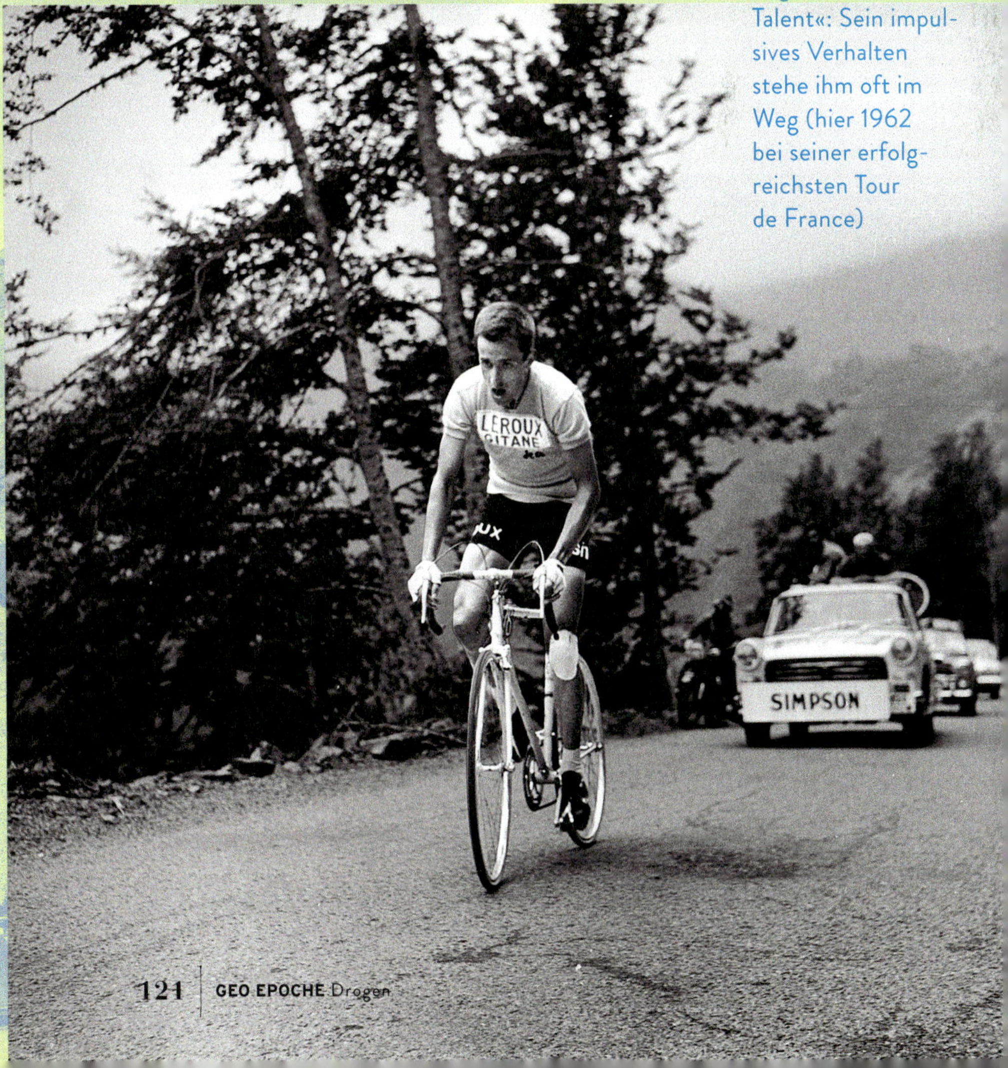

EINE FRANZÖSISCHE Zeitschrift beschreibt Simpson als »Narren mit unglaublichem Talent«: Sein impulsives Verhalten stehe ihm oft im Weg (hier 1962 bei seiner erfolgreichsten Tour de France)

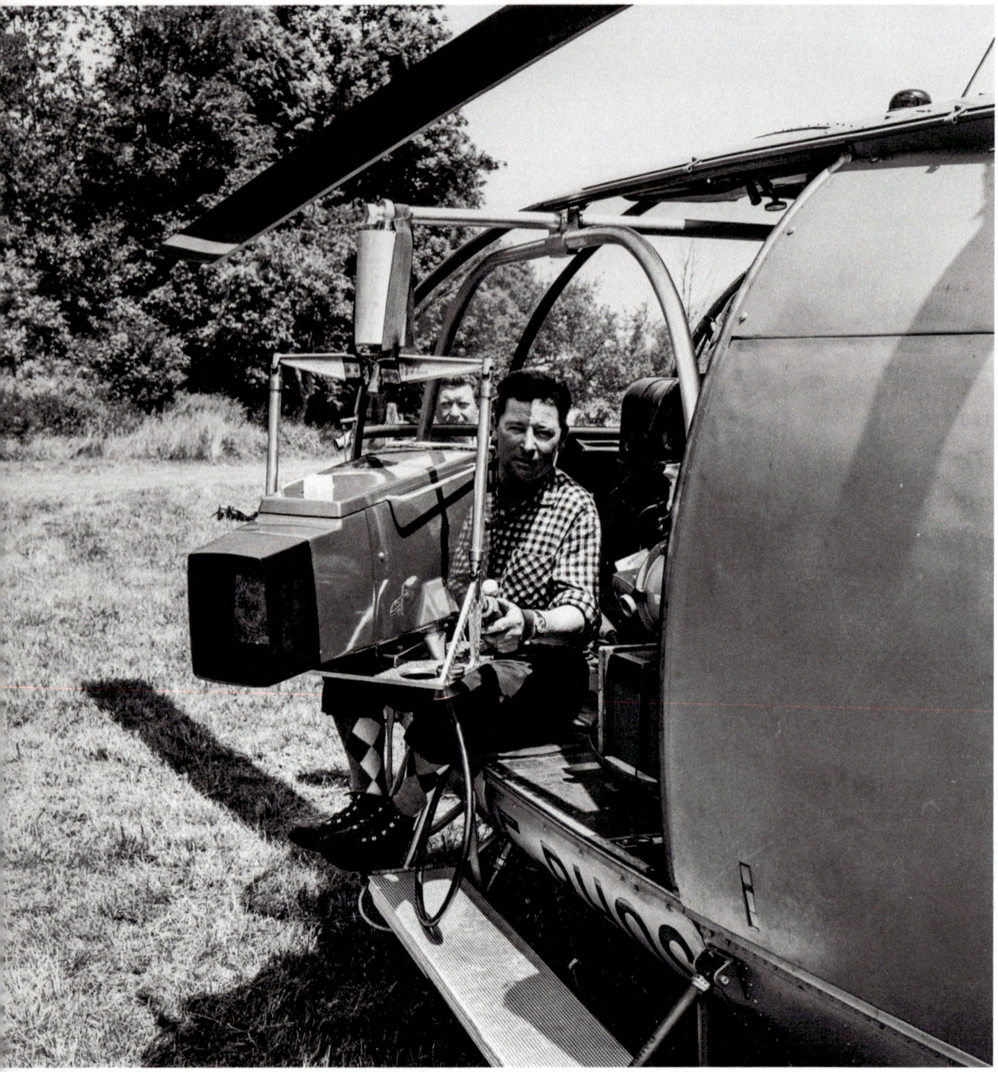

EIN HUBSCHRAUBER der französischen Rundfunkanstalt RTF. 1958 wird die Tour de France zum ersten Mal aus der Luft live im Fernsehen übertragen. Der mediale Druck auf die Fahrer steigt

„280 Kilometer zu fahren, ist unnatürlich“, erklärt er eines Abends einem Teamkollegen. „Es schadet dem Körper mehr, wenn du dabei kein Amphetamin nimmst.“

Die 1960er Jahre werden zu einem Wendepunkt: Synthetisches Doping ist nun fester Bestandteil des professionellen Radsports.

Der Tourarzt Pierre Dumas, ein gut ausgebildeter Mann mit hohen Idealen, beobachtet diese Entwicklung mit großer Sorge. Dumas ist für viele Fahrer ein Vertrauter, dem sie nichts verheimlichen. So sieht der Arzt, wie sich die Männer während der Rennen schmutzige Nadeln in den Körper rammen. Er sieht die Reisekoffer voller Pillen und Ampullen, die ihnen in die Hotels folgen. Er sieht die Medikamentencocktails, die sie schlucken. Gewinnt ein Fahrer das Rennen mithilfe einer neuen Substanz, wollen sie danach alle haben. Die jungen Männer machen sich kaum Gedanken über die Folgen, viele Soigneure besorgen, was gewünscht wird. Wer vorn mitfahren will, der muss dopen.

Doch die Mittel sind alles andere als harmlos: Mehrmals brechen Fahrer während der Rennen bewusstlos zusammen, Dumas muss sie beatmen. Er weiß von zitternden Sportlern, denen Schaum aus dem Mund quillt, und von denen, die nach einem gewonnenen Rennen völlig benommen Stunden brauchen, um ihren Sieg zu realisieren.

Der Tourarzt setzt sich für härtere Regeln ein, hält Vorträge auf Kongressen und macht auf die Gefahren des Dopings aufmerksam, das er „das Krebsgeschwür des Sports“ nennt. Es geht nicht nur um die Profis oder den unfairen Wettbewerb. Dumas warnt auch vor den gesellschaftlichen Folgen: vor der Ausweitung des Dopings auf den Amateursport, vor den Gefahren für Jugendliche, die von einer Karriere als Sportstar träumen und den Verlockungen der Drogen erliegen – mit unabsehbaren Auswirkungen auf ihre Gesundheit und Zukunft. 1965 verbietet das französische Parlament per Gesetz den Gebrauch von leistungssteigernden und gesundheitsschädlichen Substanzen im Sport.

Am 28. Juni 1966 führen Polizisten das erste Mal Dopingkontrollen bei einer Tour de France durch. Pierre Dumas begleitet die Beamten, als sie in Bordeaux den Puls der Fahrer messen, nach Einstichstellen suchen, Urinproben nehmen. Erbost steigen einige am nächsten Tag des Rennens ab, schieben ihr Rad durch die Straßen von Bordeaux und rufen: „Verpiss dich, Dumas!“ Immer wieder entziehen sich die besten Fahrer den Kontrollen. Praktisch ändert sich kaum etwas: Die Tour braucht ihre Stars. Und die Stars brauchen ihre Substanzen, um zu bestehen.

Die 54. Tour de France beginnt Ende Juni 1967. In 25 Tagen müssen die Rennfahrer die gewaltige Strecke von 4780 Kilometern zurücklegen – einmal rund um Frankreich, von der Loire über die Normandie und Belgien nach Straßburg, durch die französischen Alpen in die Provence, über die Pyrenäen an der spanischen Grenze nach Bordeaux und schließlich nach Paris. Nie wieder wird es eine längere Tour geben.

Tom Simpson will ganz vorn mit dabei sein, Reportern hat er gesagt: „In diesem Jahr oder nie!“ Und er hat einen Plan: Auf drei Etappen wird er angreifen, jede mit einem harten Berganstieg kurz vor dem Ende. Doch schon bei der ersten Attacke am Col du Galibier, einem hohen Bergpass in den Alpen, quälen ihn

SCHÖNER SCHEIN, HARTES GESCHÄFT

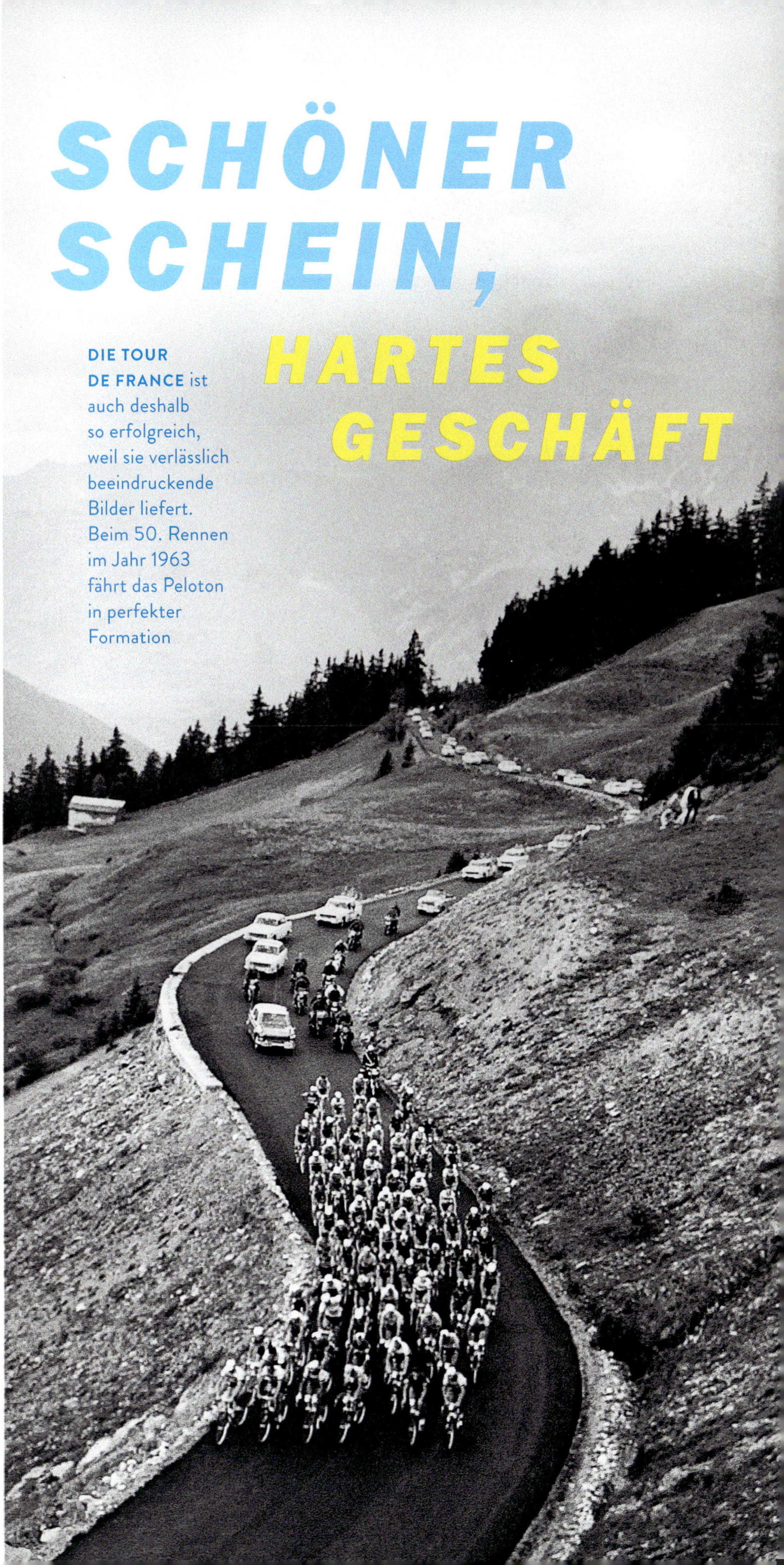

DIE TOUR DE FRANCE ist auch deshalb so erfolgreich, weil sie verlässlich beeindruckende Bilder liefert. Beim 50. Rennen im Jahr 1963 fährt das Peloton in perfekter Formation

TOM SIMPSON während der Tour de France 1966. Er muss aufgeben: Bei einem Unfall mit einem Presse-Motorrad hat er sich am Arm verletzt, kann den Lenker kaum noch halten. Umso mehr will er im Folgejahr brillieren

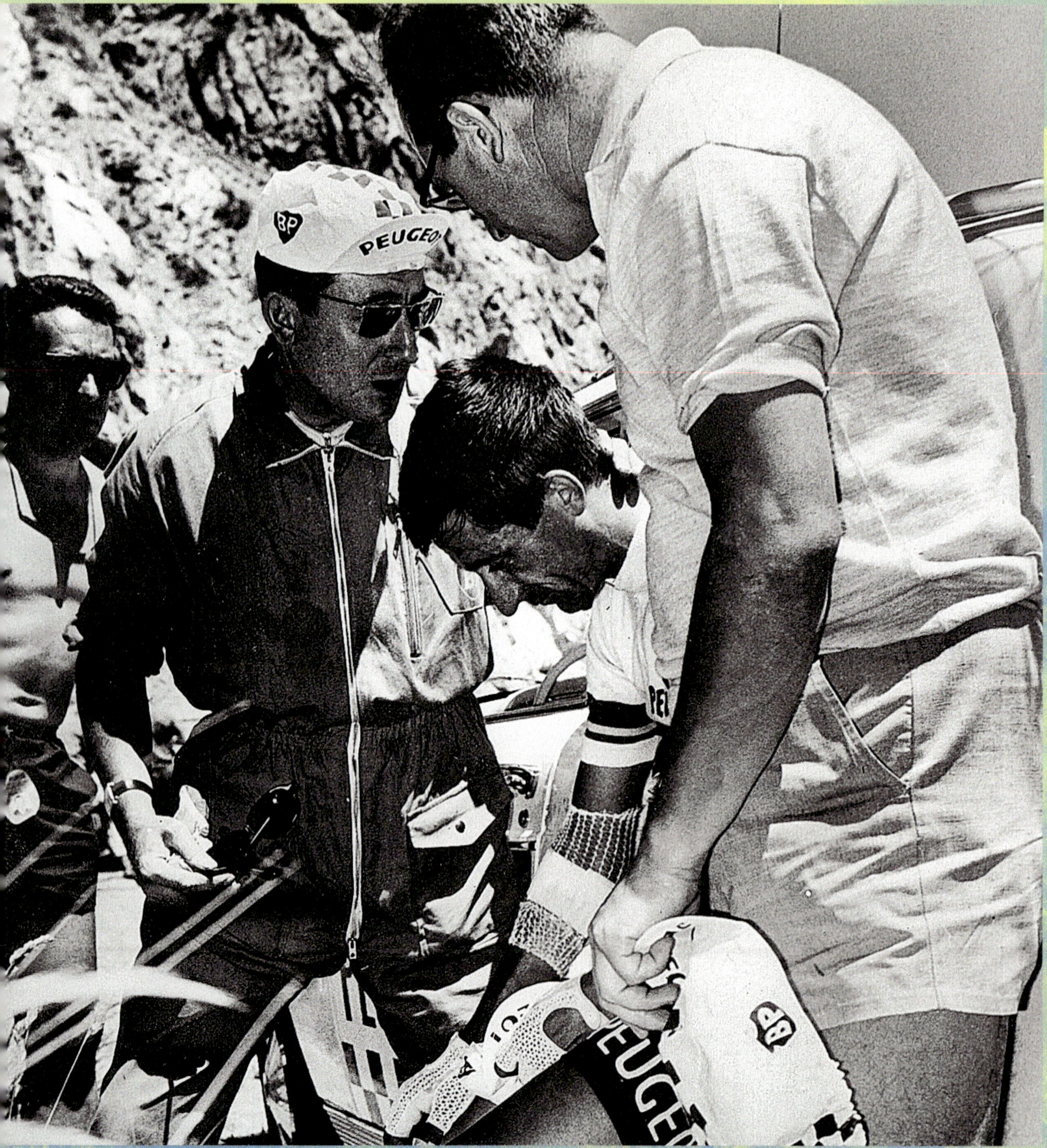

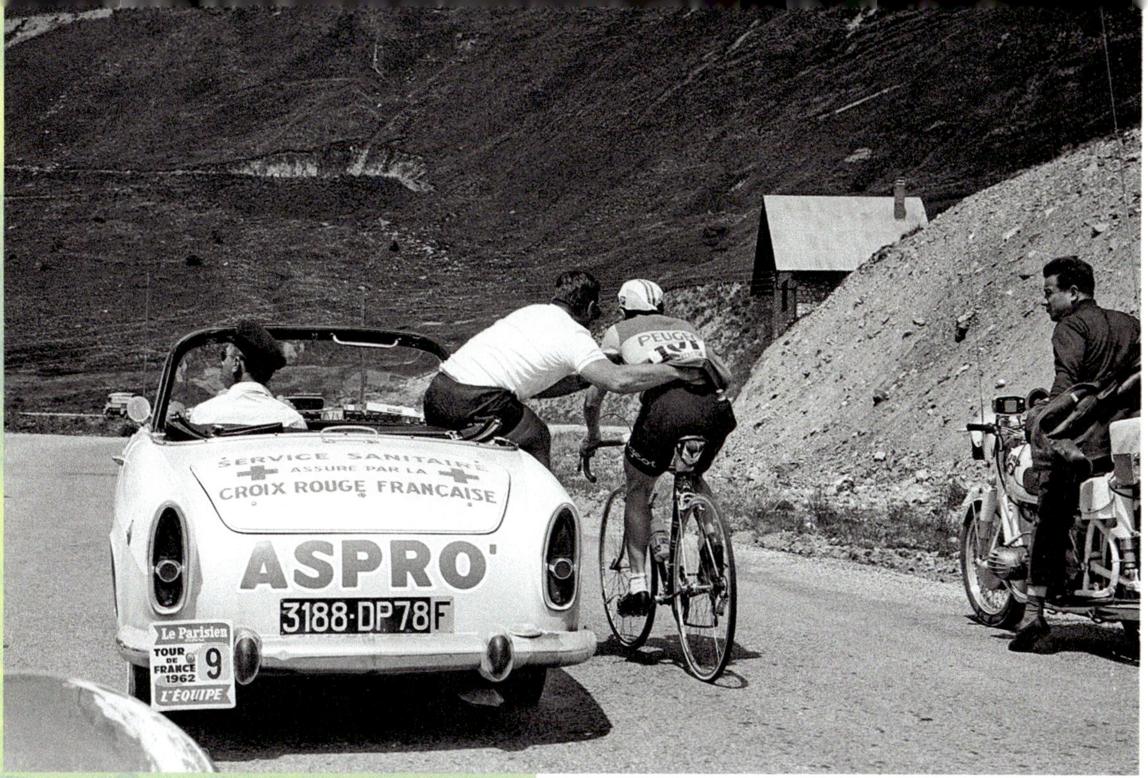

DER TOURARZT Pierre Dumas behandelt einen Sportler aus dem fahrenden Auto heraus. Dumas weiß, dass viele der Profis exzessiv dopen – und warnt öffentlich davor

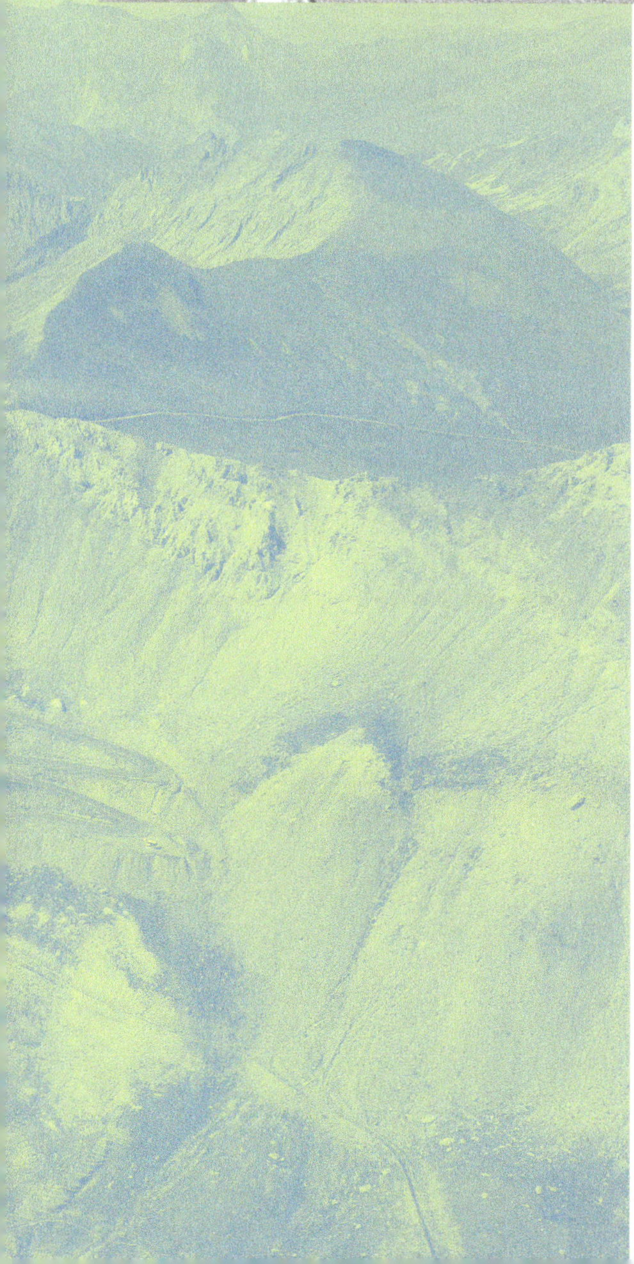

Bauchschmerzen und Durchfall. Er fällt vom sechsten auf den siebten Platz zurück. Nachts muss sein alter Freund Harry Hall die Kotreste vom Rahmen seines Rennrads wischen.

Am Abend vor der Etappe des zweiten Angriffs ist Simpson aufgewühlt. Sein Manager hat ihm kurz zuvor klargemacht, dass seine bisherige Leistung nicht ausreicht. Das italienische Team, bei dem er im kommenden Jahr fahren soll, werde ihm weniger zahlen, wenn er nicht zu den Top-Fahrern zählt. Tom Simpson braucht einen spektakulären Erfolg, je eher, desto besser, und am besten morgen am Mont Ventoux.

Vor dem Teamhotel in Marseille schraubt Harry Hall im warmen Licht der Straßenlaternen bis ein Uhr nachts am Rad des Briten. Den Sattel hat Simpson selbst angefertigt, aus der Krokodillederhandtasche seiner Frau. Hall baut passende Zahnräder für die extremen Steigungen des folgenden Tages ein, zieht die Schrauben noch einmal an, wickelt neues Band um den Lenker.

Bereits am frühen Morgen des 13. Juli 1967 ist die Luft in Marseille ungewöhnlich warm. Die Hitze, das ahnt der Tourarzt Pierre Dumas, wird schrecklich werden an diesem Tag. „Wenn die Jungs heute mit den Drogen herumspielen, könnte es einen Toten geben", sagt er einem Journalisten.

Kurz darauf starten die 104 Fahrer in die 13. Etappe. Die Strecke führt von Marseille aus zunächst in nördlicher Richtung bis nach Carpentras, dem späteren Zielort, beschreibt dann aber einen Bogen nach Osten und trifft auf die Ausläufer des Mont Ventoux. Es ist ein mächtiger Berg, der sich auf fast 2000 Meter aus den Lavendel- und Weinfeldern der Provence erhebt, an der steilsten Stelle beträgt die Straßensteigung fast 14 Prozent. 16 Jahre zuvor war er zum ersten Mal Teil der Tour

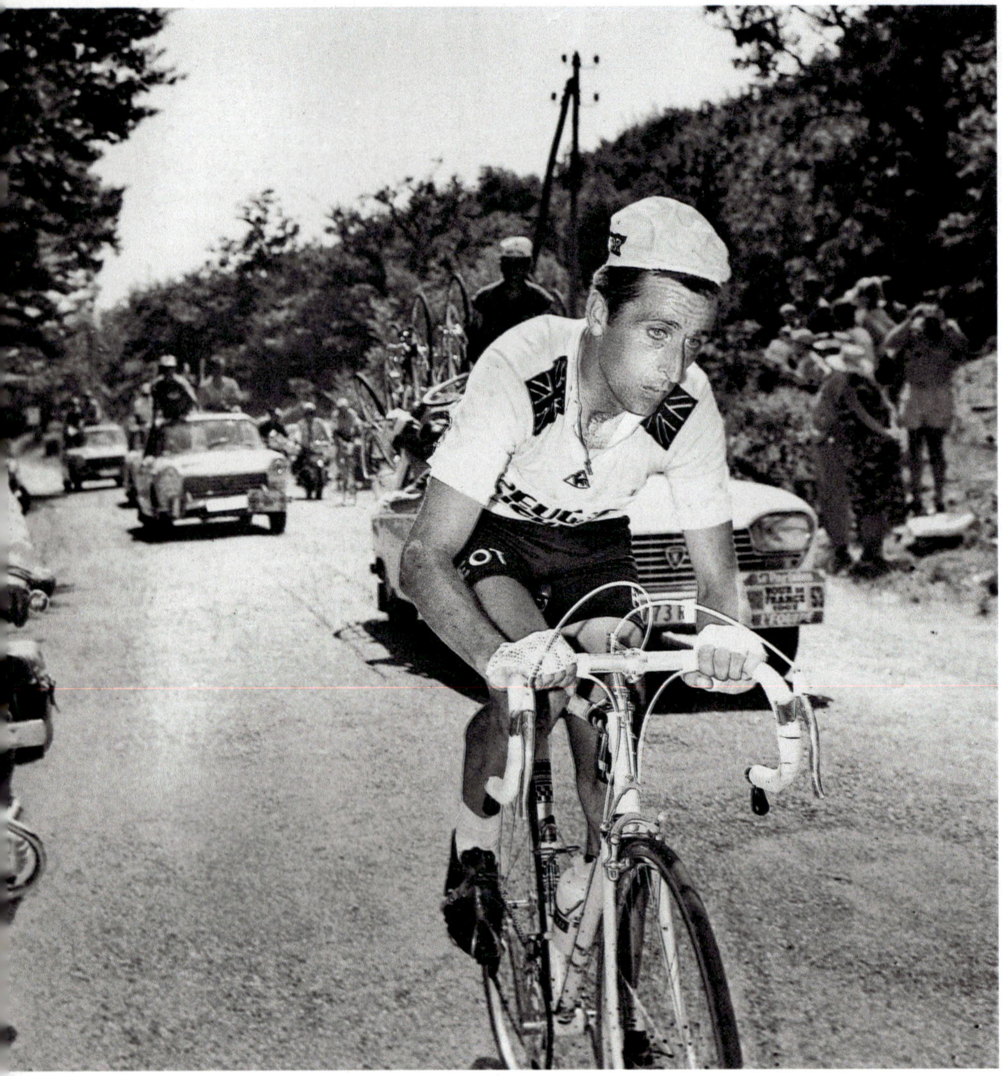

BEI FAST 40 Grad Celsius müssen die Fahrer auf der 13. Tour-Etappe den knapp 2000 Meter hohen Mont Ventoux bezwingen. Simpson hat nicht nur Amphetamine im Blut, sondern auch Alkohol

de France – dem steten Streben der Organisatoren entsprungen, dem Publikum das größtmögliche Spektakel zu bieten.

Als die Fahrer den Fuß des Berges erreichen, sind sie durstig. Sie haben nur zwei kleine Wasserflaschen bei sich, von den Teamautos dürfen sie nichts annehmen, aus Sorge, sie könnten sich mitziehen lassen. Die Sportler sind auf Fans neben der Strecke angewiesen, auf Brunnen am Wegesrand – und auf Bars und Cafés. So stürzt an diesem Mittag ein Haufen verschwitzter Männer in Radtrikots in ein Café in dem kleinen Dorf Bedoin. Einer greift sich eine ganze Flasche Rotwein, ein anderer eine Cola. Ein Mitglied des britischen Teams erwischt eine Flasche Cognac, reicht sie bald darauf im Fahren an Tom Simpson weiter. Der trinkt hastig einige Schlucke daraus. „Das wird meinen Magen beruhigen", sagt er und wirft die Flasche in ein Sonnenblumenfeld.

Während die Fahrer sich den Mont Ventoux hinaufkämpfen, reißt das Feld immer weiter auseinander. Tom Simpson ist vorn mit dabei, nicht allzu weit entfernt von der Spitze. Wie besessen tritt er in die Pedale. Dabei geht es ihm schlecht. Sein Kreislauf ist schwach, der Schnaps entzieht ihm zusätzlich Flüssigkeit. Die Luft ist drückend heiß.

Noch zwei Kilometer bis zum Gipfel. Simpson fährt plötzlich Schlangenlinien, kurz darauf muss Harry Hall ihn stützen, aber Simpson will nicht aufgeben. Fragend blickt Hall den Teammanager an, der inzwischen hinzugekommen ist. Der sagt: Wenn Tom weiterfahren will, fährt er weiter. Weiter. Weiter.

Simpsons Herz schlägt immer schneller, so schnell, dass kaum noch Blut durch den Körper gepumpt werden kann. Sein Gehirn bekommt nicht mehr genug Sauerstoff. Er tritt noch ein paarmal kraftlos in die Pedale. Hinter einer engen Biegung taucht jetzt der weiß getünchte Turm des Observatoriums auf. Dann, weniger als zwei Kilometer vor dem Gipfel, sackt Tom Simpson auf seinem Rad ein zweites Mal zusammen.

Als drei herbeigeeilte Zuschauer ihn auffangen, ist Simpson wohl bereits tot. Harry Hall und der Teammanager stürzen heran, legen seinen leblosen Körper auf die steinige Böschung. Hall drückt in schnellem Takt auf Simpsons Brust, bläst Luft in seinen geöffneten Mund.

Kurz darauf trifft Pierre Dumas ein, der Tourarzt. Er zieht eine Sauerstoffmaske über das Gesicht des Briten, schiebt das weiße Trikot mit dem Peugeot-Schriftzug darauf nach oben, um besser an den Brustkorb zu kommen. Da spürt er drei kleine Röhrchen unter dem Stoff, eines zur Hälfte gefüllt, die anderen leer. Auf einem die Beschriftung „Tonedron", ein teures Amphetamin. Dumas versucht es noch einmal mit Mund-zu-Mund-Beatmung. Doch Simpsons Gesicht bleibt bleich.

Während die übrigen Fahrer den Berg wieder hinab zum Ziel rasen, fliegt ein Polizeihelikopter Tom Simpson in ein Krankenhaus in Avignon. Dort können die Ärzte nur noch seinen Tod feststellen. Sie finden auch die drei Amphetamin-Röhrchen. Pierre Dumas hätte sie verschwinden lassen können, hätte Simpson als Ikone sterben lassen können. Aber er will endlich beweisen, wovor er schon immer gewarnt hat.

Er weigert sich außerdem, einen Totenschein auszustellen, und erzwingt so eine offizielle Untersuchung der Todesursache – niemand soll behaupten

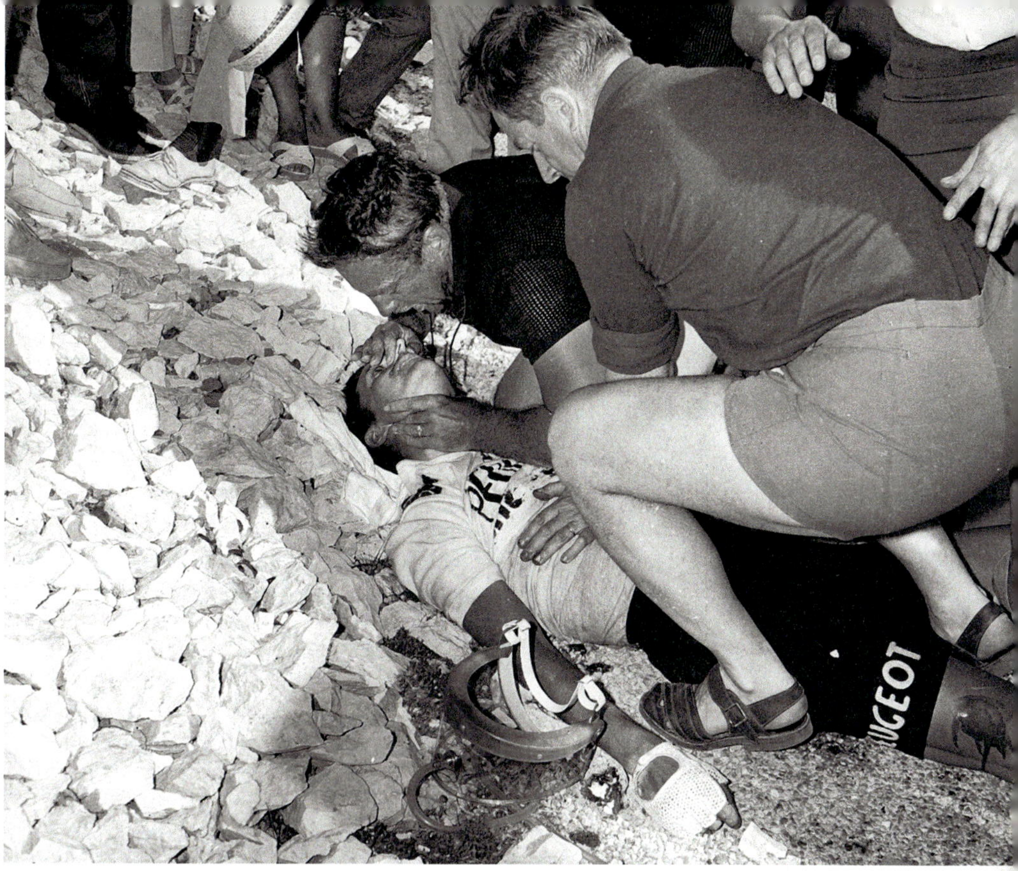

INMITTEN DER GERÖLLWÜSTE des Mont Ventoux verlassen den 29-Jährigen die Kräfte. Er kollabiert. Tourarzt Dumas und weitere Helfer versuchen sofort, ihn wiederzubeleben

PER POLIZEIHELIKOPTER wird der Brite in ein Krankenhaus in Avignon gebracht. Dort stellen Ärzte seinen Tod fest. Simpson gilt als erster Dopingtoter der Tour de France

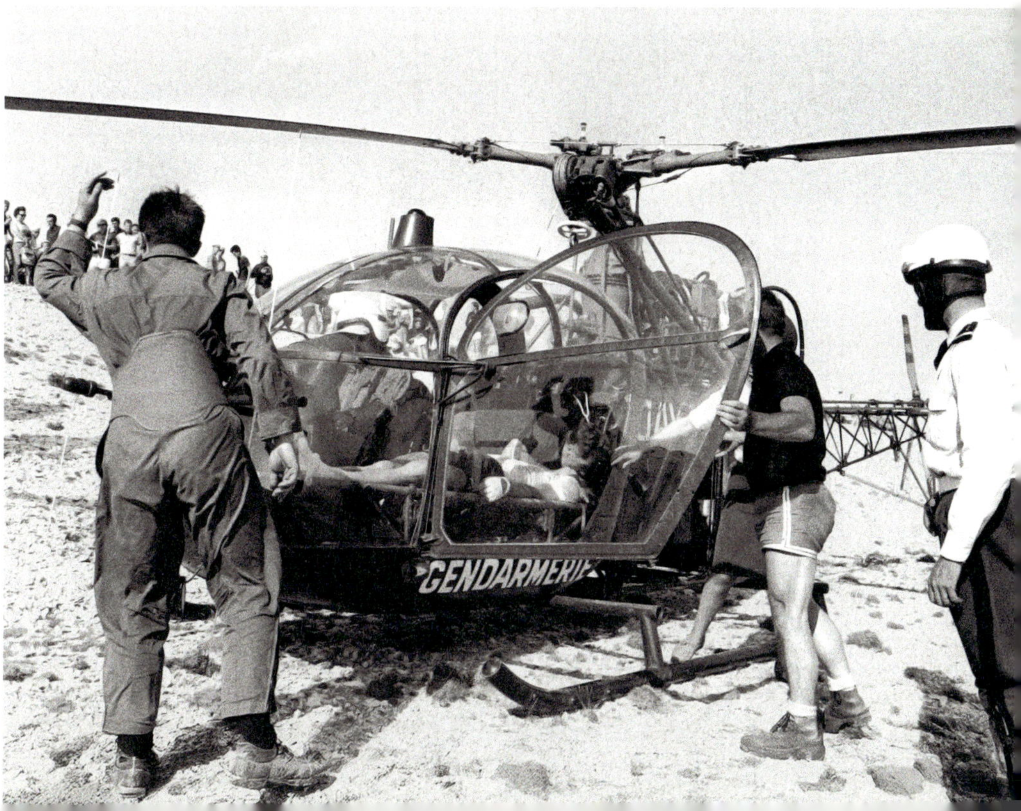

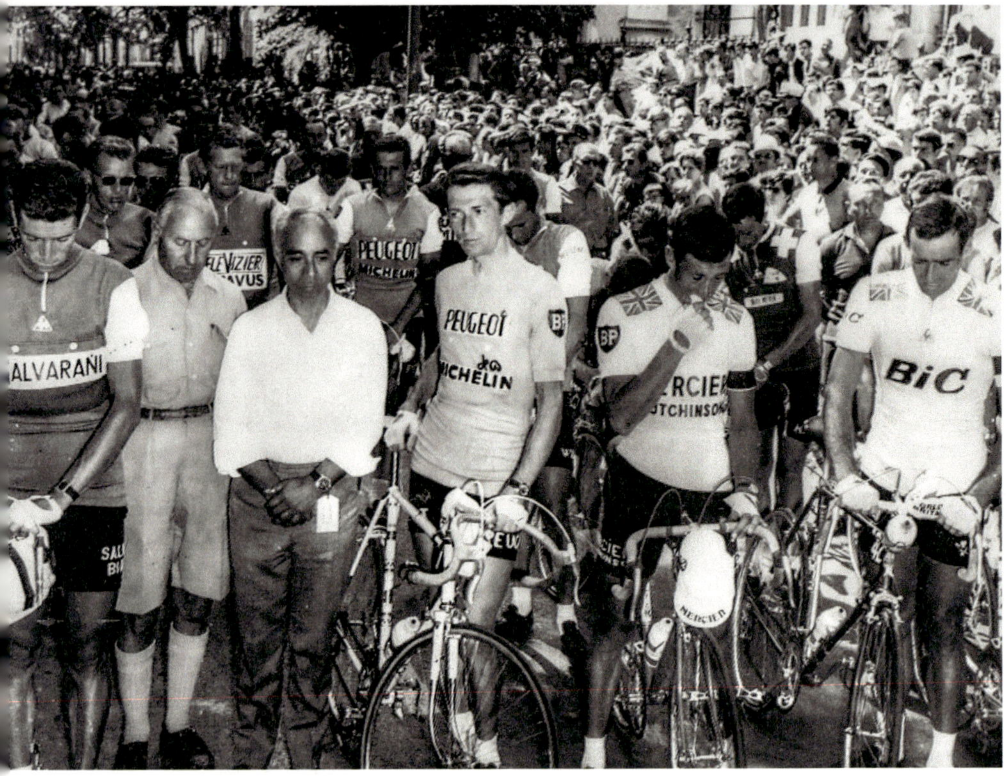

DIE KOLLEGEN und die Tour-Organisatoren sind bestürzt über Simpsons Tod. Am Tag danach halten sie eine Schweigeminute ab. Dann startet die nächste Etappe

können, Simpson sei an einem Hitzschlag gestorben.

Der Autopsiebericht hält fest: „Kreislaufstillstand aufgrund von Erschöpfung, wobei ungünstige Wetterbedingungen, übermäßige Anstrengung und der Konsum medizinischer Substanzen eine Rolle spielten."

Als die Zeitungen am nächsten Tag Fotos des leblosen Tom Simpson unter dem Gipfel des Mont Ventoux drucken, geht es nicht nur um den tragischen Tod eines 29-jährigen Sportstars. Sondern auch um die Frage, welche Rolle Doping dabei spielte. Zwar startet die 14. Etappe der Tour nach einer Schweigeminute wie gewohnt. Aber die Polizei nimmt Ermittlungen auf, befragt das britische Team. Der Internationale Radsportverband UCI legt noch in Simpsons Todesjahr eine detaillierte Liste verbotener Substanzen fest, darunter Amphetamine, Narkotika und Gifte wie Strychnin.

Zu Beginn der Tour de France 1968 verspricht ihr Direktor Jacques Goddet, dass Simpsons Tod nicht umsonst gewesen sein soll. Die Kontrollen werden konsequenter durchgesetzt, doch die Strafen bleiben lasch – und die Profis finden immer neue Wege, um ihre Leistungen zu steigern und die Tests zu umgehen. Pierre Dumas schätzt 1970, dass 60 Prozent der Radsportler gedopt sind. Bis 1977 arbeitet er als oberster Drogenkontrolleur der Tour, dann zieht er sich zurück.

An der Stelle, wo Tom Simpson starb, inmitten der trostlosen Steinwüste des Mont Ventoux, enthüllt seine Witwe Helen im Oktober 1969 in einer kleinen Zeremonie einen grauen Granitstein mit einer Widmung: „In Gedenken an Tom Simpson, Olympiamedaillengewinner, Weltmeister, Botschafter des britischen Sports."

Als 1970 erstmals nach Simpsons Tod wieder eine Tour-Etappe über den Mont Ventoux führt, ist der belgische Radstar Eddy Merckx, für kurze Zeit einst Teamkollege des Briten, mit Abstand der Erste am Berg. Auf Höhe von Simpsons Stein, fast am Ende seiner Kräfte, zieht er kurz seine rot-weiße Schirmmütze zum Gruß. Merckx wird die Tour gewinnen. Ein Jahr zuvor ist er bei einem Wettkampf wegen Amphetamin-Dopings disqualifiziert worden.

Das Rennen geht weiter. ◊

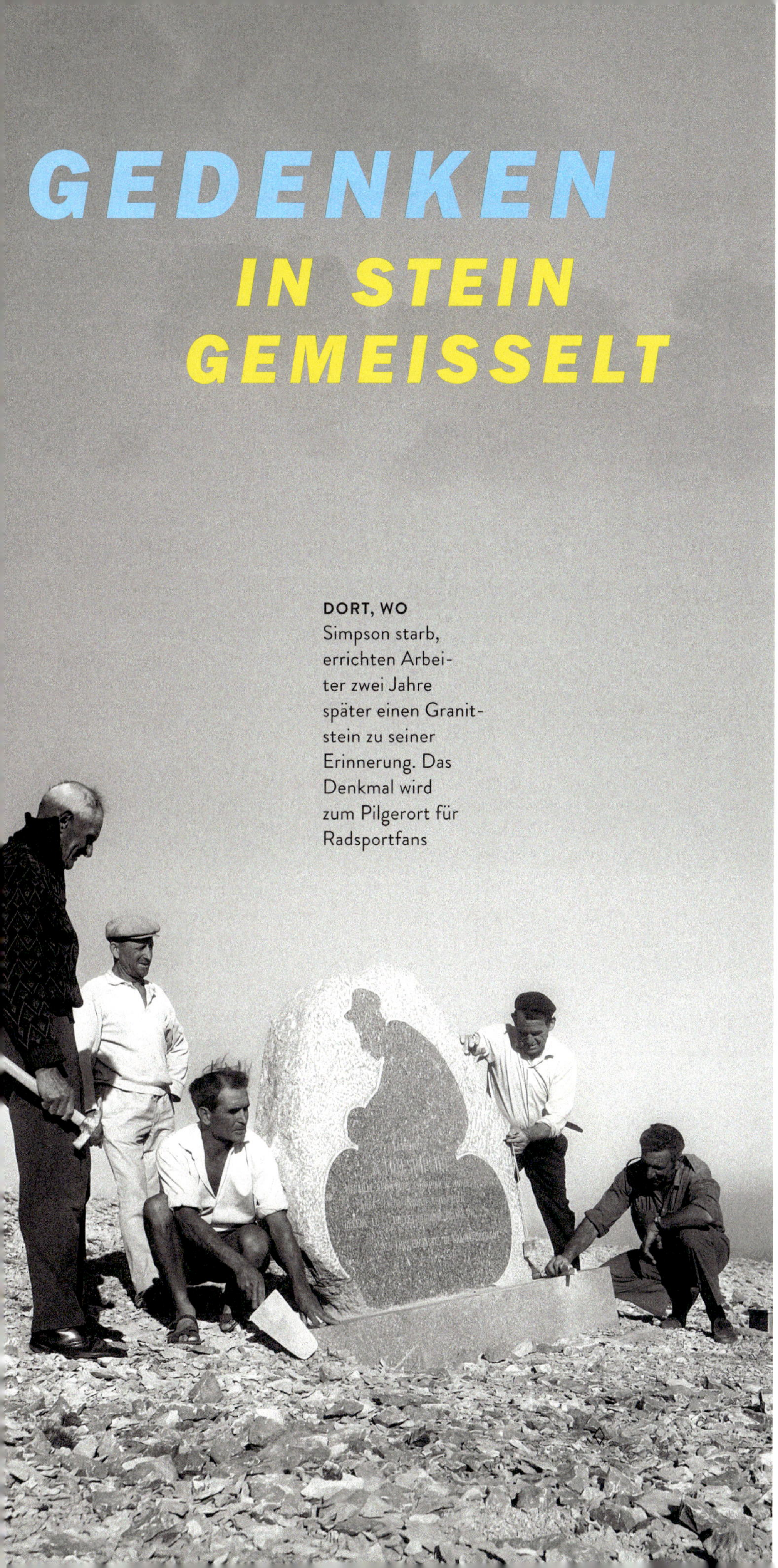

GEDENKEN IN STEIN GEMEISSELT

DORT, WO Simpson starb, errichten Arbeiter zwei Jahre später einen Granitstein zu seiner Erinnerung. Das Denkmal wird zum Pilgerort für Radsportfans

LITERATURTIPPS

WILLIAM FOTHERINGHAM
»Put Me Back on My Bike«
Die tragische Geschichte des Tom Simpson – aufgeschrieben von einem absoluten Fachmann für den Radsport (Yellow Jersey Press).

STEPHAN KLEMM
»Tour de France – Kein Berg zu hoch, kein Weg zu weit«
Aktuelles Werk zu Historie und Gegenwart des legendären Rennens (Edel Sports).

IN KÜRZE

Seit Jahrhunderten versuchen Sportler, sich in Wettbewerben durch fragwürdige, oft gefährliche Substanzen Vorteile zu verschaffen. Noch in den 1960er Jahren existieren kaum Gesetze, die das Doping konsequent verbieten. Am 13. Juli 1967 stirbt der britische Radprofi Tom Simpson während der Tour de France, nachdem er Amphetamine und Alkohol zu sich genommen hat. Es ist der erste offizielle Doping-Todesfall der Tour-Geschichte.

DAS REICH DER »SCHWARZEN WITWE«

Keiner anderen Frau gelingt in den 1970er Jahren ein derart rasanter Aufstieg im Kokaingeschäft wie der Kolumbianerin Griselda Blanco: Gnadenlos schaltet sie Gegner aus und verdient Milliarden. Bis US-Fahnder ihr das Handwerk legen

TEXT: JOHANNES TESCHNER

Griselda Blanco hat ihren Ehemann schon eine ganze Weile nicht gesehen, als sie ihn eines Abends im Jahr 1975 in Bogotá auf dem Parkplatz eines Nachtklubs trifft. Alberto Bravo und sie haben sich zerstritten. Es geht um Geld. Das soll jetzt geklärt werden.

Doch schnell geraten sie in Rage über die Frage, wem wie viele Millionen Dollar aus dem florierenden Drogengeschäft zustehen, das sie gemeinsam aufgebaut haben. Blanco zieht einen Revolver aus ihrem Stiefel, Bravo eine Maschinenpistole aus seinem Gürtel, auf beiden Seiten zücken die Leibwächter ihre Waffen. Schüsse fallen. Bravo trifft seine Frau in den Bauch, Blanco ihren Mann ins Gesicht. Neben ihm sterben sechs der Leibwächter in dem Feuergefecht.

Blanco schleppt sich zu ihrem Auto, ihre Bodyguards bringen sie ins Krankenhaus. Sie wird leben: als eine Anführerin des Medellín-Kartells, einer Organisation, die mehr Kokain aus Südamerika in die USA schafft als jede andere. Und die die 32-jährige Blanco mit Gerissenheit und geradezu sadistischer Brutalität vorantreibt.

Griselda Blanco kommt am 15. Februar 1943 an der kolumbianischen Karibikküste auf die Welt. Und auch wenn ihre Biografie mitunter im Dunkeln liegt, hinter schwer zu durchschauenden Nebelschwaden, Legenden und Übertreibungen verschwimmt, die ihren Ruf stärken und wohl auch stärken sollen als „Patin des Kokains", als „Dame von der Mafia", als „Schwarze Witwe", lässt sich doch ein Lebensweg nachzeichnen, den früh grausame Erlebnisse bestimmen.

Als Kleinkind zieht Griselda mit ihrer Mutter nach Medellín, an den Rand der in einem Tal gelegenen Metropole, in einen der Slums an den Berghängen. Dort hausen sie zeitweise in einem Zelt, ohne fließend Wasser, ohne Strom.

Es ist die Zeit von „La Violencia": gewaltvolle Jahre, in denen sich in Kolumbien gegnerische politische Lager brutal bekämpfen. Und in denen sich schon Kinderaugen an Ermordete auf den Straßen gewöhnen. Griselda und ihre Freunde, so heißt es, graben zum Zeitvertreib Löcher und werfen Leichen hinein. Für sie ist der Tod so alltäglich wie der Hunger. Um an Essen und Geld zu kommen, klauen und schlagen sie.

Mit elf Jahren begeht Griselda ihren ersten Mord. Ihre Bande hat ein Kind reicher Eltern aus dem Tal entführt. Als das Lösegeld ausbleibt, schießt sie dem Jungen in den Kopf. Weil ihre alkoholkranke Mutter sie im Rausch verprügelt, läuft sie als Jugendliche von zu Hause weg, verdingt sich als Prostituierte. Noch als Teenager heiratet sie, bekommt drei Söhne, baut mit ihrem Mann einen gut gehenden Marihuanahandel auf, lässt sich scheiden und geht 1964 nach New York.

Um ihren nun folgenden Aufstieg wabern besonders dichte Nebelschwaden: Wie genau sie es schafft, zu einer der wichtigsten Figuren im Kokainhandel zwischen Südamerika und den USA aufzusteigen, bleibt schemenhaft. Klar ist, dass sie gemeinsam mit ihrem zweiten Ehemann Alberto Bravo im Laufe der 1970er Jahre tonnenweise Kokain schmuggelt, dabei mit New Yorker Mafiafamilien zusammenarbeitet und viele Millionen Dollar verdient.

Denn keine Droge wirft derart sagenhafte Profite ab wie Kokain. Und kaum eine ist so gefragt: Waren die 1960er Jahre in den USA die Dekade des Joints, so wächst dort in den 1970ern die Gier nach dem weißen Pulver. Kokain ist das Rauschmittel der Wahl einer Generation junger US-Amerikaner, die zu Discomusik tanzen, sich selbst und die Aufstiegsversprechen des Kapitalismus feiern. Die steigende Nachfrage lässt in Lateinamerika große Kartelle entstehen, die das fragmentierte Geschäft professionalisieren.

Griselda Blanco nutzt ein weitverzweigtes Netz von Kleindealern, um die New Yorker mit Kokain zu versorgen. Für den Schmuggel der Ware aus Südamerika heuert sie Frauen an, lässt in Kolumbien Unterwäsche mit eingenähten Taschen für die Droge schneidern: Weibliche Kuriere werden an Flughäfen und Grenzen seltener kontrolliert als Männer.

Das Drogengeschäft gilt, besonders in dieser Zeit, eigentlich als Domäne, in der Männer das Sagen haben, Frauen schmückendes Beiwerk sind. Doch Blanco ist nicht die einzige einflussreiche Frau in der Welt der Kartelle, die im Kern

GRISELDA BLANCO wächst in einem Slum am Rande Medellíns auf, Hunger und Gewalt prägen ihre Kindheit. Umso mehr zelebriert sie später das Luxusleben der Kartellpatin, kauft sich Häuser, Autos, Kleider, Schmuck. Zu ihren dekadenten Festen pilgern auch andere Drogenbosse, unter anderem Pablo Escobar, der sich Blancos Erfolg zum Vorbild nimmt

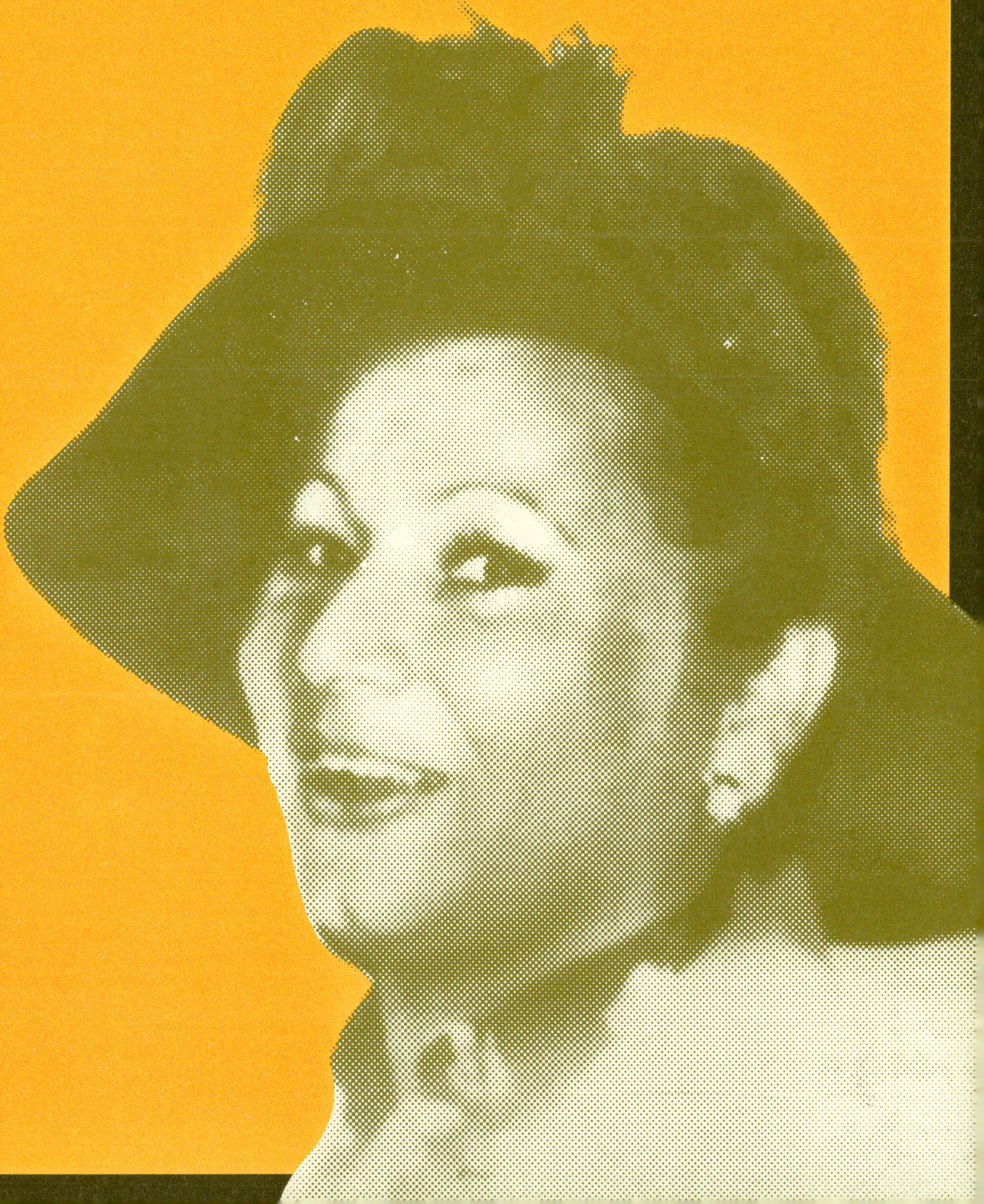

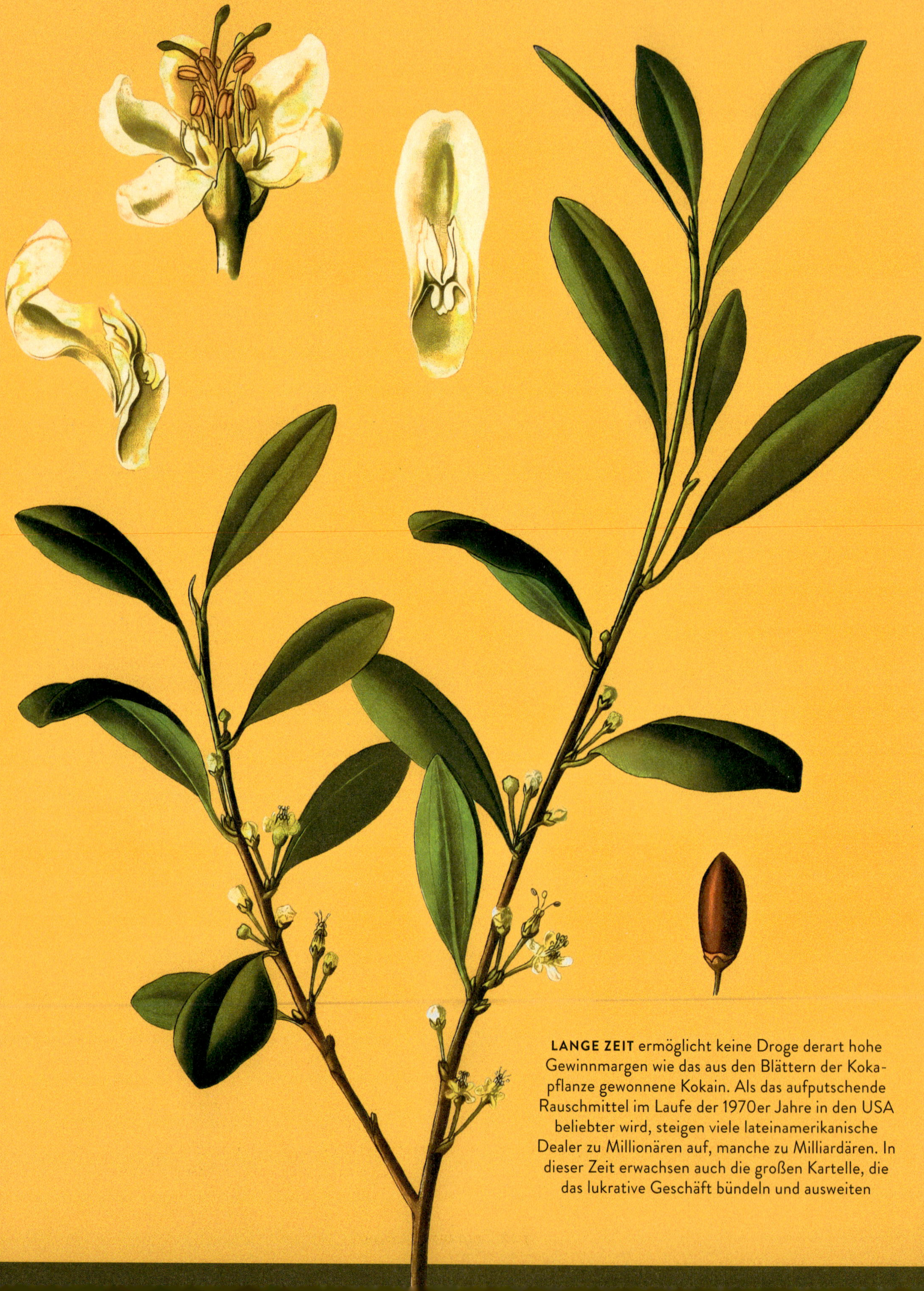

LANGE ZEIT ermöglicht keine Droge derart hohe Gewinnmargen wie das aus den Blättern der Kokapflanze gewonnene Kokain. Als das aufputschende Rauschmittel im Laufe der 1970er Jahre in den USA beliebter wird, steigen viele lateinamerikanische Dealer zu Millionären auf, manche zu Milliardären. In dieser Zeit erwachsen auch die großen Kartelle, die das lukrative Geschäft bündeln und ausweiten oft Familienunternehmen sind. In einigen der Organisationen entscheiden Frauen mit, werden im Vergleich zu Männern oft als verlässlicher und weniger impulsiv geschätzt. So mächtig allerdings wie Griselda Blanco ist in den 1970er Jahren keine von ihnen.

Das merken auch die New Yorker Drogenfahnder und nehmen sie ins Visier. Bis 1975 haben sie genug Beweise gesammelt und erlassen Haftbefehl. Blanco setzt sich nach Kolumbien ab. Dort räumt sie wenig später einen ihrer ärgsten Kontrahenten aus dem Weg: ihren Ehemann Alberto Bravo. Es ist wohl nicht der erste Gatte, den sie auf dem Gewissen hat, auch ihren Ex-Mann, Vater ihrer drei Kinder, soll sie nach Streitereien ermordet haben.

New York ist für sie verbrannt. Nun hat sie ein neues Ziel: Miami, die Partystadt am Meer, in der Kokain so beliebt ist wie kaum irgendwo sonst, die zudem perfekt gelegen ist, um die Droge per Boot oder Wasserflugzeug in die USA zu bringen.

Ihr Umzug dorthin löst Ende der 1970er Jahre die sogenannten Drogenkriege von Miami aus, in denen sich die Kartelle Revier- und Hierarchiekämpfe liefern und die Stadt die höchste Mordrate in den USA aufweist: Bis zu 200 der rund 250 Morde, die Griselda Blanco in ihrem Leben verübt oder in Auftrag gegeben haben soll, fallen in ihre Florida-Zeit.

So wird sie gefürchteter und erfolgreicher denn je, steigt auf zur Milliardärin. Kauft Schmuck aus dem Nachlass von Argentiniens früherer First Lady Eva Perón, ein Teeservice der britischen Queen. In der Eingangshalle ihres Anwesens, in dem sie unter falschen Namen lebt, lässt die 1,50 Meter große, korpulente Blanco eine Bronzeskulptur von sich aufstellen. Viele der Gäste, die zu ihren Partys pilgern, reiben ihre Hand an der Nase der Statue. Das soll Glück bringen.

Zu den dekadenten Festen kommen auch andere Größen aus dem Drogengeschäft, etwa der aufstrebende Pablo Escobar, der hofft, einmal ähnlich erfolgreich zu sein wie die Patin. Später, an der Spitze des Medellín-Kartells angekommen, soll er angeblich sagen: „Der einzige Mann, vor dem ich jemals Angst hatte, war eine Frau namens Griselda Blanco."

Ihren vierten, 1978 geborenen Sohn nennt Blanco Michael Corleone, nach dem von Al Pacino gespielten Mafiaboss in Francis Ford Coppolas Filmreihe „Der Pate". Den Vater des Jungen, ihren dritten Ehemann, lässt sie später ermorden.

Einen ihrer Söhne nennt Blanco Michael Corleone – nach dem Mafiaboss aus der Filmreihe »Der Pate«

Ihre Killer suchen die Opfer oft auf Motorrädern heim, feuern während der Fahrt mit Maschinenpistolen auf sie und rasen davon. Die Methode macht Schule, Escobar und andere Kartellbosse übernehmen sie.

Als Blancos Auftragsmörder 1982 einen in Ungnade gefallenen Komplizen verfehlen, ist die Patin erst außer sich, zeigt sich aber zufrieden, als sie erfährt, dass bei dem Anschlag der zweijährige Sohn des Widersachers getötet wurde: Das werde den Davongekommenen peinigen.

Aber Blanco, die selbst immer mehr Kokain schnupft, fürchtet in Miami zunehmend um ihr Leben, verbarrikadiert sich mit ihrem Wachhund „Hitler" in ihrem Haus. 1984 geht sie nach Kalifornien. Doch mittlerweile sind ihr die Fahnder wieder auf den Fersen und spüren sie auf. Blanco liest angeblich in der Bibel, als die Beamten ihr Haus stürmen.

Sie kommt wegen Drogenhandels in Haft und wird nach einigen Jahren zusätzlich wegen dreier Morde angeklagt, für die die Staatsanwaltschaft mittlerweile genug Beweise hat. Doch die „Schwarze Witwe" hat Glück: Weil die Zeugen sich als unzuverlässig erweisen, müssen die Behörden die angestrebte Todesstrafe fallen lassen. Und auch vom Gefängnis aus wickelt Blanco weiter Drogengeschäfte ab, lässt sich selbst Kokain in die Zelle bringen. Vielleicht trägt der Konsum zu ihrem absurden Plan bei, den Sohn des verstorbenen US-Präsidenten John F. Kennedy entführen zu lassen und ihn als Druckmittel zu nutzen, um ihre Freilassung zu erzwingen. Angeblich scheitert die Geiselnahme nur knapp, behauptet ein Eingeweihter.

2004 hat Blanco ihre Strafe abgesessen und wird nach Kolumbien abgeschoben, wo sie in Medellín ein luxuriöses, aber zurückgezogenes Leben führt.

Doch ihre Vergangenheit kann sie nicht abschütteln. Drei ihrer Söhne werden ermordet, Rache für das durch sie verursachte Blutvergießen. Und im September 2012, Blanco steht gerade vor einer Metzgerei, rasen zwei junge Männer auf einem Motorrad heran und feuern ihr zwei Kugeln in den Kopf. Griselda Blanco stirbt im Krankenhaus. Die Brutalität, die ihren Lebensweg seit der Kindheit prägte, hat sie schließlich eingeholt.

„Ich glaube nicht, dass ihr gewaltvolles Verhalten irgendetwas damit zu tun hatte, dass sie sich als Frau beweisen wollte", wird später ein US-Ermittler sagen, der sie jahrelang jagte. „Sie war einfach ein gewalttätiger Mensch." ◊

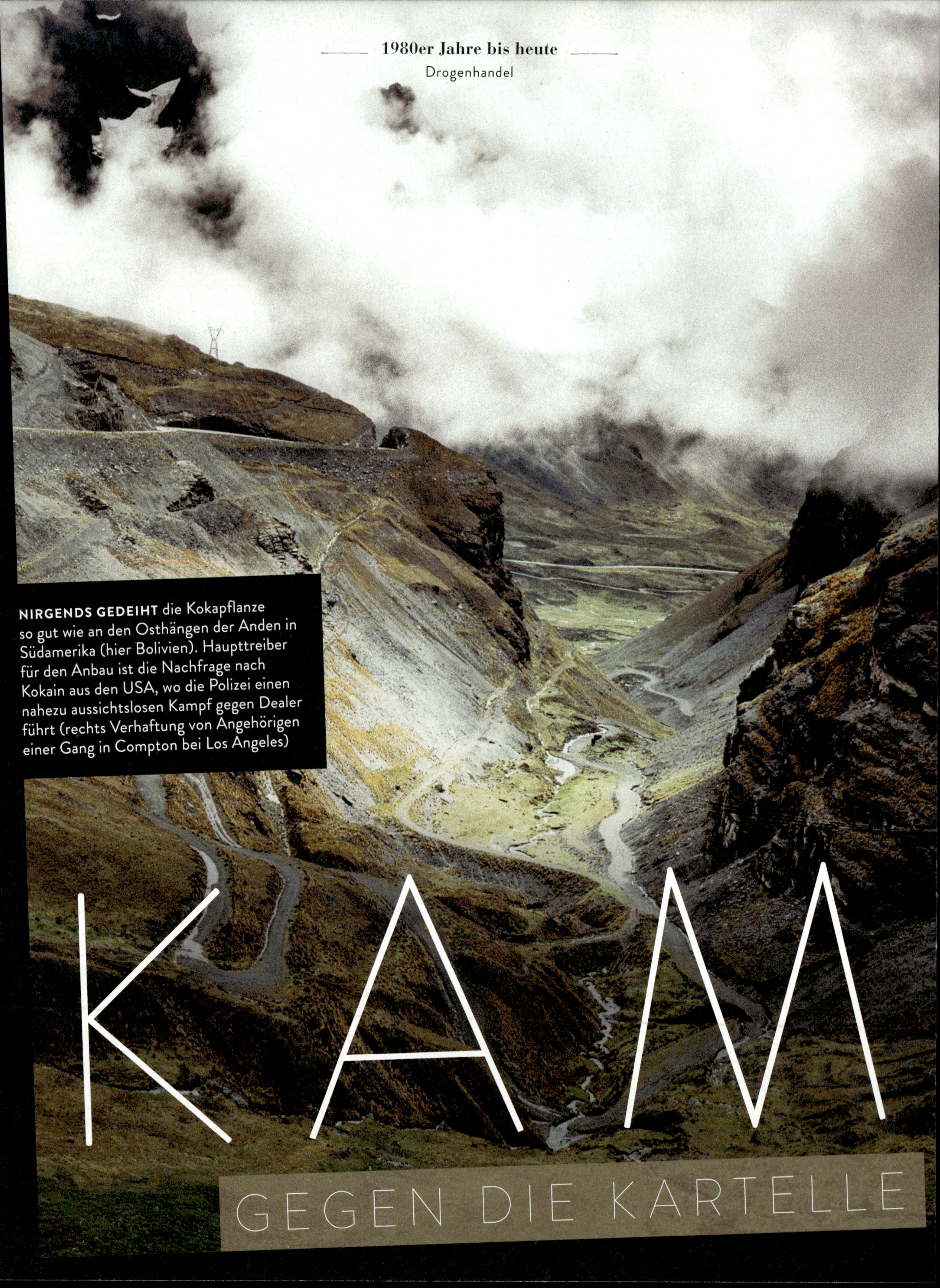

NIRGENDS GEDEIHT die Kokapflanze so gut wie an den Osthängen der Anden in Südamerika (hier Bolivien). Haupttreiber für den Anbau ist die Nachfrage nach Kokain aus den USA, wo die Polizei einen nahezu aussichtslosen Kampf gegen Dealer führt (rechts Verhaftung von Angehörigen einer Gang in Compton bei Los Angeles)

KAM

GEGEN DIE KARTELLE

Das Verbot vieler Rauschmittel im Laufe des 20. Jahrhunderts macht den illegalen Drogenhandel zum globalen Milliardengeschäft. Den Schwerpunkt von Produktion, Schmuggel und Konsum bildet der amerikanische Doppelkontinent, wo von Süden nach Norden täglich gewaltige Mengen Marihuana, Heroin, Kokain, Methamphetamin und Fentanyl wandern. Über Jahre hat der Fotograf Sam Faulkner das kriminelle Geschäft dort dokumentiert. Seine Bilder zeigen Dealer, Fahnder sowie Gewalt und Elend, die die Schattenwirtschaft mit sich bringt

BILDTEXTE: *Johannes Teschner* FOTOS: *Sam Faulkner*

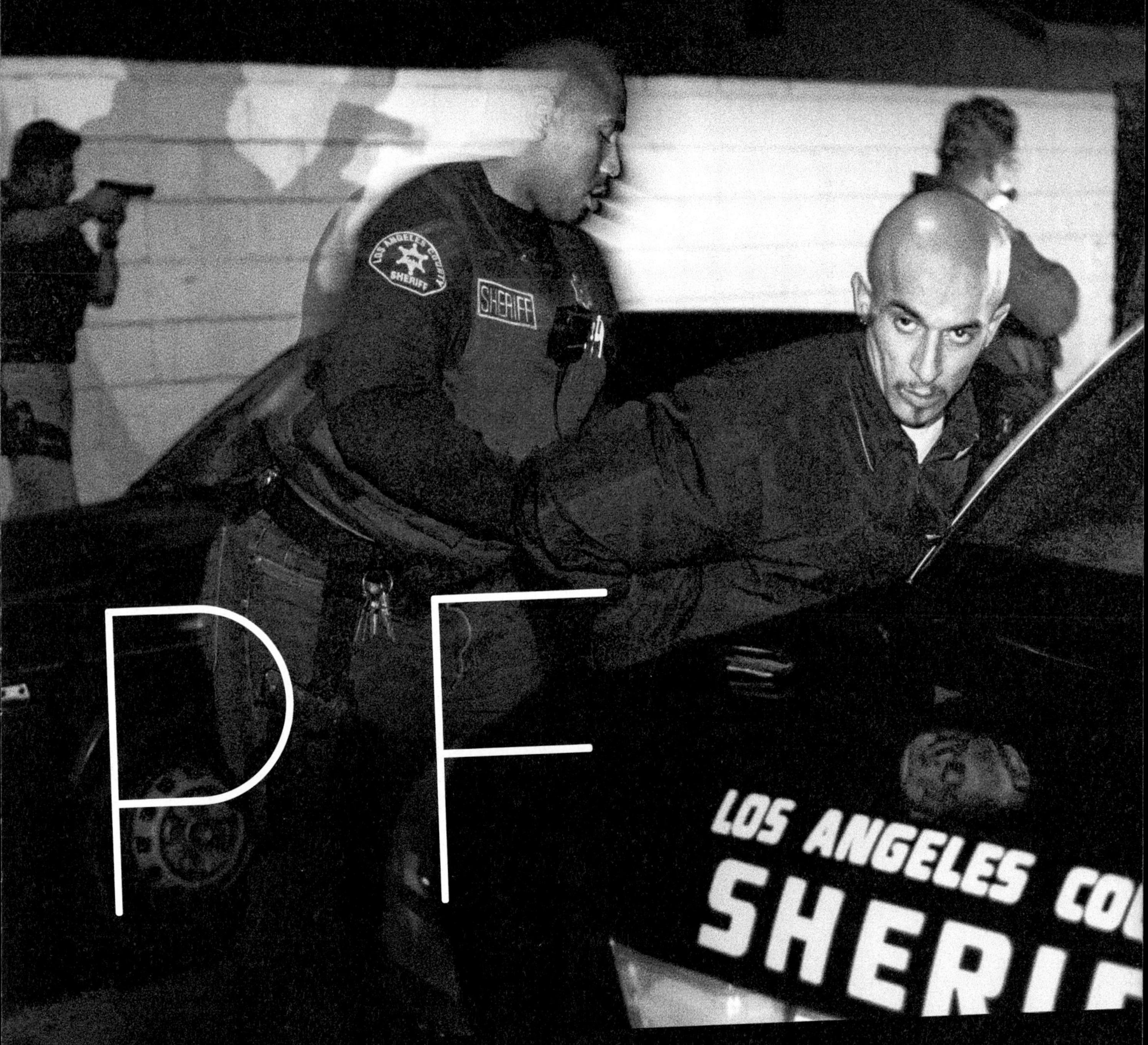

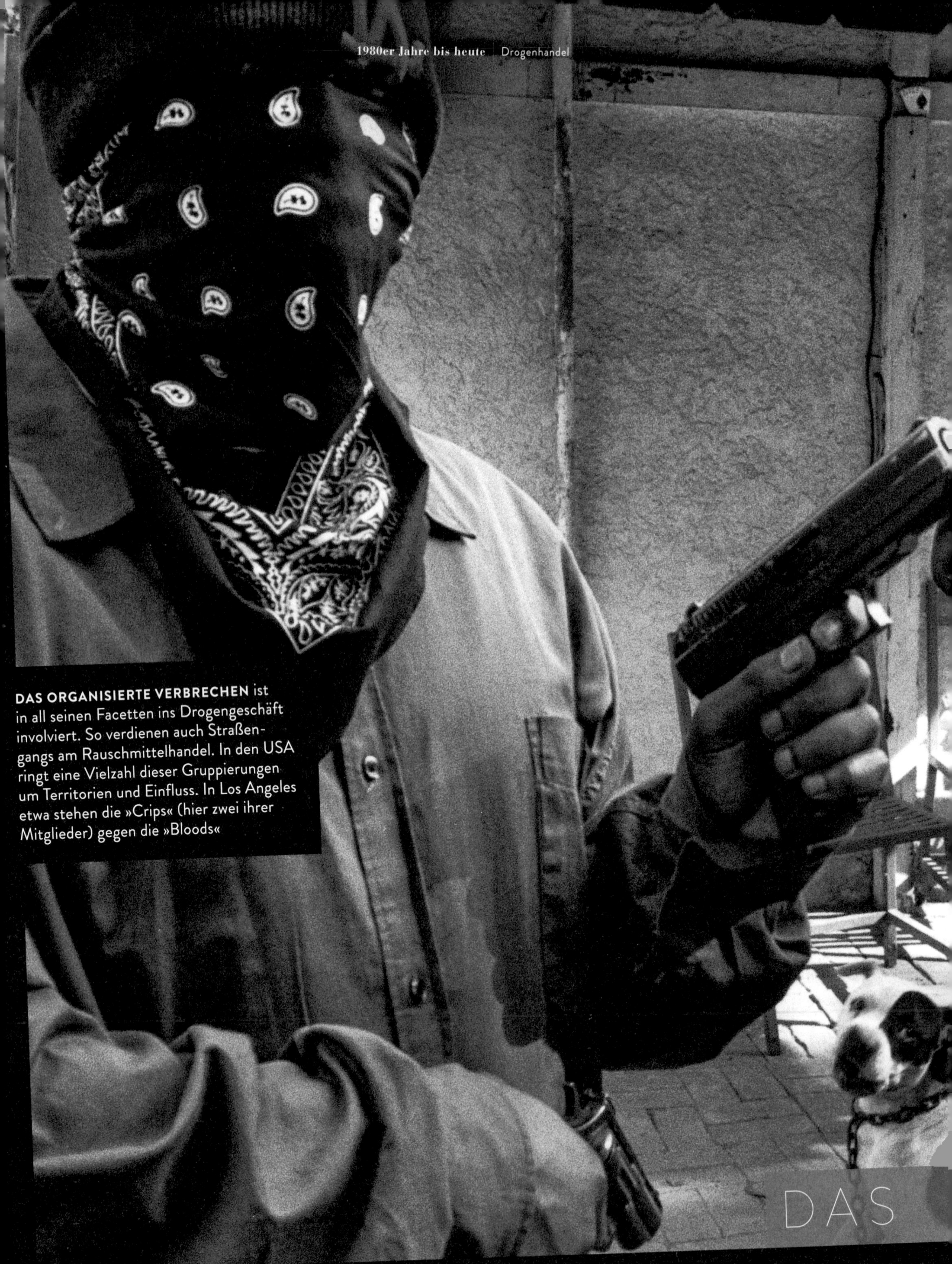

DAS ORGANISIERTE VERBRECHEN ist in all seinen Facetten ins Drogengeschäft involviert. So verdienen auch Straßengangs am Rauschmittelhandel. In den USA ringt eine Vielzahl dieser Gruppierungen um Territorien und Einfluss. In Los Angeles etwa stehen die »Crips« (hier zwei ihrer Mitglieder) gegen die »Bloods«

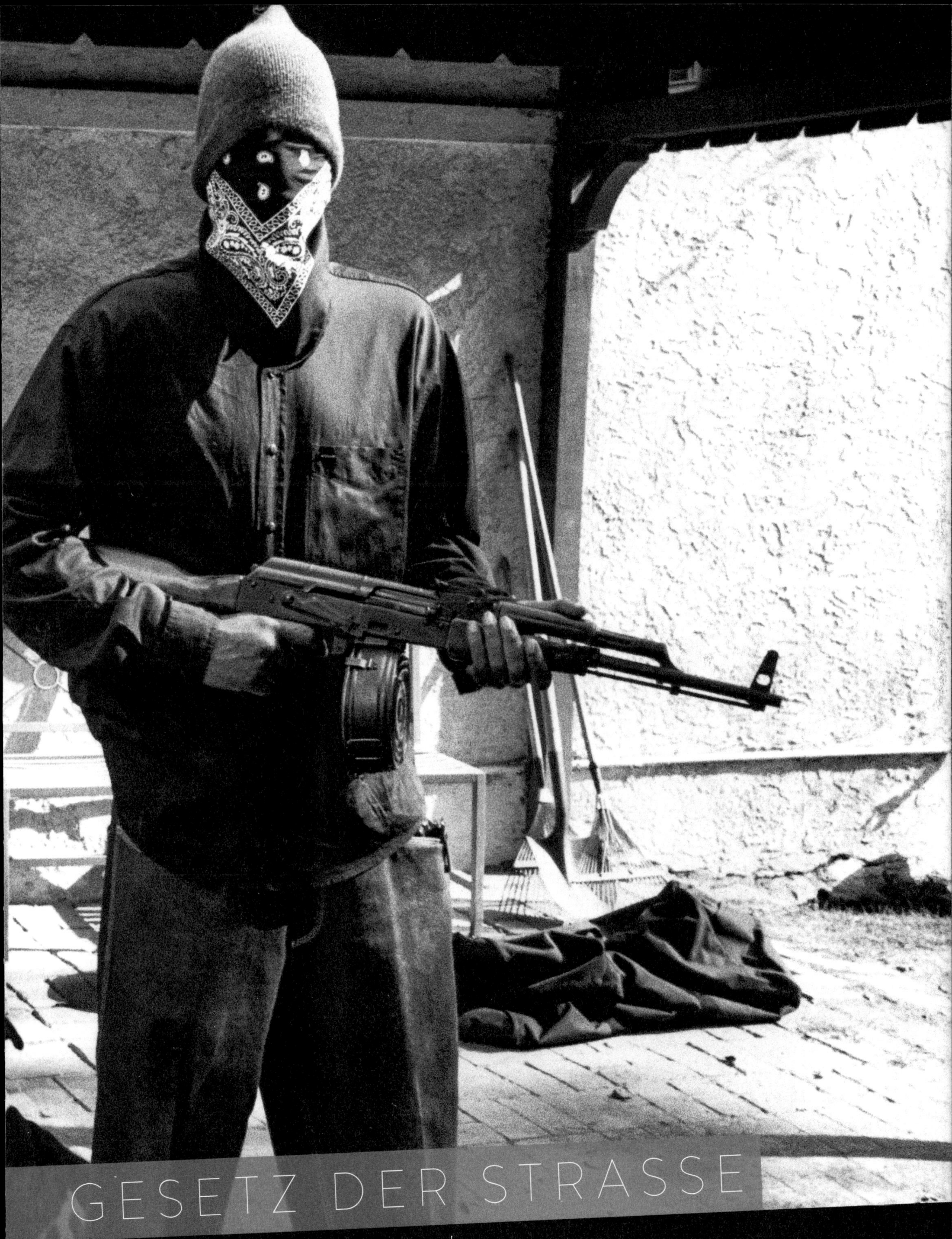

GESETZ DER STRASSE

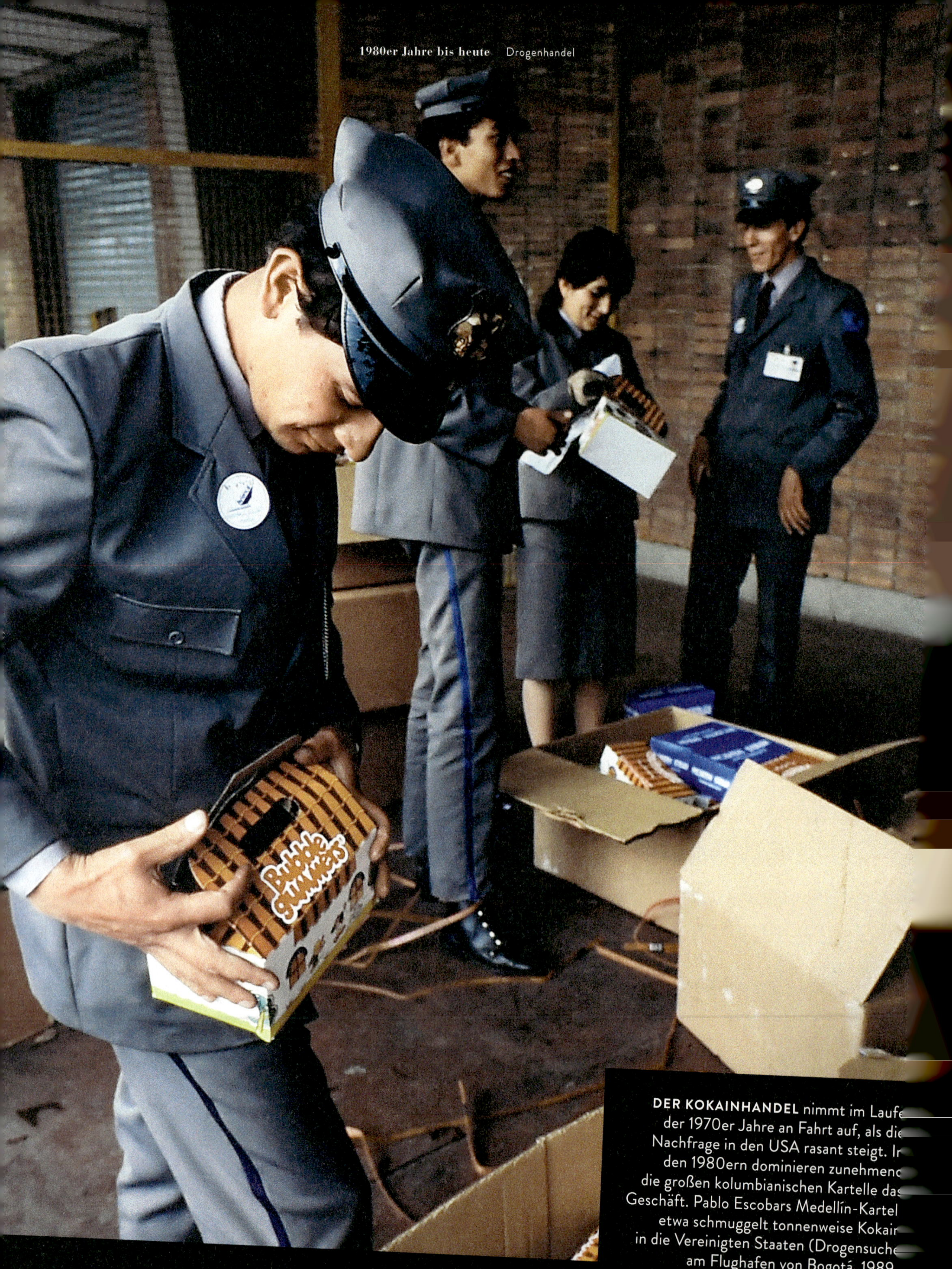

DER KOKAINHANDEL nimmt im Laufe der 1970er Jahre an Fahrt auf, als die Nachfrage in den USA rasant steigt. In den 1980ern dominieren zunehmend die großen kolumbianischen Kartelle das Geschäft. Pablo Escobars Medellín-Kartell etwa schmuggelt tonnenweise Kokain in die Vereinigten Staaten (Drogensuche am Flughafen von Bogotá, 1989).

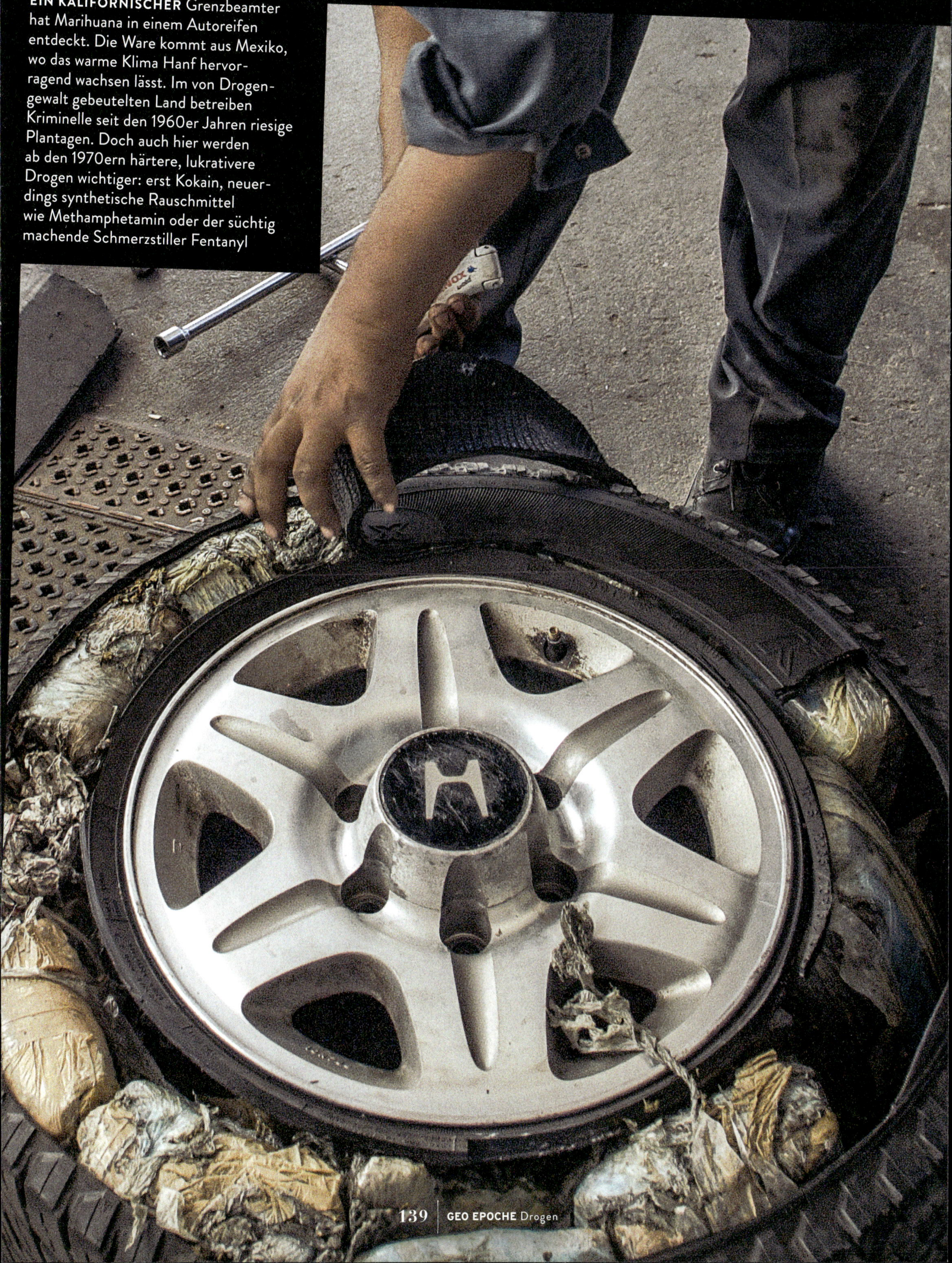

EIN KALIFORNISCHER Grenzbeamter hat Marihuana in einem Autoreifen entdeckt. Die Ware kommt aus Mexiko, wo das warme Klima Hanf hervorragend wachsen lässt. Im von Drogengewalt gebeutelten Land betreiben Kriminelle seit den 1960er Jahren riesige Plantagen. Doch auch hier werden ab den 1970ern härtere, lukrativere Drogen wichtiger: erst Kokain, neuerdings synthetische Rauschmittel wie Methamphetamin oder der süchtig machende Schmerzstiller Fentanyl

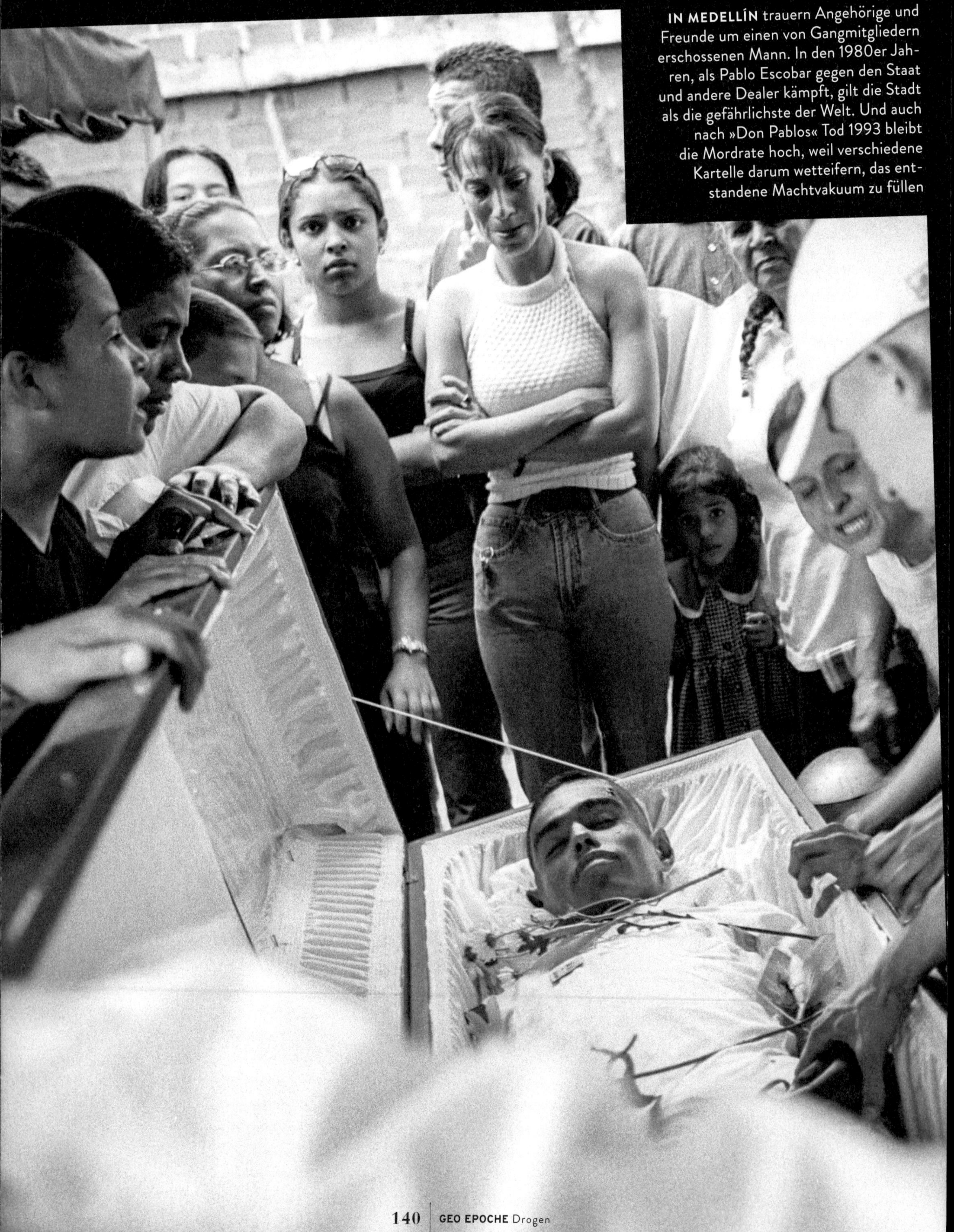

IN MEDELLÍN trauern Angehörige und Freunde um einen von Gangmitgliedern erschossenen Mann. In den 1980er Jahren, als Pablo Escobar gegen den Staat und andere Dealer kämpft, gilt die Stadt als die gefährlichste der Welt. Und auch nach »Don Pablos« Tod 1993 bleibt die Mordrate hoch, weil verschiedene Kartelle darum wetteifern, das entstandene Machtvakuum zu füllen

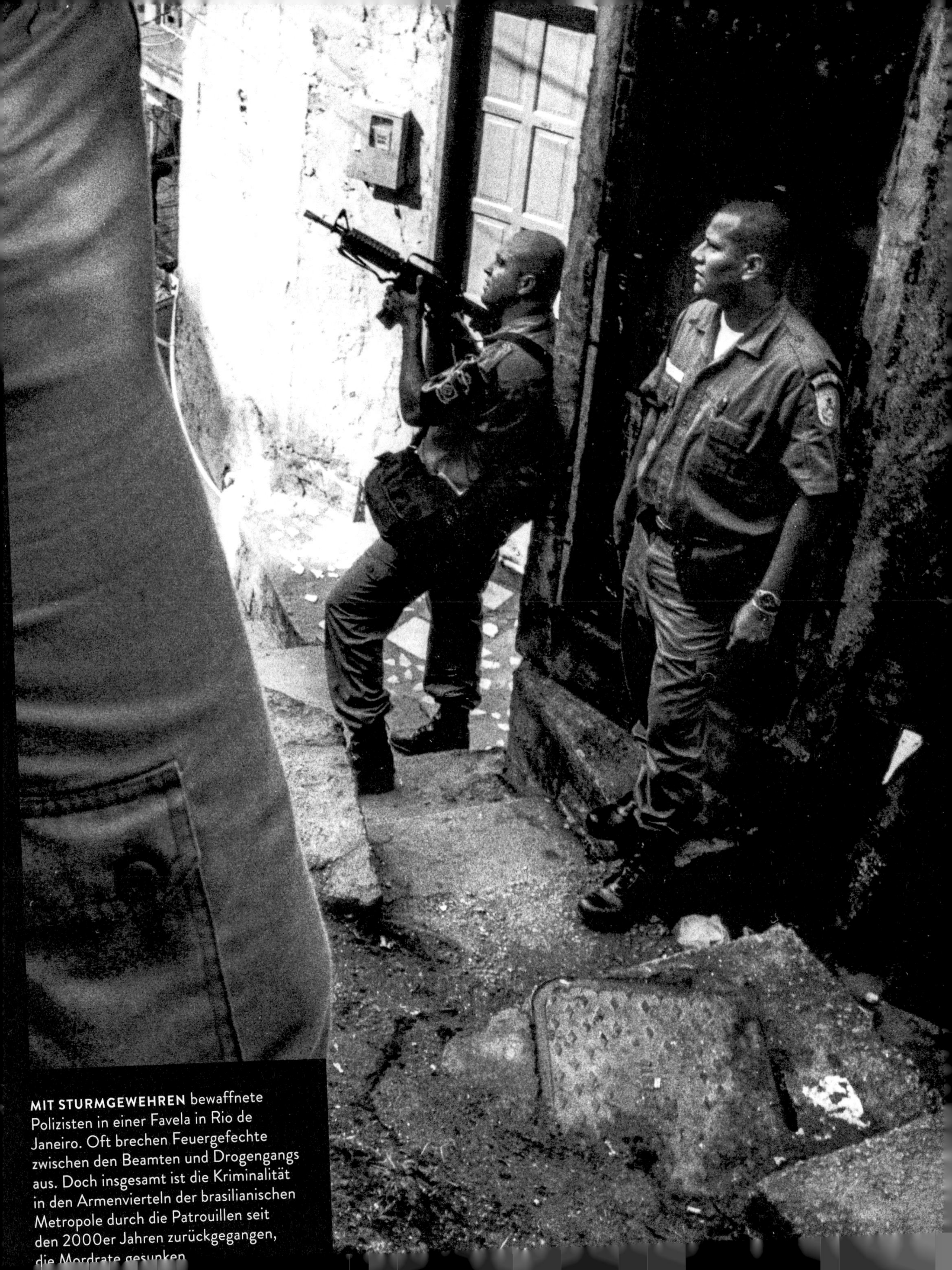

MIT STURMGEWEHREN bewaffnete Polizisten in einer Favela in Rio de Janeiro. Oft brechen Feuergefechte zwischen den Beamten und Drogengangs aus. Doch insgesamt ist die Kriminalität in den Armenvierteln der brasilianischen Metropole durch die Patrouillen seit den 2000er Jahren zurückgegangen, die Mordrate gesunken

GANZE VIERTEL

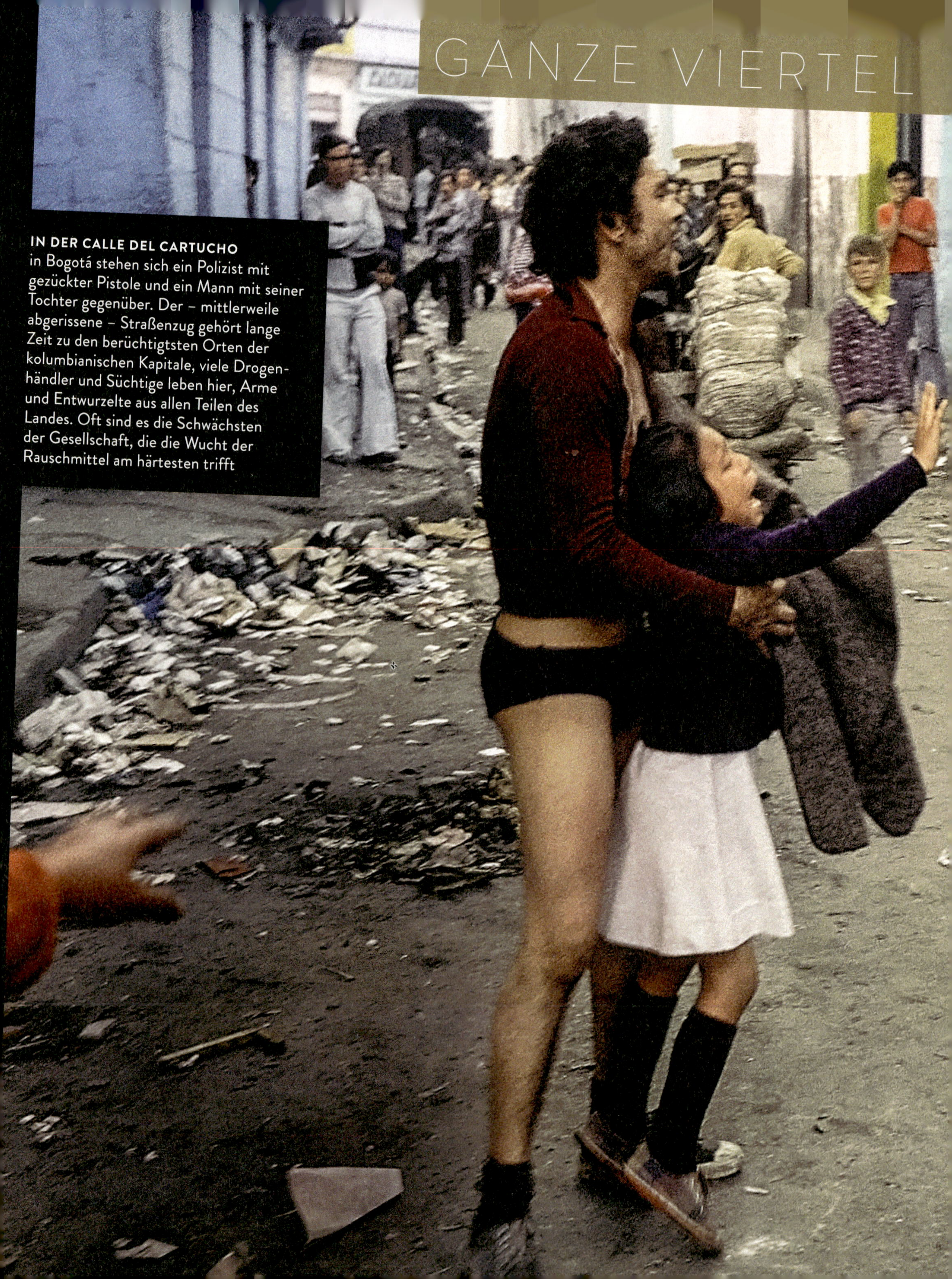

IN DER CALLE DEL CARTUCHO in Bogotá stehen sich ein Polizist mit gezückter Pistole und ein Mann mit seiner Tochter gegenüber. Der – mittlerweile abgerissene – Straßenzug gehört lange Zeit zu den berüchtigtsten Orten der kolumbianischen Kapitale, viele Drogenhändler und Süchtige leben hier, Arme und Entwurzelte aus allen Teilen des Landes. Oft sind es die Schwächsten der Gesellschaft, die die Wucht der Rauschmittel am härtesten trifft

VERSINKEN IM ELEND

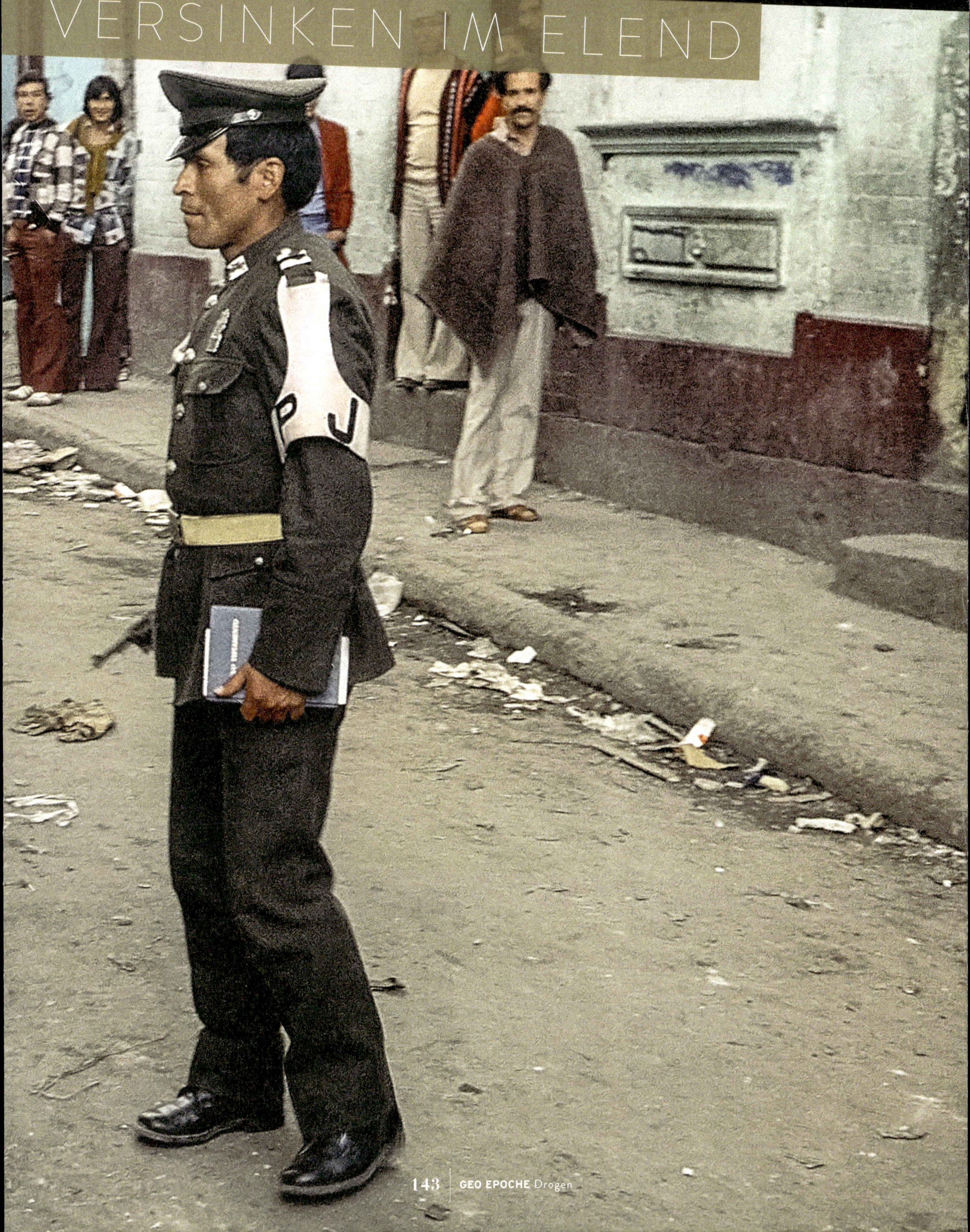

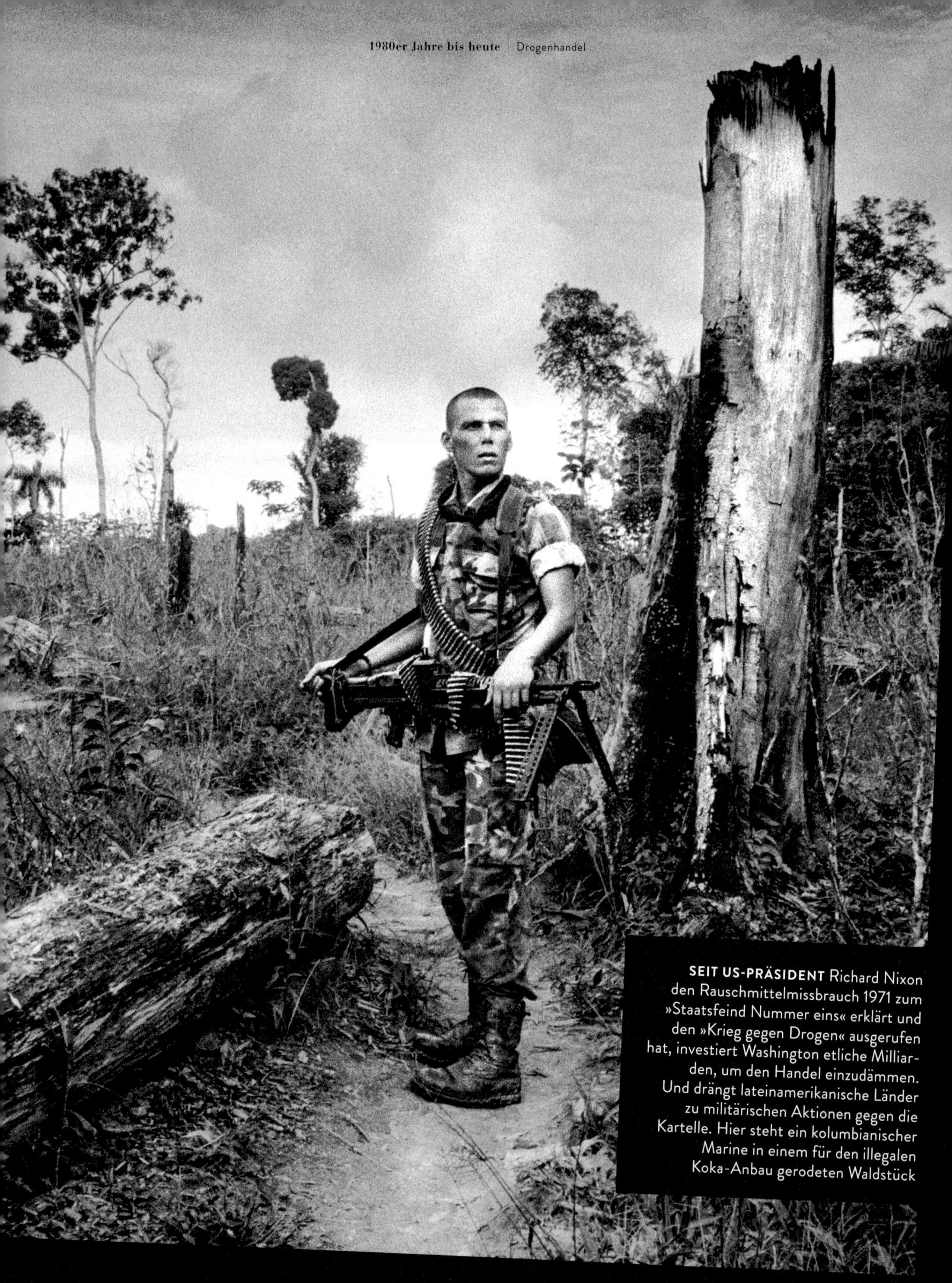

SEIT US-PRÄSIDENT Richard Nixon den Rauschmittelmissbrauch 1971 zum »Staatsfeind Nummer eins« erklärt und den »Krieg gegen Drogen« ausgerufen hat, investiert Washington etliche Milliarden, um den Handel einzudämmen. Und drängt lateinamerikanische Länder zu militärischen Aktionen gegen die Kartelle. Hier steht ein kolumbianischer Marine in einem für den illegalen Koka-Anbau gerodeten Waldstück

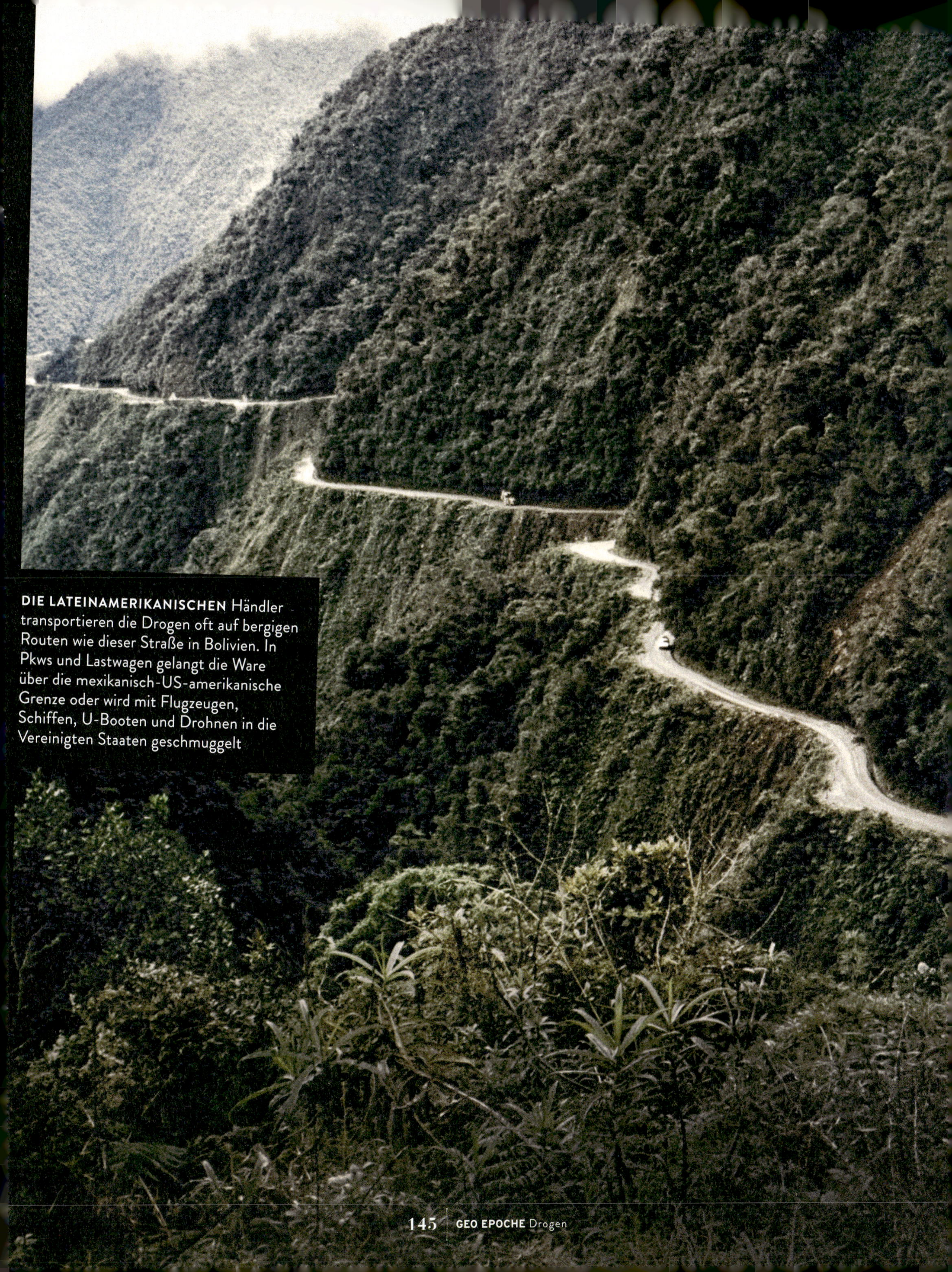

DIE LATEINAMERIKANISCHEN Händler transportieren die Drogen oft auf bergigen Routen wie dieser Straße in Bolivien. In Pkws und Lastwagen gelangt die Ware über die mexikanisch-US-amerikanische Grenze oder wird mit Flugzeugen, Schiffen, U-Booten und Drohnen in die Vereinigten Staaten geschmuggelt

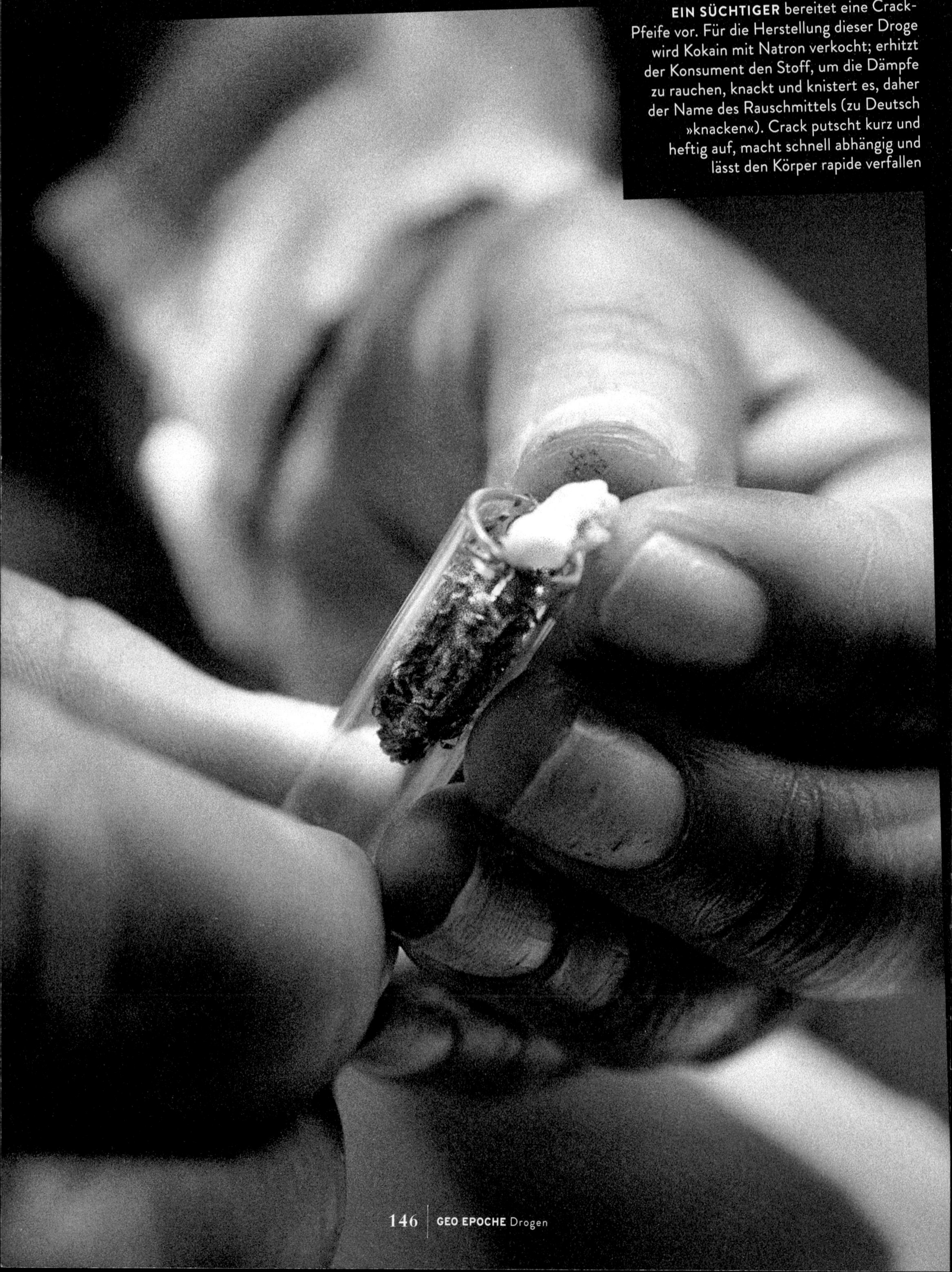

EIN SÜCHTIGER bereitet eine Crack-Pfeife vor. Für die Herstellung dieser Droge wird Kokain mit Natron verkocht; erhitzt der Konsument den Stoff, um die Dämpfe zu rauchen, knackt und knistert es, daher der Name des Rauschmittels (zu Deutsch »knacken«). Crack putscht kurz und heftig auf, macht schnell abhängig und lässt den Körper rapide verfallen

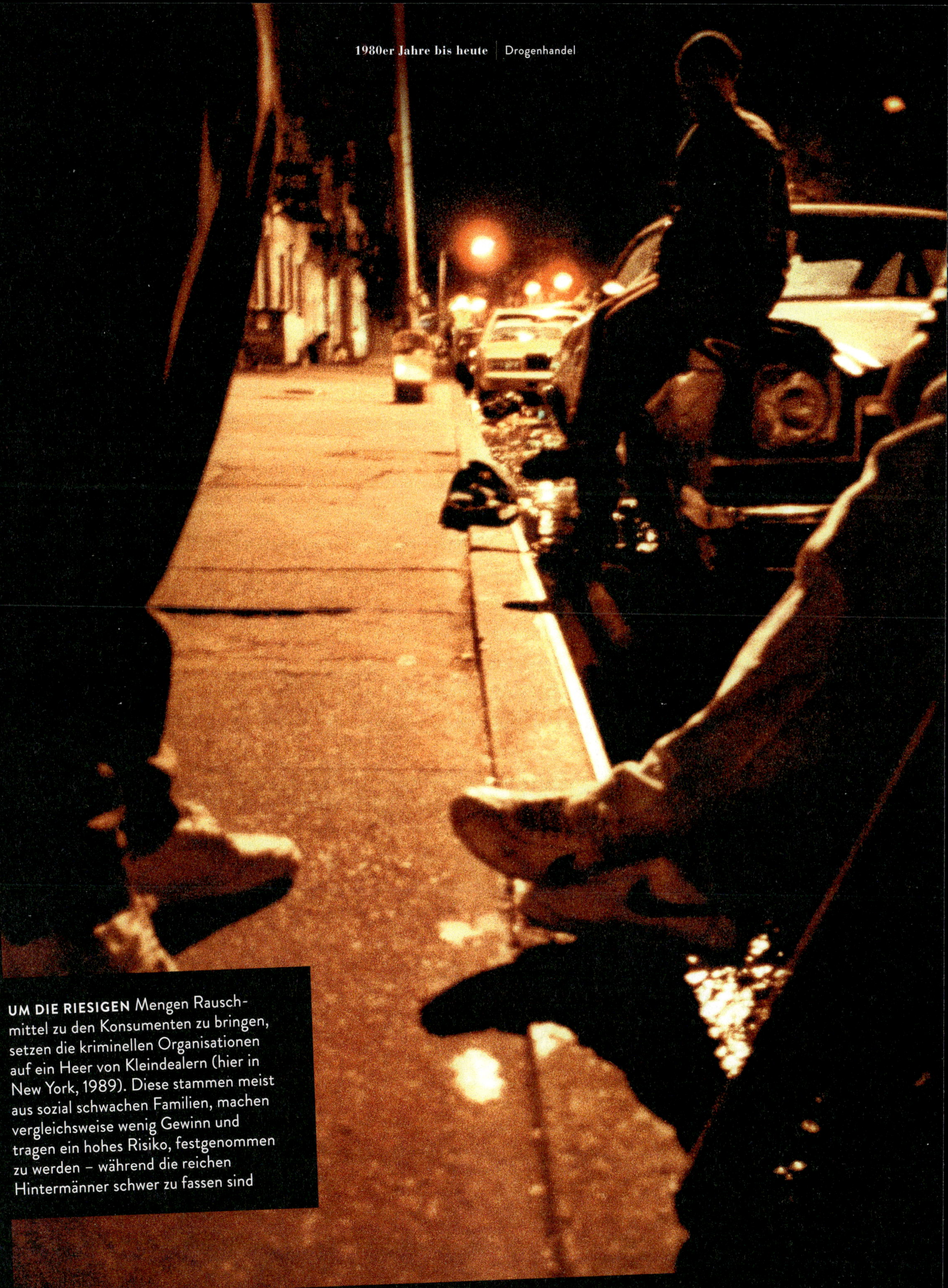

UM DIE RIESIGEN Mengen Rauschmittel zu den Konsumenten zu bringen, setzen die kriminellen Organisationen auf ein Heer von Kleindealern (hier in New York, 1989). Diese stammen meist aus sozial schwachen Familien, machen vergleichsweise wenig Gewinn und tragen ein hohes Risiko, festgenommen zu werden – während die reichen Hintermänner schwer zu fassen sind

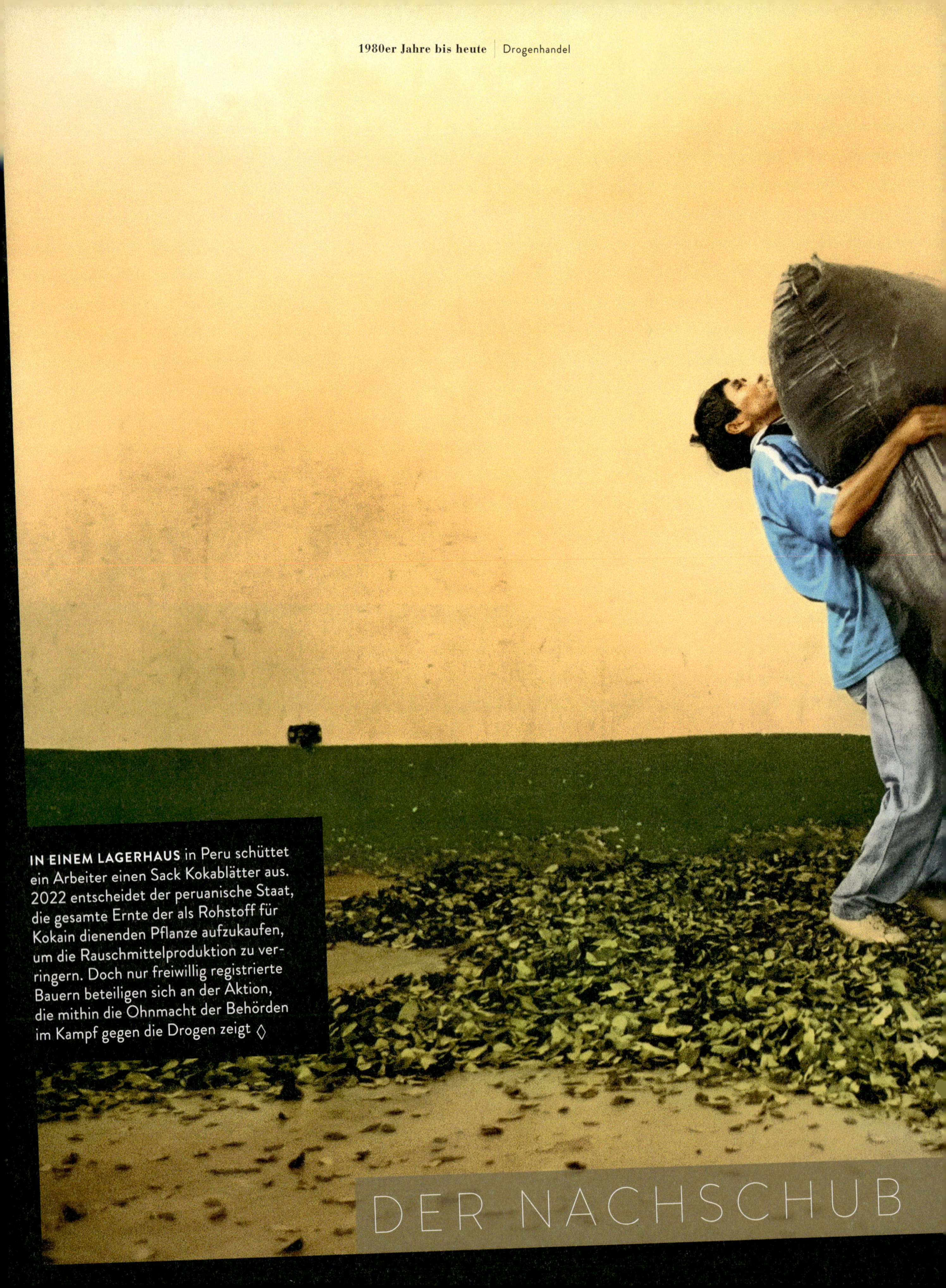

IN EINEM LAGERHAUS in Peru schüttet ein Arbeiter einen Sack Kokablätter aus. 2022 entscheidet der peruanische Staat, die gesamte Ernte der als Rohstoff für Kokain dienenden Pflanze aufzukaufen, um die Rauschmittelproduktion zu verringern. Doch nur freiwillig registrierte Bauern beteiligen sich an der Aktion, die mithin die Ohnmacht der Behörden im Kampf gegen die Drogen zeigt ◊

DER NACHSCHUB

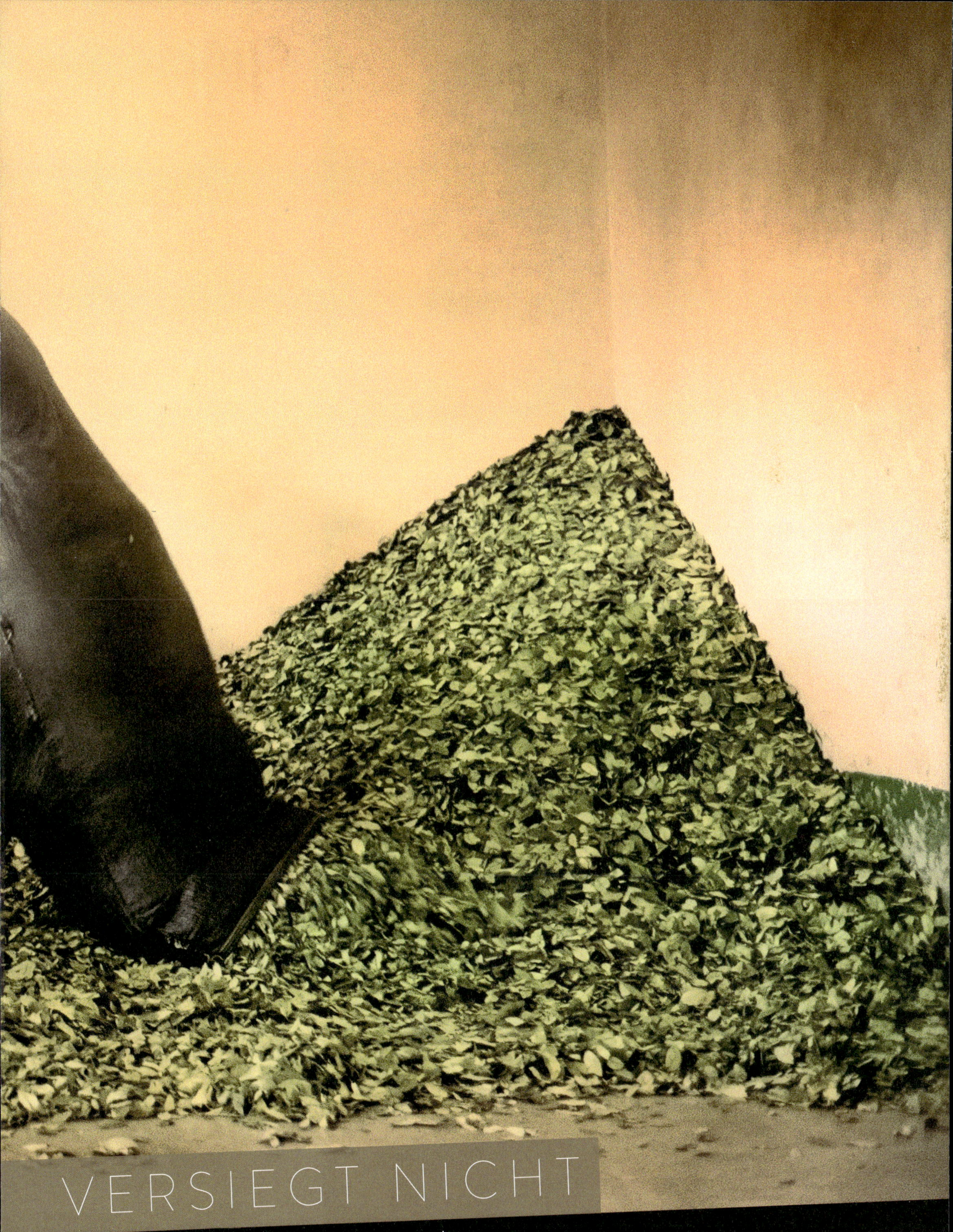

VERSIEGT NICHT

»Verbote funktionieren nicht«

Rauschmittel gesetzlich zu verbieten, Konsumenten und Händler zu bestrafen, ist seit vielen Jahrzehnten eine international verfolgte Strategie. Die Historikerin Helena Barop über die Hintergründe der Kriminalisierung, die ernüchternde Bilanz – und mögliche Alternativen

INTERVIEW: *Kirsten Bertrand*

GEOEPOCHE: *Seit April 2024 gilt in Deutschland die Teillegalisierung von Cannabis. Erwachsenen sind der Anbau und Besitz in bestimmten Grenzen erlaubt. Auch die jetzige Bundesregierung will zunächst nicht daran rütteln. Wie sind die Erfahrungen nach gut einem Jahr?*

HELENA BAROP: Wir sehen schon seit zwei, drei Jahrzehnten, dass Cannabis in der Gesellschaft immer stärker akzeptiert wird. Das Stigma wird immer kleiner. In Gesprächen mit Suchtmedizinern zeigt sich, dass sie seit der Teillegalisierung keine negativen Effekte festgestellt haben. Es tauchen nicht plötzlich viel mehr hochabhängige Menschen in den Praxen auf. Aber der Beratungsbedarf steigt: Denn jetzt kommen mehr Betroffene in einer relativ frühen Phase ihrer Konsum- oder Erkrankungsgeschichte und suchen das Gespräch. Das ist es genau, was man sich von einer Liberalisierungspolitik wünscht: Je weniger Stigmatisierung, desto mehr finden die Leute den Mut, sich Hilfe zu holen, wenn sie sie brauchen.

Wie kam es dazu, dass Cannabis verboten wurde?

Dafür muss man 100 Jahre zurückschauen. 1925 fand in Genf die Zweite Internationale Opiumkonferenz statt. Es war die Zeit der frühen internationalen Drogenpolitik, Delegationen hatten schon 1909 in Shanghai und 1912 in Den Haag erste Vereinbarungen getroffen. In Genf kam ein neuer Akteur ins Spiel: Ägypten, das erst ein paar Jahre zuvor unabhängig geworden war. Der ägyptische Delegierte berichtete, dass Haschisch in seinem Land ein großes Problem sei. Es sei mindestens so gefährlich wie Opium, mache die Menschen wahnsinnig, und überhaupt kämen alle sozialen Probleme daher, dass zu viel Haschisch geraucht werde. Die federführenden US-Delegierten kannten aus ihrem Land zwar kein weitreichendes Haschischproblem, aber sie machten einen Deal mit den Ägyptern: Wenn ihr uns im Kampf gegen Opium und Kokain helft, helfen wir euch gegen euer Problem. So landete Cannabis 1925 auf der internationalen Liste der zu kontrollierenden Substanzen. Die war wie ein Fliegenpapier: Sie zog in den folgenden Jahrzehnten immer mehr Substanzen an, die danach keine Chance mehr hatten, von dieser Liste jemals wieder herunterzukommen.

HELENA BAROP, Jahrgang 1986, ist Expertin für US-amerikanische und internationale Drogenpolitik vom 19. Jahrhundert bis heute. Ihr Buch »Der große Rausch« (Siedler) zeigt eindrücklich, wie ambivalent die Geschichte der Drogenverbote ist

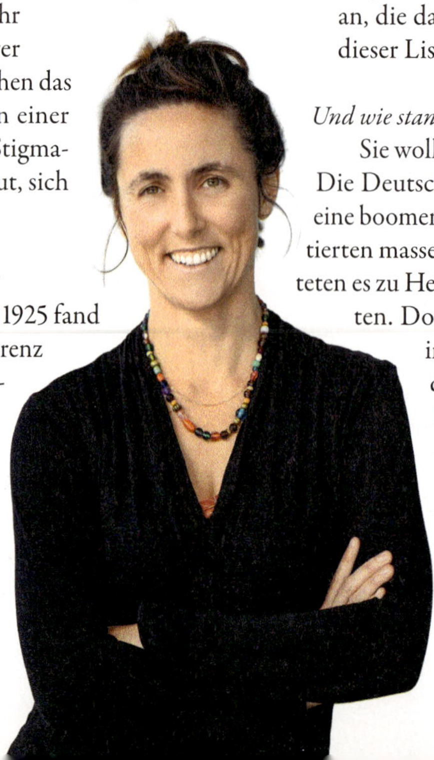

Und wie standen die Deutschen dazu?

Sie wollten generell keine Drogenregulierung. Die Deutschen hatten vor dem Ersten Weltkrieg eine boomende Pharmaindustrie aufgebaut, importierten massenhaft Opium aus der Türkei, verarbeiteten es zu Heroin und Morphium, das sie exportierten. Doch nach Kriegsende mussten sie 1919 im Rahmen des Versailler Vertrags auch die damals geltenden internationalen Drogenkonventionen ratifizieren. 1929 verabschiedete der Reichstag das deutsche Opiumgesetz – in das, wie vier Jahre zuvor in Genf beschlossen, auch Cannabis Eingang fand. Das gab es dann nur noch auf Re-

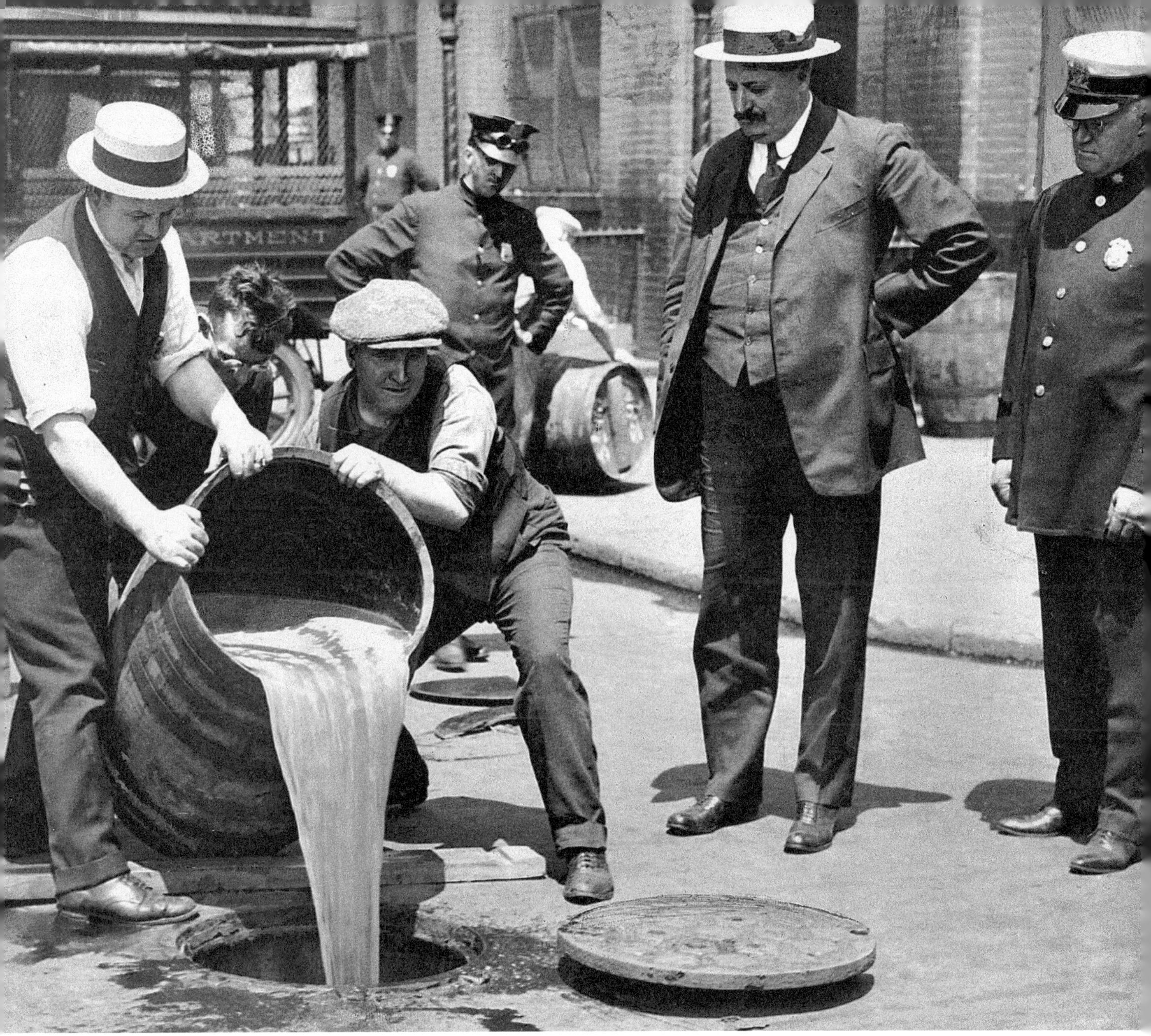

zept. Vorher konnte man in Deutschland frei Cannabis-Schmerzmittel kaufen, etwa Sirup für Kinder gegen Zahnschmerzen. Cannabis*missbrauch* war aber gar kein Thema. Es gab also ein Gesetz – ohne Problem.

Schon im 19. Jahrhundert änderte sich allgemein das Verhältnis zum Rausch. Wie kam das?

Anfang des 19. Jahrhunderts waren Drogen dasselbe wie Medikamente, Heilmittel, die man in der Apotheke oder eben in der „Drogerie" kaufte. Dann aber führte die Industrielle Revolution dazu, dass viele neue Substanzen entwickelt wurden. Morphium, Kokain, Heroin, Stoffe, die viel potenter waren als das, was man vorher kannte. Gleichzeitig stieg der Freizeitkonsum.

1919 BEGINNT in den USA die Alkohol-Prohibition (oben öffentliche Vernichtung von Schnaps, New York um 1922). Die Folge: Viele Bürger brennen selber, das organisierte Verbrechen boomt

Warum das?

Diese Mittel helfen eben nicht nur bei Gesundheitsproblemen. Sie erzeugen auch Rauschzustände, für die sich vor allem die Dichter der Romantik interessierten. Weil sie in die dunklen Räume des Unbewussten absteigen wollten, weil sie sich für den Tod, das Mystische, Entgrenzungserfahrungen interessierten. Sie machten Medikamente zu Rauschmitteln – und schrieben darüber Gedichte und

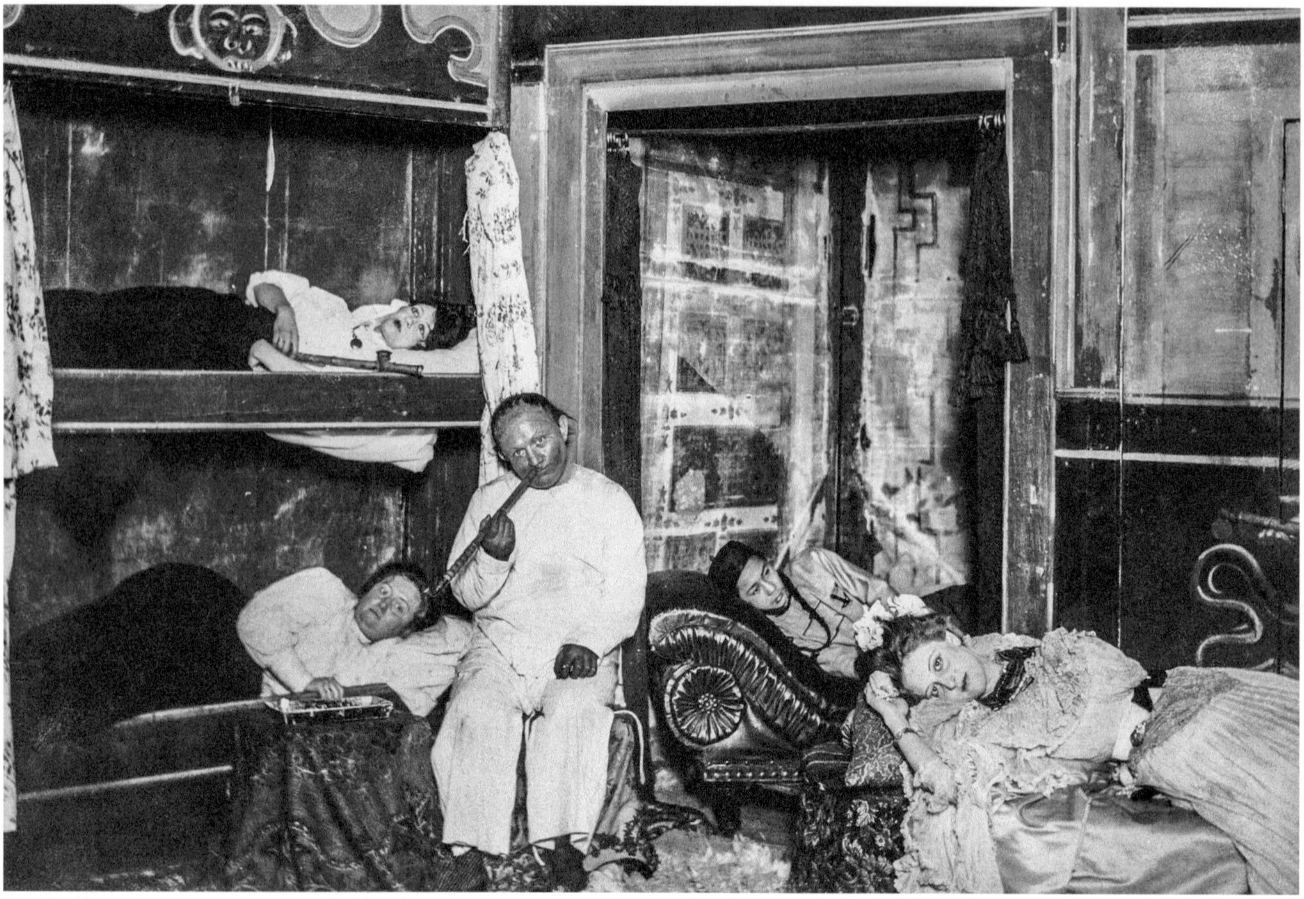

BERAUSCHTE Frauen dämmern in einer »Opiumhöhle« vor sich hin (um 1900): Bilder wie diese schüren in den USA den Rassismus gegen Migranten aus China, die angeblich mit dem Opium die amerikanische Jugend verderben

Abhandlungen. Zwar zeigten sich bald auch Nebenwirkungen wie Abhängigkeit und Überdosierung. Aber der Freizeitkonsum von Drogen als kulturelle Praxis wurde in dieser Zeit erfunden und etabliert.

Und dagegen regte sich Widerstand?

Ja, besonders besorgt zeigten sich protestantische Bedenkenträger in den USA. Sie fürchteten die Ausschweifung. Rausch war Sünde, Nüchternheit das oberste Gebot und Prohibition der Wegweiser in ein geordnetes Leben. Die USA selbst verstanden sich als Erziehungsberechtigter, man wollte das Individuum moralisch verbessern und durch Gesetze einen Korridor vorgeben, in dessen Grenzen man ein guter Mensch sein konnte.

Aber reicht moralische Empörung aus, um zu einem offiziellen Verbot von Rauschmitteln zu führen?

Nein. Wenn eine Substanz verboten wird, existiert fast immer eine marginalisierte Gruppe von Menschen, die diese konsumiert. In den USA traf es zuerst die Chinesen, die ab der zweiten Hälfte des 19. Jahrhunderts ins Land kamen und die Konsumtechnik des Opiumrauchens mitbrachten. China war in dieser Zeit im Niedergang – vor allem, weil die Briten das Reich nach den gewonnenen Opiumkriegen gezwungen hatten, deren Opium aus Indien zu kaufen. Im Westen der USA bauten chinesische Immigranten die Eisenbahn, schufteten in den Goldminen. Von den Einheimischen, deren Vorfahren oft selbst erst kurz zuvor aus Europa in die USA eingewandert waren, wurden sie komplett abgelehnt. Die Chinesen wurden in den Chinatowns eingepfercht, es kam zu Pogromen und Gewalt. Der Mythos von den „Opiumhöhlen" machte die Runde, dunkle Orte, wo angeblich die amerikanische Jugend verdorben wurde, Frauen vergewaltigt wurden, Männer asiatische Gesichtszüge bekamen. Rassistisch motivierte Ängste, die ebenso fantasievoll wie abwegig waren. Aber sie setzten sich fest. Sherlock Holmes ermittelt nicht zufällig immer wieder in „Opiumhöhlen". 1875 wurde das Opiumrauchen in San Francisco verboten, später auch auf nationaler Ebene.

Und dann international?

Ja, die USA haben ihre Sicht auf das Drogenproblem exportiert. Allerdings auf einem Umweg über die Philippinen. Die waren 1898 US-Kolonie geworden. Vor allem unter der chinesischen Minderheit dort war das Opiumrauchen verbreitet. Der Missionsbischof der Episkopalkirche auf den Philippinen, Charles Henry Brent, wollte sich und die USA als „Heilsbringer" hervortun – und die Kolonie von diesem Laster befreien. Aber das nationale Opiumverbot funktionierte nicht. Die Philippinen umfassen über 7000 Inseln, die Länder ringsum betrieben weiter munter Opiumhandel, der Schmuggel blühte. Da kam dem Bischof eine Idee: Warum nicht den Opiumhandel auf der ganzen Welt unter Kontrolle bringen? 1909 beriefen die USA eine Internationale Opiumkommission in Shanghai ein, unter Brents Vorsitz. Man beschloss, dass der weltweite Opiumhandel reguliert und Opium nur noch aus medizinischen Gründen verwendet werden sollte, zu anderen Zwecken aber weitgehend zu verbieten sei. Es wurde nun also unterschieden zwischen „guter Medizin" und „bösen Drogen". Eine Definition, die bis heute gilt.

Was bedeutete das damals für die Süchtigen?

Es vergingen noch Jahre, in denen die Regelungen konkretisiert, ausgeweitet und verbindlicher gemacht wurden. Im Endeffekt bedeutete es für viele Drogenkonsumenten und -konsumentinnen vor allem eines: Vorher konnten sie ihre Substanzen einfach in der Apotheke kaufen, jetzt galten sie plötzlich als kriminell und mussten sich ihren Stoff auf anderen Wegen beschaffen. Es war die Geburt der illegalen Drogenszene.

Welche Rolle spielten Gesundheitsaspekte bei den Verbotsdiskussionen?

Keine! Auch wenn das oft angenommen wird: Dass Drogengesetze irgendjemanden schützen sollten, ist historisch betrachtet nicht der Fall. Es ging darum, den Anstand zu wahren und zu kontrollieren, wie Menschen mit ihren Körpern umgehen. Drogengesetze waren Sittlichkeitsregeln, die in eine Kategorie fielen mit den Verboten von Homosexualität, Prostitution, Glücksspiel. Und sie waren rassistisch. Aber trotz dieses problematischen Ursprungs hielten sie sich. Auch als in den Jahrzehnten nach dem Zweiten Weltkrieg in den westlichen Demokratien die generelle Liberalisierung der Gesellschaft den Menschen mehr Freiheit verschaffte.

Auch dann ließ sich mit dem Thema Drogen große Politik machen, so wie US-Präsident Richard Nixon, der 1971 den „War on Drugs" ausrief.

Die USA hatten in den 1960ern große Veränderungen erlebt, mit neuen Bürgerrechtsgesetzen und dem Ende der Rassentrennung, die 68er lehnten sich gegen geltende Normen auf, Drogen waren ihr Zeichen des Protests. Nixon hatte im Wahlkampf 1968 „law and order" versprochen. Dass er sich dabei auf das Thema Drogen fokussierte, war ein geschickter Schachzug: Wenn er verkündete, gegen Drogen zu sein, verstand jemand, der die 68er verachtete, dass Nixon gegen die Hippies vorgehen will. Ein Rassist in den Südstaaten hörte heraus, dass Nixon gegen die Schwarzen war. Und jemand, der Angst vor der steigenden Kriminalität in den US-Städten hatte, glaubte, dass er gegen Diebe und Verbrecher vorgehen will. Ein klassisches Muster: Drogen wurden zu einem Passepartout für alle denkbaren Probleme.

Was folgte daraus?

Nixon nahm viel Geld in die Hand. Aber nicht, um Suchtkliniken zu gründen und Betroffenen zu helfen, sondern um gegen die Konsumenten und Konsumentinnen vorzugehen. Dazu zählten natürlich die 68er, aber auch die schwarzen Communitys. Damals gab es eine schwere Heroinkrise in den großen Städten, vor allem in New York, sie betraf viele Afroamerikaner und -amerikanerinnen. Dass das eine Sozialkrise war, weil diese Bevölkerungsgruppe über Jahrzehnte ghettoisiert und diskriminiert wurde, interessierte nicht. Nixon verschärfte nicht nur die Drogengesetze, er verschaffte auch der Drogenpolizei neue Freiheiten, die jetzt ohne Rücksicht in Privatbereiche eindringen und Bürgerrechte mit Füßen treten konnten. Die Drogengesetze dienten dazu, Kontrolle über ausgegrenzte Gruppen auszuüben. Bis heute sind die Gefängnisse voll mit Schwarzen, die dort wegen Drogendelikten sitzen.

Wie hat sich dieses Vorgehen der USA auf die Bundesrepublik ausgewirkt?

Außenpolitisch haben die USA stark darauf gepocht, dass auch andere Länder härtere Drogengesetze erlassen. In Westdeutschland wurde keine echte Debatte über einen eigenen Weg geführt. Die Politik nahm zwar auch hier die 68er als Problem wahr, erstmals gab es eine sichtbare Drogenkultur, auch wenn die großen Heroinwellen erst später kamen. Aber die Deutschen schauten einfach, wie es der große Bündnispartner machte. 1971 erließ der Bundestag umfassende Änderungen am Opiumgesetz, das dann „Betäubungsmittelgesetz" hieß und, eng am US-amerikanischen Vorbild orientiert, Drogenkonsum und -besitz ernsthaft unter Strafverfolgung stellte. Es wurde noch mehrfach novelliert, gilt aber im Grunde bis heute. Und auch in Deutschland findet

„Racial Profiling" statt, also die Verfolgung migrantischer Communitys.

Wie stand es in der DDR mit dem Drogenkonsum?

Der gesamte Ostblock definierte das Thema einfach weg: Der sozialistische Mensch hat keine Drogenprobleme. Punkt. In der Realität waren Alkohol- und Medikamentenmissbrauch weit verbreitet. Die im Westen gängigen Drogen wie Kokain oder Heroin waren allerdings nicht leicht zu bekommen. Man könnte salopp formulieren: Eine Grenze von der Machart des Eisernen Vorhangs in Kombination mit einem autoritären Regime und einer Stasi, die alles durchleuchten, hält tatsächlich viele Drogen draußen. Schützt die Leute aber nicht vor Abhängigkeitserkrankungen.

Wieso ist eigentlich Alkohol, obwohl er abhängig und krank macht, nicht verboten?

Alkohol ist das am weitesten verbreitete Rauschmittel der Weltgeschichte. Es gibt kaum eine Kultur, die keinen Alkohol kennt. Was auch daran liegt, dass es sehr einfach ist, ihn selbst herzustellen. Deshalb sind die USA auch mit ihrer Alkohol-Prohibition ab 1919 vollkommen gescheitert und mussten das Trinken ab 1933 wieder legalisieren. Alkohol ist einfach zu tief in der westlichen Kultur verankert.

Und Tabak?

Das Erfolgsgeheimnis des Tabaks ist, dass er so wahnsinnig gut vereinbar ist mit dem Kapitalismus. Wenn Arbeiter eine Zigarettenpause machen, ist das fast wie Doping – Tabak hat nämlich den interessanten Effekt, dass er sowohl entspannt als auch wach macht. Von solchen Substanzen gibt es nicht viele. Natürlich ist Rauchen extrem schädlich, aber kurzfristig macht es den Arbeiter fit, er spürt keinen Hunger, hält

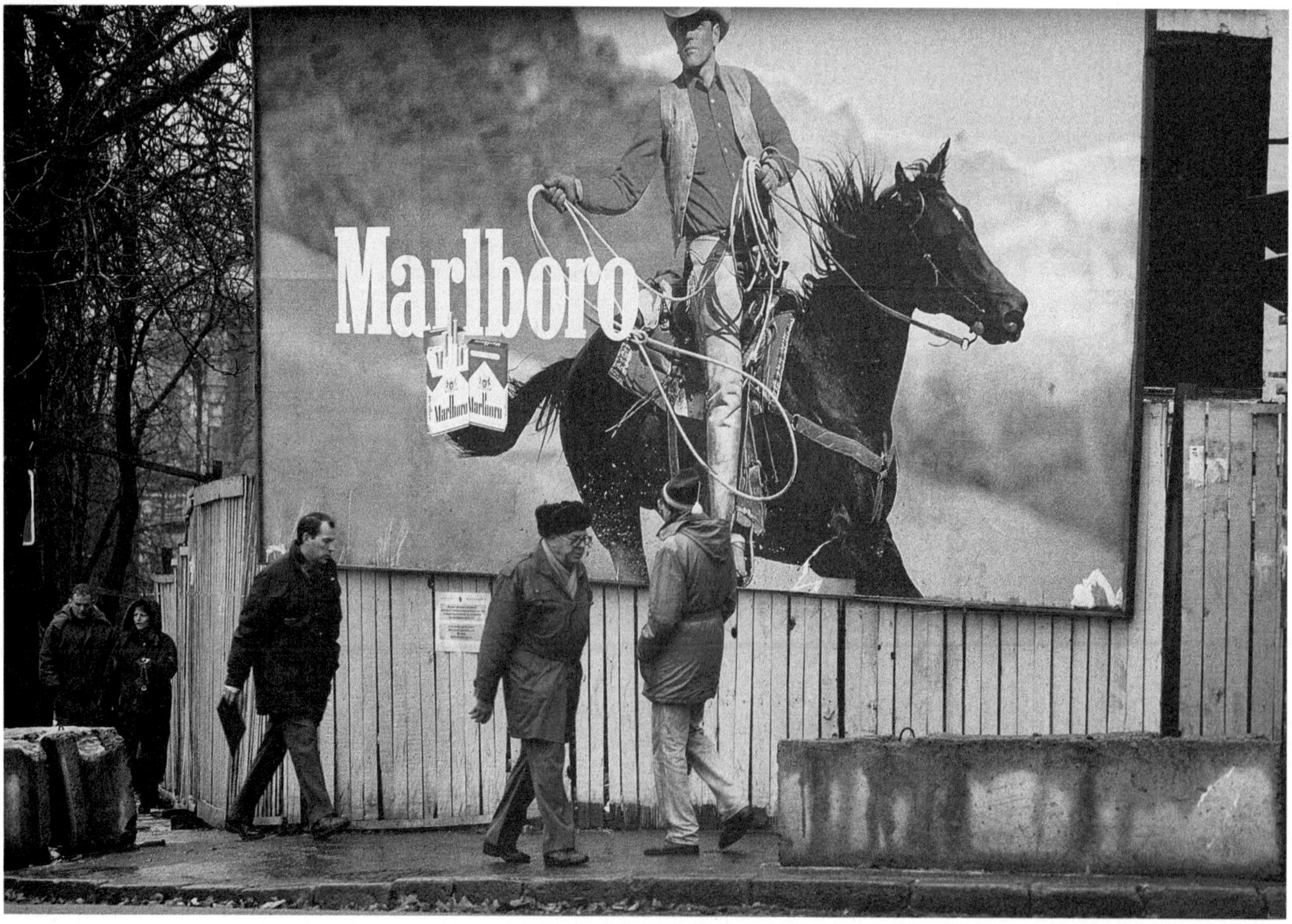

FREIHEIT, Abenteuer und Männlichkeit verheißt das Plakat einer US-Zigarettenmarke, aufgenommen im Jahr 1994. Erst seit 2022 ist in der Bundesrepublik Außenwerbung für Tabakwaren verboten, seit 2024 auch jene für E-Zigaretten

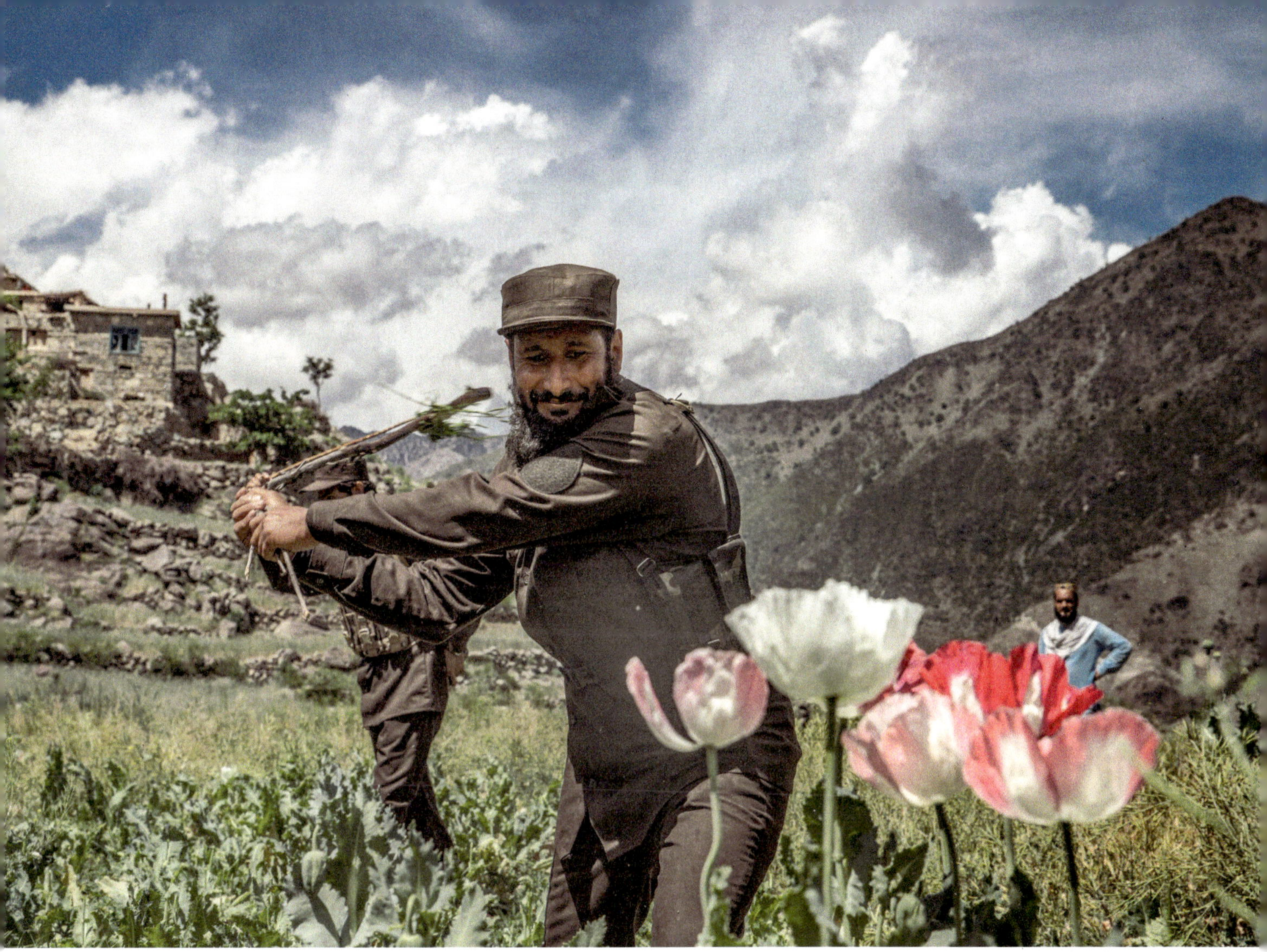

länger durch. Die Zigarettenpause und der Kapitalismus haben sich deshalb sogar ein Stück weit zusammen entwickelt.

Mit Alkohol und Tabak ist fast jeder schon in Kontakt gekommen. Aber wie sieht der Kenntnisstand über andere Substanzen heutzutage bei den Deutschen aus?

Die meisten Deutschen haben so gut wie keine direkten Berührungspunkte mit hartem Drogenkonsum. Der ist immer noch ein Randphänomen. Aber gerade in der Bevölkerungsgruppe, die so wenig damit zu tun hat, sind Angst, Klischees und Vorurteile sehr groß. Viele kennen das Buch über Christiane F., das drogensüchtige Mädchen vom Bahnhof Zoo in Berlin. Aber das ist keine echte Information, man lernt nicht, wie man sinnvoll mit Drogen umgeht, wie sie funktionieren, was die Nebenwirkungen sind und wie man sich schützen kann, sondern man erfährt nur: furchtbar gefährlich! Finger weg!

AFGHANISTAN ist lange der weltgrößte Opiumlieferant. 2022 verbieten die dort herrschenden Taliban den Mohnanbau, lassen in der Folge Ernten vernichten (oben). Viele Heroinabhängige steigen daher auf noch gefährlichere Mittel um

Was ist denn falsch daran, zu sagen: Finger weg von harten Drogen – die gehören verboten?

Ich sage nicht, dass Drogen wie Crack nicht gefährlich sind. Sie sind sogar wahnsinnig gefährlich. Fentanyl, Heroin, Benzodiazepine sind gefährlich. Was ich sage, ist: Verbote sind nicht sinnvoll, weil sie nicht funktionieren. Es gibt keinen einzigen historischen Beleg dafür, dass sich Gesellschaften jemals durch Verbote vom Drogenkonsum haben abhalten lassen. Verbote verhindern kein Leid. Andersherum ist es auch nicht so, dass alle loslaufen und Crack kaufen würden, wenn es nicht mehr verboten wäre. Das wissen wir aus allen bisherigen Liberalisierungsversuchen.

Einen großen Schritt in diese Richtung ist Portugal gegangen, wo 2001 sämtliche Drogen entkriminalisiert wurden. Der Besitz von bis zu einem Gramm Heroin oder zwei Gramm Kokain ist nur eine Ordnungswidrigkeit,

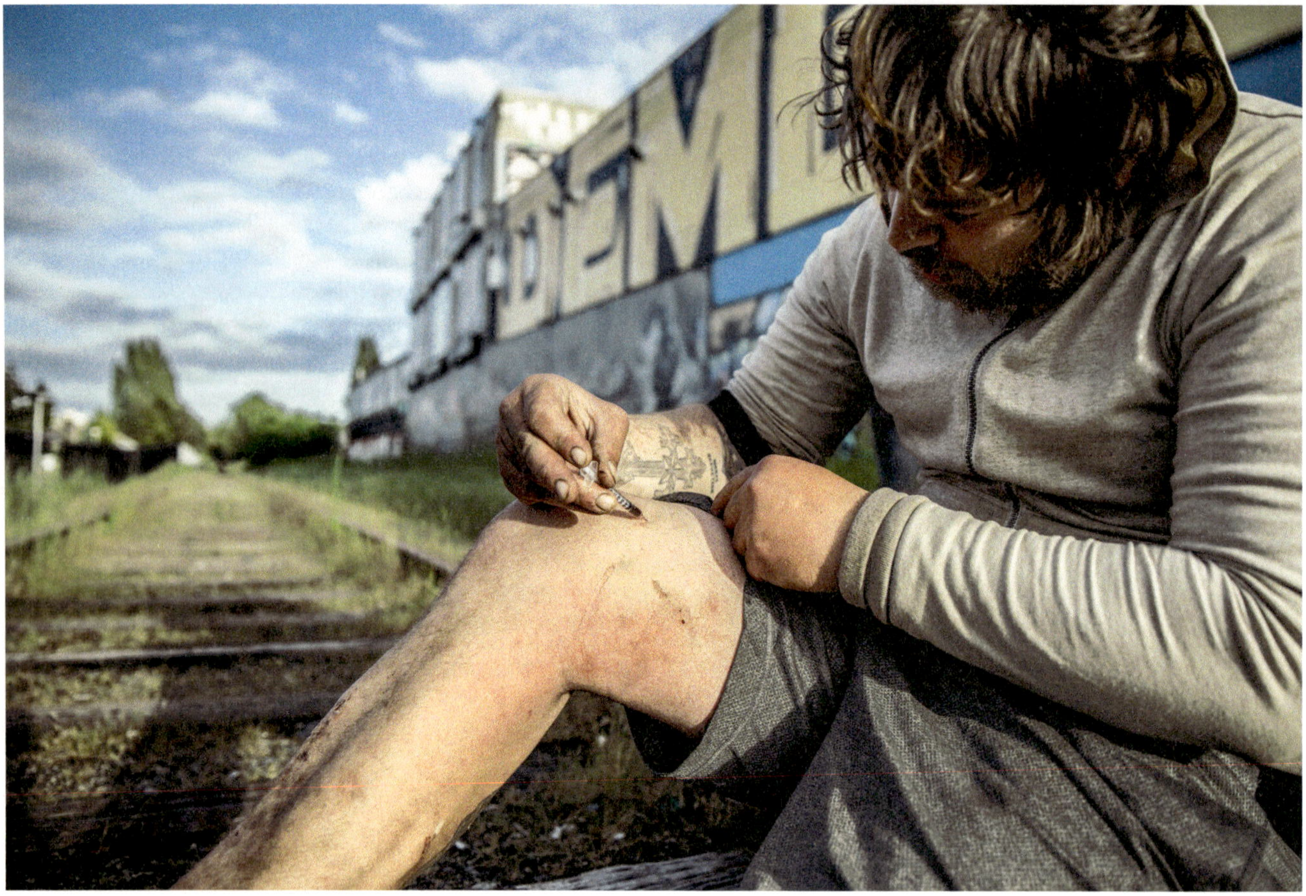

man bekommt eine Art Knöllchen. In Deutschland würde man dafür vor Gericht landen. Könnte das ein Vorbild für andere Staaten sein?

Ja, und ich finde es einen Skandal, dass dieses Modell nicht schon längst in viel mehr Ländern umgesetzt worden ist. In Portugal zeigt sich eindeutig, dass alle gefährlichen Folgeschäden etwa des Heroinkonsums massiv zurückgegangen sind. Die Überdosierungen sind ungefähr um 80 Prozent gesunken, die Betroffenen infizieren sich viel seltener mit Hepatitis und HIV. Der Konsum selbst ist nur minimal gestiegen. Natürlich gibt es auch dort weiterhin Menschen, die Drogenprobleme haben. Aber sie werden viel besser versorgt. Denn die Portugiesen haben nicht nur entkriminalisiert, sondern ein sehr effizientes und anfangs sehr großzügiges Hilfesystem aufgebaut. Sie haben aufgehört zu verfolgen und angefangen zu helfen.

SÜCHTIGE leiden nicht nur unter ihrer Erkrankung – Kriminalisierung, Stigmatisierung und mangelnde Hilfsangebote verschlimmern ihre Situation. In Deutschland starben 2023 offiziell 2227 Menschen an Drogen, doch die Dunkelziffer ist hoch

Trifft man mit dieser Strategie auch den Schwarzmarkt und die kriminellen Strukturen dahinter?

Nein, das ist der Unterschied zwischen Entkriminalisieren und Legalisieren. Die Drogen selbst kauft man auch in Portugal immer noch auf dem Schwarzmarkt, nur der Besitz ist nicht mehr strafbar. Aber einfach alles legalisieren dürfen auch die Portugiesen nicht, das verbietet das EU-Recht.

Wie würde sich eine Legalisierung denn vermutlich auswirken?

Man würde endlich aufhören, das ganze Geld, das Menschen für Drogen ausgeben, in den Schwarzmarkt zu pumpen. Eine weitreichende Legalisierung in Europa und den USA – nur als Denkmodell – könnte den illegalen Handel auf einen winzigen Bruchteil reduzieren. Die Kartelle müssten aufgeben. Bauern, etwa in Mexiko, könnten ihre Rohstoffe unter sicheren Bedingungen anbauen und an seriöse Firmen verkaufen, ohne Gefahr zu laufen, in einer Auseinandersetzung von einem Kartellmitglied erschossen zu werden. Sie könnten Bio-Ware produzieren, würden ordentlich bezahlt. Länder wie Mexiko, die massiv unter den Kartellen zu leiden haben, hätten endlich die Chance, als Staat wieder zu funktionieren. Und man könnte endlich auch ganz offiziell die Qualität der produzierten Drogen kontrollieren.

Und dann wird der Staat zum Dealer?

Ich würde nicht vorschlagen, dass wie früher alle möglichen Substanzen in der Drogerie frei angeboten werden. Aber viele Menschen hätten bestimmt lieber saubere, sichere Substanzen aus der Apotheke, anstatt sich auf dem Schwarzmarkt, in irgendeiner dunklen Bahnhofsecke was zu kaufen, von dem man nicht weiß, was drinsteckt. Ich kann mir auch eine Welt vorstellen mit Lokalitäten, in denen Substanzen verkauft und konsumiert werden dürfen. Oder Ecstasy-Festivals, wo Konsumentinnen und Konsumenten durch lizenzierte Fachleute betreut werden, die dafür sorgen, dass sie genug Wasser trinken, und die im Notfall sofort Hilfe leisten. Das würde auf jeden Fall die Zahl der Überdosierungen reduzieren. Was ich nicht befürworte, ist Werbung. Es darf auf keinen Fall eine Kokain-Lobby entstehen, die an jeder Bushaltestelle für ihre Produkte wirbt. Und das muss genauso für andere Substanzen gelten: Auch für Alkohol und Zigaretten dürfte nicht mehr geworben werden. Dass das immer noch geschieht, ist absurd.

Aber dann werden die Menschen eben mit offizieller Erlaubnis süchtig.

Gesunde, erwachsene Menschen, die ein stabiles Leben haben, werden nicht süchtig, nur weil sie ab und zu Drogen nehmen. Das ist ein Mythos. Menschen, die schwer abhängig werden, haben fast immer schon vorher Probleme, psychische Vorerkrankungen, schwierige Lebensumstände. Und sie werden durch Verbote noch weiter gefährdet, weil sie keine Hilfe bekommen, sie sich nicht zum Arzt trauen, ihnen vermittelt wird, selbst an ihrem Elend schuld zu sein. Auch für sie wäre es gut, wenn sie zum Beispiel leichter an sicheres Heroin vom Arzt kämen, wenn andere Substituierungsarten nicht funktionieren. Vor allem, weil Deutschland bald eine Fentanyl-Krise droht.

Das Problem kennt man aus den USA, wo jedes Jahr Tausende Menschen an einer Fentanyl-Überdosis sterben. Wieso jetzt Deutschland?

Die Taliban in Afghanistan unterdrücken seit 2022 den Opiumanbau. Ungefähr seit Dezember 2024 sind die Opiumlager fast leer, die auch den deutschen Heroinmarkt gespeist haben. Diese „Heroin-Dürre" wird ausgeglichen durch Fentanyl, ein billiges synthetisches Opioid, das an ähnlichen Rezeptoren andockt wie Heroin, aber viel potenter ist. Und viel gefährlicher, weil die Differenz zwischen Rauschdosis und Überdosis noch kleiner als bei Heroin ist. Relativ neu und noch gefährlicher sind Nitazene, ebenfalls synthetische Opioide, die sich gerade verbreiten. Ich glaube zwar nicht, dass das Fentanyl-Problem in Deutschland so schlimm wird wie in den USA, wo kein vernünftiges Gesundheitssystem existiert. Trotzdem müssen wir uns darauf vorbereiten.

Wie müsste sich die Drogenpolitik in der Bundesrepublik dafür ändern?

Es ist absurd, dass in Deutschland derzeit das Hilfsangebot abgebaut wird – gerade jetzt, wo wir angefangen haben, Cannabis zu liberalisieren. Drogenhilfestellen schließen, Öffnungszeiten werden reduziert, weil das Geld fehlt. Es müsste viel mehr Konsumräume geben, auch in Bayern, wo immer noch kein einziger existiert. Wir brauchen bessere Prävention, Aufklärung ohne erhobenen Zeigefinger. Ich finde es zum Beispiel nicht sehr sinnvoll, dass fast nur die Polizei in die Schulen geht, um über Drogen zu sprechen, die eine ganz bestimmte Weltsicht vertritt. Es müsste eine Aufklärung auf Augenhöhe geben, die das Risikobewusstsein schärft und den Schülerinnen und Schülern Kompetenzen vermittelt: Wie kann ich herausfinden, was für mich persönlich wie gefährlich ist? Wie treffe ich sinnvolle Entscheidungen?

Da würden Ihnen viele Eltern wohl widersprechen: Die möchten, dass ihr Kind gar nicht erst in die Nähe von Drogen kommt.

Aber viele Kinder und Jugendliche werden doch irgendwann ohnehin damit in Berührung kommen! Und sie müssen darauf reagieren können. Ich kann die Eltern beruhigen: Die meisten jungen Menschen werden sinnvolle Entscheidungen treffen. Die allermeisten, die Substanzen ausprobieren, hören wieder auf und nehmen keinen Schaden. Ich kann Eltern nur raten, im Gespräch zu bleiben, ihr Kind nicht zu verurteilen, nachzufragen. Und im Ernstfall Hilfe anzubieten.

Was brauchen wir noch?

Wir brauchen eine Entstigmatisierung des Drogenkonsums auf allen Ebenen. Mehr Geld für Substitution und Beratung. Einen besseren Umgang mit psychischen Erkrankungen. Wir müssen gegen Gewalt in der Familie vorgehen. Wir müssen Kinder besser schützen, denn in den frühen, prägenden Jahren liegen sehr oft die eigentlichen Gründe, weshalb Menschen Suchterkrankungen entwickeln. Gebrochene Biografien, Gewalt, Traumatisierung. Das sind die Probleme, von denen wir uns die ganze Zeit ablenken, wenn wir darüber diskutieren, wie gefährlich Cannabis wohl ist. ◊